Just Culture im Krankenhaus

Johannes Bresser

Just Culture im Krankenhaus

Mit neuen Leadership-Ansätzen im ärztlichen Bereich die Zukunft gestalten

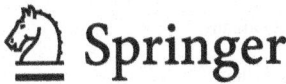

Johannes Bresser
Hamburg, Deutschland

ISBN 978-3-662-69079-6   ISBN 978-3-662-69080-2   (eBook)
https://doi.org/10.1007/978-3-662-69080-2

Die Deutsche Nationalbibliothek verzeichnet diese Publikation in der Deutschen Nationalbibliografie; detaillierte bibliografische Daten sind im Internet über https://portal.dnb.de abrufbar.

© Der/die Herausgeber bzw. der/die Autor(en), exklusiv lizenziert an Springer-Verlag GmbH, DE, ein Teil von Springer Nature 2024

Das Werk einschließlich aller seiner Teile ist urheberrechtlich geschützt. Jede Verwertung, die nicht ausdrücklich vom Urheberrechtsgesetz zugelassen ist, bedarf der vorherigen Zustimmung des Verlags. Das gilt insbesondere für Vervielfältigungen, Bearbeitungen, Übersetzungen, Mikroverfilmungen und die Einspeicherung und Verarbeitung in elektronischen Systemen.

Die Wiedergabe von allgemein beschreibenden Bezeichnungen, Marken, Unternehmensnamen etc. in diesem Werk bedeutet nicht, dass diese frei durch jedermann benutzt werden dürfen. Die Berechtigung zur Benutzung unterliegt, auch ohne gesonderten Hinweis hierzu, den Regeln des Markenrechts. Die Rechte des jeweiligen Zeicheninhabers sind zu beachten.

Der Verlag, die Autoren und die Herausgeber gehen davon aus, dass die Angaben und Informationen in diesem Werk zum Zeitpunkt der Veröffentlichung vollständig und korrekt sind. Weder der Verlag noch die Autoren oder die Herausgeber übernehmen, ausdrücklich oder implizit, Gewähr für den Inhalt des Werkes, etwaige Fehler oder Äußerungen. Der Verlag bleibt im Hinblick auf geografische Zuordnungen und Gebietsbezeichnungen in veröffentlichten Karten und Institutionsadressen neutral.

Planung/Lektorat: Renate Scheddin
Springer ist ein Imprint der eingetragenen Gesellschaft Springer-Verlag GmbH, DE und ist ein Teil von Springer Nature.
Die Anschrift der Gesellschaft ist: Heidelberger Platz 3, 14197 Berlin, Germany

Wenn Sie dieses Produkt entsorgen, geben Sie das Papier bitte zum Recycling.

Geleitwort

Liebe Leserinnen und Leser,
die Just Culture in der Medizin ist mehr als nur ein Konzept. Sie ist eine Vision, die auf dem Verständnis basiert, dass Fehler und unerwünschte Ereignisse unvermeidbar sind und als Chance zur Verbesserung betrachtet werden sollten – insbesondere in der Medizin.

Just Culture markiert den Kern einer neuen Ära in der medizinischen Führung, die sich von einer Kultur der Schuldzuweisungen und Stigmatisierung hin zu einer Atmosphäre des Vertrauens, der Offenheit und des gemeinsamen Lernens wandelt.

Als Chefarzt eines Zentrums für klinische Notfall- und Akutmedizin sehe ich täglich gemeinsam mit meinem Team in unserer Notaufnahme knapp 100 Patientinnen und Patienten. Dabei bewegen wir uns ständig im Spannungsfeld zwischen der medizinischen Bagatelle und lebensbedrohlichen Situationen, ohne vorhersehen zu können, was die nächsten Minuten bringen werden. Es gehört zu meinen Aufgaben, zusammen mit dem Führungsteam, unsere Mitarbeitenden so zu schulen und zu unterstützen, dass sie sich jeden Tag aufs Neue motiviert und bereit fühlen, in die Klinik zu kommen und Höchstleistungen zu erbringen.

Die Verantwortung der Führungskraft beschränkt sich dabei nicht nur darauf, sich das Konzept der Just Culture auf die Fahne zu schreiben – vielmehr betrifft sie uns alle. Es ist eine zentrale Aufgabe der Führung, die damit verbundenen Prinzipien aktiv vorzuleben und sie in klare, nachvollziehbare Regeln zu überführen. Nur so kann die angestrebte Kultur tatsächlich in den Teams verankert und zum Leben erweckt werden.

In einer Arbeitsumgebung, die von den Prinzipien der Just Culture geprägt ist, werden Fehler nicht als individuelles Versagen wahrgenommen, sondern als Ausdruck von Systemmängeln, die identifiziert und korrigiert werden können. Diese Kultur ermutigt Mitarbeitende, Fehler offen anzusprechen oder zu melden und daraus zu lernen, ohne Furcht vor disziplinarischen Maßnahmen oder negativen beruflichen Folgen.

Eine Just Culture trägt zur Erhöhung der Sicherheit sowohl der Mitarbeitenden als auch der Patienten bei und führt somit zu einer Verbesserung der Qualität der medizinischen Versorgung. Sie schafft ein Umfeld, in dem Fehler frühzeitig identifiziert, analysiert und korrigiert werden können.

Noch immer begegne ich weiterhin zahlreichen Argumenten meiner chef- und oberärztlichen Kolleginnen und Kollegen, die ausführlich darlegen, warum eine solche Kultur in ihrem spezifischen Arbeitsbereich nicht umsetzbar wäre.

Der Kern der Just Culture basiert auf 3 grundlegenden Prinzipien, die in jedem Umfeld – einschließlich der Medizin – implementiert werden können:

1. **Vertrauen und Offenheit:** Mitarbeitende werden aktiv dazu ermutigt, Fehler und Probleme ohne Furcht vor negativen Konsequenzen anzusprechen. Diese Herangehensweise kultiviert ein Klima des Vertrauens und der psychologischen Sicherheit, welches den freien Informationsfluss ermöglicht und die Initiierung von Verbesserungsprozessen erleichtert.
2. **Verantwortlichkeit und Lernen:** Fehler und unerwünschte Ereignisse werden nicht ignoriert oder verborgen, sondern als Chance zur Verbesserung angesehen. Mitarbeitende sind dazu bereit, aus Fehlern zu lernen und auf diese Art Verantwortung für ihre Handlungen zu übernehmen, was die kontinuierliche Weiterentwicklung der Arbeitspraxis und die Sicherheit der Patientenversorgung fördert.
3. **Gerechtigkeit und Fairness:** Disziplinarmaßnahmen kommen ausschließlich bei grober Fahrlässigkeit oder vorsätzlichem Fehlverhalten zum Einsatz. In allen anderen Fällen werden Fehler als integraler Bestandteil des Lern- und Entwicklungsprozesses angesehen. Es werden Maßnahmen ergriffen, um das zugrunde liegende System zu verbessern, anstatt einzelne Personen zu bestrafen.

Johannes Bresser hat für dieses Buch nicht nur die Grundprinzipien der Just Culture durchdrungen, aktuelle Forschungsergebnisse zusammengetragen und zusammengefasst. Vielmehr bietet er auch konkrete Einblicke und Empfehlungen für die Umsetzung in die Praxis.

Ich freue mich sehr darüber, dass mein Team und ich von ihm begleitet wurden, um schließlich als Best-Practice-Beispiel im Buch vorgestellt zu werden. Allzu oft scheuen wir uns in der Medizin davor, mit konkreten Beispielen zu demonstrieren, dass Führungsstile variieren können und nicht immer den traditionellen Pfaden folgen müssen. Umso mehr freut es mich, dass Johannes Bresser es geschafft hat, die Führungskultur unseres Zentrums für Notfall- und Akutmedizin (#ZNAAKW) so authentisch darzustellen, dass sich alle Beteiligten positiv darin wiedererkennen.

Persönlich habe ich als Führungskraft durch die Anwendung einer für die Medizin noch eher unkonventionellen Herangehensweise äußerst positive Erfahrungen sammeln können. Durch die hohe Motivation und das starke Engagement meines Teams sind wir in der Lage, den täglichen Herausforderungen in der Notfallmedizin noch effektiver zu begegnen. Diese Freude an der Arbeit spiegelt sich nicht nur im Arbeitsklima, sondern auch konkret in unseren Erfolgszahlen wider: Die Zahl der Initiativbewerbungen hat zugenommen und wir sind nicht mehr auf die Zusammenarbeit mit Honorarkräften angewiesen. Diese Entwicklung stärkt nicht nur das Gemeinschaftsgefühl innerhalb des Teams, sondern trägt auch zur Reduktion unnötiger Kosten bei.

Geleitwort

Es ist an der Zeit, gemeinsam einen Kulturwandel herbeizuführen, der die Sicherheit des Personals sowie die Sicherheit und Qualität der Patientenversorgung in den Vordergrund rückt. Mit diesem Buch liegt uns nun ein richtungsweisendes Standardwerk vor, das nicht nur Führungskräften, sondern allen Beteiligten eindrucksvoll vermittelt, welche Möglichkeiten sich eröffnen und warum es von großer Bedeutung ist, sich aktiv an diesem Kulturwandel zu beteiligen.

Ich wünsche uns, dass dieses Buch weit mehr als nur ein Buch sein wird; es soll vielmehr als Katalysator für tiefgreifende Veränderungen in der Medizin und darüber hinauswirken. Wir sollten es als Tür zu einer Zukunft begreifen, in der die Just Culture nicht lediglich eine theoretische Idee darstellt, sondern gelebte Realität für all jene wird, die sich der Medizin verschrieben haben. Ein Zukunftsbild, in dem wir gemeinsam im Team jeden Tag das Optimum anstreben, nicht nur für uns selbst, sondern insbesondere für unsere Patientinnen und Patienten.

Mit herzlichen Grüßen
Dr. med. Sebastian Casu, MHBA
Ärztlicher Direktor & Chefarzt
Klinische Notfall- & Akutmedizin
Asklepios Klinik Wandsbek

Vorwort

In einer Zeit, in der das Gesundheitswesen von rasanten technologischen Entwicklungen, steigenden Anforderungen an die Patientensicherheit und einem zunehmend spürbaren Fachkräftemangel geprägt ist, sollte die Frage nach der Kultur innerhalb von Krankenhäusern mehr denn je im Zentrum der Diskussion stehen. Die Einführung einer Just Culture – einer Kultur, die auf Gerechtigkeit, Vertrauen und kontinuierlichem Lernen basiert – ist von entscheidender Bedeutung, um diese Herausforderungen zu bewältigen und eine sichere, effiziente und unterstützende Arbeitsumgebung zu schaffen. Dieses Buch ist das Ergebnis meiner persönlichen und beruflichen Reise durch die Welt der Luftfahrt, von Einblicken in das Gesundheitswesen, meiner wissenschaftlichen Auseinandersetzung und der tiefen Überzeugung, dass die Prinzipien einer Just Culture positive transformative Auswirkungen auf Krankenhäuser haben können.

Während meines Zivildienstes am Altonaer Kinderkrankenhaus (AKK) durfte ich erste eigene Einblicke in das Gesundheitswesen sammeln. Es war eine spannende Zeit, in der ich bei einem hoch motivierten und engagierten Team in der Kinderchirurgie und -orthopädie viel gelernt habe.

Aus einem vielfältigen familiären Austausch hat sich später eine gemeinsame Tätigkeit mit meinem Vater Dr. med. Hans-Georg Bresser fokussierend auf medizinische Weiterbildungen ergeben. Letztendlich liegen hier auch die Wurzeln des Buches: Themen wie Sicherheits- und Fehlerkultur stießen immer auf reges Interesse. Gleichzeitig wurde deutlich, dass viele Teilnehmende dieser Veranstaltungen in den Klinikalltag zurückkehren würden und sich nichts ändern würde. Es konnte sich auch gar nichts ändern, da die vorherrschende Art und Weise der Arbeit durch eine Person nicht verändert werden kann. Die eine Person, die motiviert und voller Tatendrang von einer Fortbildung zurückkam, konnte nicht einfach mal neue Umgangsarten, einen neuen Umgang mit Fehlern oder ein anderes Lern- und Berichtsystem einführen. Dafür ist eine historisch gewachsene Krankenhauskultur viel zu veränderungsresistent und es bedarf einer aktiven, umfassenden Transformation. Aufgrund meiner Einblicke in das Gesundheitswesen und meiner akademischen Ausbildung, bin ich der Überzeugung, dass eine solche Kulturtransformation nicht nur notwendig sondern auch möglich ist.

Die Idee zu dem Buch entstand im Austausch mit Teilnehmenden des Gesundheitswirtschaftskongresses 2022 in Hamburg. Dort durfte ich meine Masterarbeit, ein Konzept zur Einführung einer Just Culture im Krankenhaus, vorstellen. Die Arbeit, welche den Abschluss des Master in Training and Development an der Universität Salzburg darstellte, wurde als eine von 4 Abschlussarbeiten in der Session „Next Generation – Managerinnen und Manager der Zukunft" ausgewählt. Mit dem Masterstudium erfolgte in den Bereichen Sozialpsychologie, Organisationskultur, Leadership, Change Management sowie systemischen Wahrnehmen und Intervenieren eine enge Verzahnung von Theorie und Praxis. Zusammen mit dem vorherigen Studium in Luftfahrtsystemtechnik und -management, der Pilotenausbildung an der damaligen Flugschule der Lufthansa sowie meiner langjährigen Vortrags- und Seminartätigkeit auf medizinischen Weiterbildungsveranstaltungen, liegen hier die Grundlagen für die umfassende Perspektive auf das Thema. Seit Beginn meiner Tätigkeit als Pilot im Cockpit habe ich zudem praxisnah erfahren, wie wichtig eine vertrauensvolle Teamarbeit, eine offene Kommunikation und ein lernorientierter Ansatz für das Wohlbefinden der Teammitglieder sowie die Sicherheit und Effizienz der Abläufe sind. In der Luftfahrt sind die ausgeprägte Sicherheitskultur und die Prinzipien der Just Culture wesentliche Faktoren für die insgesamt sehr gute Sicherheitsbilanz dieser Branche.

In diesem Buch untersuche ich die Herausforderungen, die mit der Implementierung einer Just Culture in Krankenhäusern verbunden sind, und die Potenziale, die sich aus einer solchen Transformation ergeben. Ich stelle fest, dass trotz des wachsenden Bewusstseins für die Bedeutung der Patientensicherheit und der Arbeitsbedingungen das medizinische Personal häufig in einer Umgebung arbeitet, die von hierarchischen Strukturen, Angst vor unerwünschten Ereignissen sowie einem Mangel an offener Kommunikation geprägt ist. Diese Bedingungen erschweren nicht nur die effektive Zusammenarbeit und das Lernen aus Fehlern, sondern beeinträchtigen auch die Patientenversorgung und das Wohlbefinden des Personals.

Durch die Verbindung von theoretischen Konzepten, persönlichen Erlebnissen und praktischen Beispielen aus der Medizin und der Luftfahrt zielt das Buch darauf ab, ein umfassendes Verständnis der Just Culture zu vermitteln. Ich werde Strategien aufzeigen, wie Führungskräfte und medizinisches Personal eine Kultur fördern können, die unerwünschte Ereignisse als Lernchancen begreift und in der Mitarbeitende ermutigt werden, offen und ohne Angst vor ungerechtfertigten Sanktionen zu kommunizieren. Dies erfordert eine grundlegende Veränderung in der Art und Weise, wie in Krankenhäusern gearbeitet, kommuniziert und geführt wird.

Ich diskutiere ausführlich die Rolle des ärztlichen Personals und der Führungskräfte bei der Förderung einer Just Culture und argumentiere, dass ihre Unterstützung und ihr Engagement entscheidend für den Erfolg dieser Transformation sind. Durch ihre Vorbildfunktion können sie einen positiven Einfluss auf die gesamte Organisationskultur ausüben und einen Schneeballeffekt erzeugen, der zu einer Reihe weiterer positiver Entwicklungen führt. Dieses Buch bietet daher nicht nur Einblicke in die theoretischen Grundlagen einer Just Culture, sondern auch praktische Anleitungen und Empfehlungen, wie diese Prinzipien im Krankenhausalltag umgesetzt werden können.

Ein besonderer Dank gilt den vielen Fachleuten aus dem Gesundheitswesen und der Luftfahrt, die ihre Erfahrungen und Einsichten mit mir geteilt haben, sowie insbesondere meinem Bruder Sebastian Bresser und Dr. med. Christopher Seiler, deren konstruktive Kritik und Unterstützung dieses Buch maßgeblich bereichert haben. Während Sebastian nach seinem Jura- und LL.M.-Studium als Unternehmensberater tätig ist und mich mit seiner analytischen Expertise unterstützt hat, war die Doppelperspektive von Christopher, Arzt und Pilot, besonders wertvoll. Ihr Beitrag hat nicht nur die Qualität dieses Buches verbessert, sondern auch meine Überzeugung gestärkt, dass eine Just Culture der Schlüssel zu einer sichereren, effizienteren und menschlicheren medizinischen Versorgung ist.

Mit diesem Buch möchte ich eine Brücke schlagen zwischen dem Wissen und den Erfahrungen aus der Luftfahrt und dem Gesundheitswesen und aufzeigen, wie die Prinzipien einer Just Culture dazu beitragen können, die Herausforderungen des modernen Krankenhausmanagements zu bewältigen. Gerade meine nichtmedizinische Außenperspektive kann durch inspirierende Ideen und Unvoreingenommenheit hilfreich sein. Grundlegende Annahmen und Normen werden intern oft nicht mehr hinterfragt, wodurch eine gewisse „Betriebsblindheit" entstehen kann und Hindernisse nicht identifiziert werden. Anderes Wissen und Denken, Einblicke in alternative Arbeitsweisen und Erfahrungen aus einer anderen Branche bringen oft frischen Wind für eine Kulturtransformation mit.

Es ist mein Anliegen, Führungskräfte, medizinisches Personal und alle, die an der Verbesserung der Patientensicherheit und der Arbeitsbedingungen im Gesundheitswesen interessiert sind, zu inspirieren und zu ermutigen, den Weg der Kulturtransformation zu beschreiten. Dieser Weg erfordert Mut, Engagement und Durchhaltevermögen, aber die potenziellen Vorteile für Patienten, Personal und die gesamte Organisation sind enorm und können einen nachhaltigen positiven Wandel im Gesundheitswesen bewirken.

Es ist unbestritten, dass (regulatorische) Rahmenbedingungen angepasst werden müssen, um die Implementierung einer Just Culture zu unterstützen und zu erleichtern. Jedoch dürfen wir nicht übersehen, dass die wirkliche Arbeit der Kulturveränderung auf der Organisationsebene stattfindet. Jedes Krankenhaus hat die Möglichkeit – und ich würde sogar sagen, die Verantwortung – seine eigene Organisationskultur aktiv zu gestalten. Es ist diese innere Transformation, die letztendlich den Boden für eine nachhaltige Verbesserung der Sicherheit von Mitarbeitenden und Patienten sowie der Arbeitsbedingungen im Gesundheitswesen bereitet.

Als Ergänzung zum Vorwort dieses Buches möchte ich 2 weitere Punkte hervorheben:

Erstens, während die juristischen Aspekte einer Just Culture zweifellos von großer Bedeutung sind und eine tiefgreifende Auswirkung auf ihre Implementierung in Organisationen haben, handelt es sich um eine komplexe Materie. Die rechtlichen Dimensionen der Just Culture erfordern eine spezialisierte Betrachtung, die das Know-how juristischer Experten voraussetzt. Diese Komplexität und die Notwendigkeit einer spezialisierten Expertise sind der Grund, warum ich mich entschieden habe, die rechtlichen Aspekte der Just Culture in diesem Buch nicht im

Detail zu behandeln. Eine umfassende und gründliche Erörterung dieser rechtlichen Facetten würde den Rahmen dieses Werkes überschreiten und könnte den Lesern möglicherweise nicht den gewünschten tiefen und fokussierten Einblick in die praktische Anwendung und die Grundprinzipien der Just Culture bieten, die ich anstrebe.

Zweitens, im Sinne einer inklusiven und geschlechtergerechten Sprache habe ich mich bemüht, im gesamten Buch neutrale Formen oder übergeordnete Begriffe zu verwenden. Dieser Ansatz spiegelt die moderne Auffassung von Sprache als Instrument der Inklusion und Gleichberechtigung wider. Es ist mir wichtig, dass sich die gesamte Leserschaft in den Inhalten dieses Buches wiederfindet und angesprochen fühlt. In einzelnen Fällen wird das generische Maskulinum genutzt, um die Lesbarkeit zu verbessern und den Textfluss zu erleichtern. In allen Fällen sind selbstverständlich alle Geschlechter gleichermaßen gemeint und eingeschlossen.

Zum Titel dieses Buches

Der Titel „**Just Culture im Krankenhaus – Mit neuen Leadership-Ansätzen im ärztlichen Bereich die Zukunft gestalten**" fasst das zentrale Anliegen dieses Buches zusammen. Er reflektiert einerseits die aktive Umgestaltung der Organisationskultur in Krankenhäusern hin zu einer Just Culture und andererseits die Rolle neuer Führungsansätze im ärztlichen Bereich bei der Gestaltung dieser Transformation.

„**Just Culture**" steht im Mittelpunkt dieses Wandels und repräsentiert eine Umgebung, die Gerechtigkeit, Vertrauen und psychologische Sicherheit fördert sowie einen Ansatz, bei dem Fehler und unerwünschte Ereignisse als Lernchancen betrachtet werden, ohne dabei die Verantwortlichkeit aus den Augen zu verlieren. Diese Kultur ist entscheidend, um die Herausforderungen der modernen Patientenversorgung zu meistern und die Arbeitsbedingungen für das medizinische Personal zu verbessern.

Die Erwähnung von „**neuen Leadership-Ansätzen im ärztlichen Bereich**" unterstreicht die entscheidende Rolle, die ärztliche Mitarbeitende bei der Förderung und Umsetzung dieser Kulturveränderung spielen. Moderne Führungsstile, die auf Empathie, Inklusivität und Teamarbeit basieren, sind essenziell, um die notwendigen Veränderungen zu leiten und zu unterstützen.

„**Die Zukunft gestalten**" bekräftigt schließlich die langfristige Vision des Buches. Es geht darum, Krankenhäuser nicht nur als Orte der Heilung, sondern auch als Vorreiter einer positiven Arbeitskultur zu positionieren, die sowohl den Bedürfnissen der Patienten als auch des Personals gerecht wird.

Hamburg, Deutschland   Johannes Bresser

Inhaltsverzeichnis

1	**Einleitung**.........		1
	Literatur.........		7
2	**Das Krankenhaus als medizinische Organisation**.........		9
	2.1	Das Krankenhaus als komplexe Einheit: Synergie von Menschen und Technologie.........	9
	2.2	Herausforderungen im Krankenhaus.........	11
		2.2.1 Hierarchische Steuerung und Top-Down-Führung trifft auf dynamische Prozesse.........	11
		2.2.2 Die Fluidität von Teamstrukturen im Krankenhaus.........	12
		2.2.3 Subsysteme im Krankenhaus: Herausforderungen an den Schnittstellen von Verwaltung, ärztlichem und pflegerischem Bereich.........	14
	2.3	Ärztlicher Bereich im Krankenhaus: Herausforderungen und Status quo.........	17
		2.3.1 Die Balance finden: Optimale Patientenversorgung unter ökonomischen Zwängen.........	18
		2.3.2 Individuelle Leistung versus Teamproduktivität innerhalb einer Hustle Culture.........	19
		2.3.3 Vertrauensdefizit in ärztlichen Teams: Die Rolle von Kompetenz, Wohlwollen und Integrität.........	20
		2.3.4 Herausforderungen im Klinikalltag: Konfrontation mit aggressiver Kommunikation.........	21
		2.3.5 Fehlerkultur im Krankenhaus: Zwischen Schuldzuweisung und systemischen Problemen.........	21
		2.3.6 Die Lücke in der ärztlichen Ausbildung: Führung, Kommunikation und Teamarbeit.........	22
		2.3.7 Rollenstress und soziales Umfeld: Unbeachtete Faktoren im Krankenhausalltag.........	24
		2.3.8 Personalmangel und Überlastung im Klinikalltag: Langfristige Folgen für die Gesundheitsversorgung.........	25
	2.4	Von pathologisch bis generativ: Die Entwicklung der Sicherheitskultur im Gesundheitswesen.........	26

	2.5	Evaluierung von Gesundheitssystemen: Schlüsselindikatoren und Erkenntnisse aus dem „Global State of Patient Safety 2023"-Bericht	28
	Literatur.		31
3	**Organisationskultur eines Krankenhauses.**		**33**
	3.1	Prägende Kräfte in Organisationen: Verhaltenserwartungen und soziale Einflüsse	33
	3.2	Selbstkonzept und Professionskultur: Identitätsbildung im ärztlichen Beruf	35
	3.3	Prägende Rolle des ärztlichen Personals und sozialpsychologische Dynamiken in der Krankenhauskultur	37
	3.4	Moralische Verletzung und Wertekonflikte in der medizinischen Praxis	38
	3.5	Warum wird die Organisationskultur eines Krankenhauses kaum beachtet und aktiv gestaltet?	40
		3.5.1 Menschliche Automatismen: Überwindung kognitiver Trägheit	40
		3.5.2 Einfluss des Sozialkontextes: Herausforderungen kollektiver Veränderung	41
		3.5.3 Fehlender Fokus: Aufmerksamkeitsdefizit bei der Kulturveränderung	41
		3.5.4 Fokus auf Einsparungen versus Fokus auf langfristigem Nutzen: Das Dilemma der Krankenhausführung	42
		3.5.5 Zahlen statt Worte: Wenig messbare Auswirkungen einer vernachlässigten Organisationskultur im Gesundheitswesen.	43
		3.5.6 Zeitspanne und zeitliche Ressourcen: Zeitmangel als Hürde für Kulturwandel	43
		3.5.7 Nur verschriftlichte Wünsche: Die Kluft zwischen Schauseite und Realität in der Organisationskultur	44
		3.5.8 Status, Hierarchie und Rangdynamiken: Barrieren für den organisatorischen Wandel	44
		3.5.9 Selbstzufriedenheit und Selbsttäuschung: Die Illusion des bereits erfolgten Wandels.	44
		3.5.10 Ein Problem in der ärztlichen Aus- und Weiterbildung: Fehlende Führungskompetenzen	45
		3.5.11 Komplexität im Krankenhaus macht einen umfangreichen Veränderungsprozess zu komplex	45
	Literatur.		46
4	**Effektive Leadership-Ansätze im Krankenhaus**		**49**
	4.1	Leadership als Katalysator: Gestaltung der Organisationskultur im Krankenhaus.	50
	4.2	Grenzen der transaktionalen Führung: Herausforderungen und Perspektiven im Krankenhaus.	51

4.3	Transformational Leadership im Krankenhaus: Von "Command and Control" zu "Trust and Inspire"	52
4.4	Humble Leadership: Vertrauen und Teamdynamik durch Demut stärken	53
4.5	Gemeinsam stark: Die Rolle von Empathie, Mitgefühl und Empowerment in medizinischen Teams	54
4.6	Shared Leadership im Krankenhaus: Revolution der Teamdynamik und Hierarchie	55
4.7	Herausforderungen und Lösungen: Flexibles Leadership in der dynamischen Krankenhausumgebung	56
4.8	Example. Transformationale Teamkultur in der Notfallmedizin: Der Weg der zentralen Notaufnahme Wandsbek	57
4.9	Von medizinischer Fachkompetenz zu Leadership-Kompetenzen: Ein neuer Fokus in der medizinischen Versorgung	60
Literatur.		62

5 Just Culture ... 65
    5.1 Interaktive Komplexität und Fehlerpotenzial in modernen Krankenhäusern ... 65
    5.2 Die Fehlinterpretation von Fehlern im Krankenhaus. ... 66
        5.2.1 Kognitive Irrtümer in der medizinischen Diagnostik. ... 68
        5.2.2 Routinefehler und intelligente Fehler in medizinischen Teams ... 68
    5.3 Kategorisierung von Fehlern: Menschlich, risikoreich, rücksichtslos. ... 69
    5.4 Fehleranalyse im Krankenhaus: Wann liegt der Fehler im System?. ... 71
    5.5 Die Illusion der Objektivität bei der Bewertung von Fehlern ... 73
    5.6 Der Umgang mit Fehlern ist entscheidend: Konsequenzen eines punitiven Umgangs mit Fehlern im Arbeitsumfeld ... 74
    5.7 Hochrisikoorganisation Krankenhaus: Fehler und ihre Auswirkungen ... 76
    5.8 Patienten als primäre Opfer von Fehlern und unerwünschten Ereignissen. ... 77
    5.9 Second Victims: Unerwünschte Ereignisse betreffen die Mitarbeitenden. ... 78
    5.10 Bedeutung organisationaler Unterstützung nach unerwünschten oder kritischen Ereignissen. ... 79
    5.11 Auswirkungen von Fehlern und unerwünschten Ereignisse auf das Krankenhaus ... 80
    5.12 Just Culture als Wegbereiter für eine faire und lernorientierte Organisationskultur ... 81
        5.12.1 Die 3 Dimensionen der Gerechtigkeit: prozedurale, substantive und restaurative Ansätze ... 84
        5.12.2 Vertrauen als Fundament erfolgreicher Teams: Die Rolle von Kompetenz, Wohlwollen und Integrität ... 85

	5.12.3	Psychologische Sicherheit: Der Schlüssel zu effektiver Teamarbeit und Just Culture	87
	5.12.4	Aufbau einer von Gerechtigkeit, Vertrauen und psychologische Sicherheit geprägten Organisationskultur: Schlüssel zur effektiven Teamarbeit	88
	5.12.5	Speak-Up im Krankenhaus: Förderung offener Kommunikation zur Verbesserung der Sicherheit und Effizienz	89
	5.12.6	Lern- und Berichtsysteme im Krankenhaus: Ein entscheidender Schritt zur Förderung von Qualität und Sicherheit	91
5.13		Mehr als Richtlinien: Die Rolle der Gerechtigkeit und des Vertrauens in der Sicherheitskultur	97
5.14		Example. Über die Technik hinaus: Psychologische Sicherheit und Teamdynamik als Schlüssel zum Erfolg in der Kardiologie	98
Literatur.		....	100

6 Just Culture in der Luftfahrt 103

6.1	Vergleichbarkeit zwischen Luftfahrt und Medizin: Was können Krankenhäuser aufgrund der Gemeinsamkeiten und trotz der Unterschiede von Fluggesellschaften lernen?	104
6.2	Die Unfallstatistik der Luftfahrt und Bedeutung von CIRS	105
6.3	Mensch und Maschine im Einklang: Die Rolle der Liveware im SHELL-Modell......................................	107
6.4	Das Puzzle der Flugsicherheit: Verstehen der multikausalen Ursachen von Unfällen.	108
6.5	Vom Propellerzeitalter zur Jet-Ära: Von High-Risk-Organisations zu High-Reliability-Organisations...........................	111
6.6	Jenseits der Unfälle: Die Bedeutung von Zwischenfällen in der Sicherheitsanalyse der Luftfahrt	112
6.7	Crew Resource Management: Schlüssel zur Verbesserung der Teamarbeit und Kommunikation in der Luftfahrt	113
	6.7.1 Von Tragödie zu Transformation: Wie der Teneriffa-Unfall das Crew Resource Management zum Leben erweckte	113
	6.7.2 Überwindung des negativen Fehlerkreislaufes: CRM als Schlüssel zur Fehlerprävention in Teams........	115
	6.7.3 Von fliegerischen Fertigkeiten zu interpersonellen Kompetenzen: CRM-Training in der Luftfahrt	116
6.8	Förderung der Flugsicherheit: Die Rolle regulatorischer Vorgaben bei der Etablierung einer Just Culture	117
6.9	Herausforderungen in der Luftfahrt: Die ungleichmäßige Implementierung einer Just Culture.	118

6.10 Example. Southwest Airlines: Eine effektive
Organisationskultur garantiert keine effektive Sicherheitskultur. ... 119
6.11 Wachsende Herausforderungen in der Luftfahrt:
Anpassung der Sicherheitskultur an neue Realitäten............ 121
Literatur... 122

7 Auswirkungen einer Just Culture 125
7.1 Herausforderungen und Risiken im Krankenhaus............... 126
    7.1.1 Belastung durch Sicherheitsmängel: Ein Vergleich
mit großen Krankheitsbildern 126
    7.1.2 Kostenanalyse im Gesundheitssektor:
Von Gesamtausgaben bis zu den Auswirkungen von
Medikationsfehlern 127
    7.1.3 Personalrisiken: Fehlende und abwandernde
Mitarbeitende..................................... 129
    7.1.4 Auswirkungen der Führungs- und Organisationskultur
auf das Engagement der Mitarbeitenden: Erkenntnisse
aus dem Gallup Engagement Index................... 130
    7.1.5 VUCA im Krankenhaus: Navigieren durch Volatilität,
Unsicherheit, Komplexität und Ambiguität.............. 131
7.2 Die positive Wirkung von Just Culture in
Hochrisikoorganisationen 132
    7.2.1 Kultur als Kapital: Wie eine effektive Sicherheitskultur
Krankenhäuser wirtschaftlich stärken kann.............. 133
    7.2.2 Über den weichen Faktor hinaus: Die finanzielle
Bedeutung einer effektiven Organisationskultur in
Krankenhäusern................................... 134
    7.2.3 Stärkung der Teams durch Just Culture: Gesundheit
und Wohlbefinden der Mitarbeitenden.................. 136
    7.2.4 Die sozialpsychologischen Auswirkungen einer Just
Culture in Organisationen 136
    7.2.5 Safety 2 im Krankenhaus: Just Culture als Schlüssel
zu höherer Patienten- und Mitarbeitersicherheit.......... 137
7.3 Just Culture im Krankenhaus: Beispiele aus England
und Kanada 139
    7.3.1 Example: Mersey Care NHS Trust 139
    7.3.2 Example: The Ottawa Hospital 144
7.4 Example: Praxisbeispiele zur Just Culture im Krankenhaus:
Spannungsfelder und Lösungsansätze aus den Niederlanden 147
Literatur... 150

8 Transformation der Organisationskultur 153
8.1 Das Krankenhaus als komplexes, systemisches Gebilde:
Interaktionen und Abhängigkeiten........................... 154
8.2 Die Wechselwirkung zwischen sozialem Kontext und
individuellem Verhalten: Einsichten aus der Sozialpsychologie 155

		8.2.1	Die Rolle sozialer Normen: Konformität und Akzeptanz ... 155
		8.2.2	Beeinflussung von Einstellungen und Verhalten im Arbeitsumfeld 156
		8.2.3	Selbstbestimmungstheorie: Autonomie, Kompetenz und soziale Eingebundenheit als Schlüssel zur Motivation . . 157
	8.3	Effektive Kommunikation zur erfolgreichen Transformation Richtung Just Culture. 158
		8.3.1	Prioritäten des Leitbildes: Patientenversorgung und Mitarbeiterwohlbefinden. 159
		8.3.2	Kulturwandel als kontinuierliche Lernreise. 160
		8.3.3	Kongruenz zwischen verbaler und nonverbaler Kommunikation 160
		8.3.4	Regulatorischer Fokus in der Kommunikation: Präventions- und Promotionsfokus 161
	8.4	Neue Verhaltens- und Kommunikationsweisen im Arbeitsalltag. ... 163
		8.4.1	Culture Hacks: Brückenschlag zwischen abstrakter Kultur und konkretem Handeln 163
		8.4.2	Die Bedeutung sozialer Kompetenzen in der medizinischen Versorgung. 166
		8.4.3	Integration sozialer Kompetenzen in die medizinische Aus- und Weiterbildung. 166
		8.4.4	Die Auswirkungen von Kommunikations- und Teamtrainings auf Effizienz und Produktivität 167
		8.4.5	Positive Auswirkungen gezielter Weiterbildung Mitarbeiterzufriedenheit und -bindung 169
		8.4.6	Verbesserung der Kompetenz durch praxisnahe Simulationstrainings 170
		8.4.7	Example: Neue Dimensionen in der medizinischen Aus- und Weiterbildung: Das Hospital-LAB als Trainingsinstrument für Leadership und Teamarbeit. 171
		8.4.8	Die Rolle von Briefings in der Förderung von Teamarbeit und Patientensicherheit. 173
		8.4.9	Team Stepps: Ein evidenzbasiertes Programm zur Verbesserung von Teamarbeit und Kommunikation 175
		8.4.10	Einsatz und Effektivität von Morbiditäts- und Mortalitätskonferenzen: Erkenntnisse und Verbesserungspotenziale 176
		8.4.11	Example. „Thank God it's Friday": Förderung von Vertrauen und Engagement in der Akuttraumatologie .. 177
		8.4.12	Example: Lernende Organisationskultur als Schlüssel zum Erfolg: Das Beispiel vom Helicopter Emergency Medical Service (HEMS) London 178
	Literatur. 181

9 Der Transformationsprozess: Evolutionäre Weiterentwicklung der Organisationskultur in Richtung Just Culture 185
9.1 Grundsteinlegung für den Wandel: Analyse der derzeitigen Organisations- und Sicherheitskultur. 186
    9.1.1 Hospital Survey on Patient Safety Culture (HSPSC). 186
    9.1.2 Just Culture Assessment Tool (JCAT) 187
    9.1.3 Organizational Culture Assessment Instrument (OCAI) 188
    9.1.4 Goldstandard in der Datenerhebung: Die Kombination von quantitativen und qualitativen Methoden 189
    9.1.5 Narrative Datenerfassung: Erkennung von Mustern und Trends mithilfe eines innovativen Tools 189
9.2 Evolution statt Revolution: Der Weg zur Just Culture-orientierten Krankenhauskultur 192
    9.2.1 Vielfältige Herausforderungen. 193
    9.2.2 Gemeinsam gestalten: Macht-, Fach- und Prozesspromotoren im Krankenhaus 193
    9.2.3 Von der Routine zum Wandel: Flexible Kulturtransformation im Krankenhaus 194
9.3 Kotter-Konzept in der Praxis: Bewährte Strategie für den Wandel. 196
9.4 Schlüsselaspekte einer Just Culture im Krankenhaus 197
    9.4.1 Mitarbeitende im Fokus: Der Schlüssel zu einer erfolgreichen Organisationskultur 197
    9.4.2 Positive Effekte auf Mitarbeitende und Patientenversorgung. 197
    9.4.3 Neue Leadership-Ansätze: Wegbereiter einer Just Culture 198
    9.4.4 Gezielte Kulturtransformation: Nutzung bestehender Erkenntnisse und Umsetzung spezifischer Kulturaspekte. 198
    9.4.5 Kotters 8-Stufen-Konzept: Ein praktikabler und vielversprechender Leitfaden 199
Literatur. 199

10 Konzept zur Einführung einer Just Culture im ärztlichen Bereich eines Krankenhauses 201
10.1 Umdenken im Gesundheitswesen: Auf dem Weg zu einer Just Culture im Krankenhaus – Warum Veränderung notwendig ist und wie sie gelingen kann. 201
10.2 3-Phasen-Ansatz zur Transformation Richtung Just Culture im ärztlichen Bereich eines Krankenhauses 203
    10.2.1 Von der Krise zur Chance: Warum eine proaktive Veränderung der Organisationskultur im Krankenhaus erfolgsentscheidend ist. 206
    10.2.2 Eine effektive Führungskoalition: Der Schlüssel zur erfolgreichen Kulturveränderung im Krankenhaus 208

		10.2.3	Die Kraft einer Vision im Veränderungsprozess: Gestaltung und Bedeutung für die Kulturtransformation im Krankenhaus.................................	209
		10.2.4	Effektive Kommunikationsstrategien als Motor für die Kulturtransformation im Krankenhaus: Der vierte Schritt zur Etablierung einer Just Culture...................	212
		10.2.5	Beseitigung von Barrieren für die Transformation: Der fünfte Schritt zur erfolgreichen Umsetzung einer Just Culture im Krankenhaus.......................	214
		10.2.6	Kleine Schritte zum großen Ziel: Die Bedeutung von Zwischenzielen in der Transformation Richtung Just Culture.....................................	216
		10.2.7	Nachhaltige Veränderung sichern: Strategien zur Stärkung der Kulturtransformation..................	218
		10.2.8	Von der Praxis zur Regel: Formale Integration als Abschluss der Transformation Richtung Just Culture.....	220
	10.3	Pilotprojekt als Wegbereiter für Just Culture und die Rolle externer Unterstützung bei der Transformation der Organisationskultur..		223
	10.4	Anpassung des Konzeptes zur Transformation an Krankenhausgröße und -art...............................		224
	10.5	Unterstützung für die Transformation: Wie das Patient Safety Incident Response System (PSIRF) und ähnliche Initiativen eine Just Culture unterstützen....................		224
	Literatur...			227
11	**Fazit**...			231
	11.1	Die Kraft einer Just Culture: Vielfältige Vorteile und Wegweiser zu nachhaltigem Erfolg........................		231
	11.2	~~Never~~ Change a running system: Wie Just Culture das Krankenhaus revolutioniert............................		233
	11.3	Von Widerstand zu Wandel: Herausforderungen und Wege zur erfolgreichen Transformation.....................		235
	11.4	Der ärztliche Bereich als Inkubator für Just Culture im Krankenhaus..		236
	11.5	Verknüpfung von Corporate Social Responsibility und Just Culture: Wegweiser für moderne Krankenhausführung..........		237
	11.6	Organisationskultur als Schlüsselfaktor für Sicherheit und Innovation im Krankenhaus...........................		239
	11.7	Just Culture als Fundament für New Work im Krankenhaus......		240
	11.8	Technologischer Fortschritt durch Just Culture: Eine notwendige Basis für moderne Medizin.....................		241
	11.9	Der Einfluss eines neuen Kondratieff-Zyklus auf die Zukunft der Krankenhauskultur............................		242
	Literatur...			244
Anhang...				247

Abkürzungsverzeichnis

ACSI	American Customer Satisfaction Index
AHRQ	Agency for Healthcare Research and Quality
AKK	Altonaer Kinderkrankenhaus
AMTS	Arzneimitteltherapiesicherheit
ANCC	American Nurses Credentialing Center
APA	American Psychological Association
APS	Aktionsbündnis Patientensicherheit
ASRS	Aviation Safety and Reporting System
BAuA	Bundesanstalt für Arbeitsschutz und Arbeitsmedizin
BQS	Institut für Qualität und Patientensicherheit
CEO	Chief Executice Officer
CFO	Chief Financial Officer
CIRS	Critical Incident Reporting System
CISM	Critical Incident Stress Management
CLMA	Closed Loop of Medication Process
CMO	Chief Medical Officer
CSR	Corporate Social Responsibility
CT	Computertomografie (bildgebendes Verfahren)
DGINA	Deutsche Gesellschaft Interdisziplinäre Notfall- und Akutmedizin
DGQ	Deutsche Gesellschaft für Qualität
DKG	Deutsche Krankenhausgesellschaft
DoD	Department of Defence
DOT	Department of Transportation
DRG	Diagnosed Related Groups (Diagnosebezogene Fallgruppen)
ECA	European Cockpit Association
EMA	Europäische Arzneimittel-Agentur
ERNST	European Researchers' Network on Second Victims
Eurocontrol	Europäische Organisation zur Sicherung der Luftfahrt
G-BA	Gemeinsamer Bundesausschuss
HEMS	Helicopter Emergency Medical Service
HSPSC	Hospital Survey on Patient Safety Culture
IATA	International Air Transport Association

ICAO	International Civil Aviation Organization
ICL	Interpersonal Competence List
IHI	Institut for Healtcare Improvement
IOM	Institute of Medicine
JAMA	Journal of the American Medical Association
JCAT	Just Culture Assessment Tool
JHSC	Joint Health and Safety Committee
KHaSiMiR 21	Krankenhausstudie zur Sicherheit durch Management innerklinischer Risiken 2021–22
KI	Künstliche Intelligenz
M&MK	Morbiditäts- und Mortalitätskonferenz
MTX	Methotrexat
NAM	National Academy of Medicine
NCPS	National Center for Patient Safety
NEJM	New England Journal of Medicine
NHS	National Health Service
NPSF	National Patient Safety Foundation
NTSB	National Transportation Safety Board
OCAI	Organizational Culture Assessment Tool
OECD	Organisation für wirtschaftliche Zusammenarbeit und Entwicklung
PSIRF	Patient Safety Incident Response Framework
RCSI	Royal College of Surgeons in Ireland
SIWF	Schweizerisches Institut für ärztliche Weiter- und Fortbildung
SOP	Standard Operating Procedure
TCAS	Traffic Alert and Collision Avoidance System
TOH	The Ottawa Hospital
UAE	Unerwünschtes Arzneimittereignis
UKB	Universitätsklinikum Bonn
UKE	Universitätskrankenhaus Hamburg-Eppendorf
UM	Universitätsmedizin Mainz
VUCA	Volatility = Volatilität, Uncertainty = Unsicherheit, Complexity = Komplexität und Ambiguity = Ambiguität
WHO	World Health Organization
ZNA	Zentrale Notaufnahme

Einleitung 1

- Kennen Sie ein Krankenhaus, welches noch Ultraschall- und Röntgengeräte aus den 1970er-Jahren nutzt?
- Kennen Sie ein Krankenhaus, welches seit Jahrzehnten seine Infrastruktur nicht modernisiert hat?
- Kennen Sie ein Krankenhaus, welches neue Medikamente und Therapieformen, deren Evidenz in Studien vielfach bewiesen wurde, nicht nutzt?

In all diesen Bereichen hat sich die Gesundheitsversorgung in den vergangenen Jahrzehnten erheblich verbessert: Es stehen bessere technische Geräte zur Verfügung, die Infrastruktur wurde den heutigen Anforderungen angepasst und durch kontinuierliche Forschung und eine hohe Vernetzung von Wissen erfolgt der Einsatz modernster Arzneien und Behandlungsmethoden.

Auf der einen Seite machen diese veränderten Rahmenbedingungen andere Formen der Zusammenarbeit und Kommunikation erforderlich. Aufgrund umfangreicher Diagnose- und Therapiemöglichkeiten, einer hohen Spezialisierung und interdisziplinären Behandlungsansätzen, kann eine effektive medizinische Versorgung nur durch das optimale Zusammenspiel vielfältiger Ressourcen gelingen. Dabei sind die Mitarbeitenden sowie deren Beziehungen für das Funktionieren des hochkomplexen Krankenhaussystems entscheidend.

Auf der anderen Seite wünschen sich die Menschen innerhalb eines solchen Systems auch andere Formen der Kommunikation und Interaktion. Es wird nicht nur der Wunsch nach einer verbesserten Work-Life-Balance geäußert, sondern auch die Arbeitsumgebung sowie die Arbeit selbst soll anders als früher sein. Oft wird in diesem Zusammenhang von New Work gesprochen. Die Organisationsentwicklerin Julia von Grundherr sieht darin einen menschenzentrierten Ansatz, mit dem in komplexen Organisationen nicht nur gesünder, sondern auch effektiver gearbeitet werden kann.

Die Werte, Einstellungen und Verhaltensweisen aller Mitarbeitenden spiegeln sich in der Organisationskultur wider. Dabei behindert die aktuell vorherrschende Organisationskultur im Krankenhaus die meisten Mitarbeitenden eher, als das sie diese unterstützt. Obwohl Haltungen und Umgangsformen wie aus der Zeit gefallen zu sein scheinen, hat sich diesbezüglich bisher fundamental wenig verändert.

Das Buch „House of God" von Samuel Shem thematisiert die psychologischen Belastungen und die Arbeitsbedingungen von Medizinern in den 1970er-Jahren. Auf satirische Art und Weise wird gezeigt, wie eine veraltete Krankenhauskultur bei Medizinstudenten Zynismus, Verzweiflung und Gleichgültigkeit hervorruft. Shems Buch mit Blick auf ein Krankenhaus in Boston ist mittlerweile Bestseller und genießt unter Medizinern Kultstatus. Es mag verwunderlich, schräg oder erschreckend sein, aber die Beschreibung der Zustände im Krankenhaus sind aktueller denn je. Die Fachzeitschrift JAMA hat 2019 das 40-jährige Jubiläum des Buches zum Anlass genommen, auf die immer noch aktuellen und dringendsten Probleme hinzuweisen (Faust 2019). Sicherlich hat es auch Veränderungen gegeben, aber wie der Abschnitt *Status quo im ärztlichen Bereich* aufzeigt, sind die Krankenhäuser teilweise noch in den beschriebenen 1970er-Jahren hängengeblieben. Untersuchungen zur Organisationskultur deuten darauf hin, dass hier bei Weitem kein solcher Um- oder Neubau stattgefunden hat wie in anderen Bereichen. Dabei gilt die Organisationskultur als grundlegend und entscheidend für gute Ergebnisse und eine sichere Versorgung im Gesundheitswesen (Yu et al. 2016).

Auch wenn Krankenhäuser gerne mit Abbildungen ihrer jeweiligen Gebäude werben, sind diese für eine effektive und sichere Patientenversorgung nicht wichtiger als gute Teamarbeit und Kommunikation innerhalb dieser Gebäude. Ein modernes Gebäude und nagelneues Magnetresonanztomografiegerät allein machen noch keine gute Medizin, sondern bedürfen zugleich guter Zusammenarbeit aller Beteiligten. Selbst in älteren Kliniken mit veralteter Ausstattung können engagierte und effektive Teams eine bessere Versorgung bieten als topmoderne Kliniken mit dysfunktionalen Teams. Eine gute und moderne technische Ausrüstung ist für effektive Arbeit sicherlich hilfreich. Einen mindestens genau so großen Stellenwert haben die Kollaboration und Kommunikation der Mitarbeitenden innerhalb vielfältiger Teams. Sven Ständer, langjähriger Chefarzt für Anästhesie und Intensivmedizin sowie Ärztlicher Direktor des Spitals Männedorf in der Schweiz, betont die Bedeutung des menschlichen Faktors: „Anästhesie wird nicht allein durch Technik oder Medikamente besser, sondern weil wir uns auch um den Faktor Mensch kümmern."

Übertragen auf die Luftfahrtbranche, trifft die Aussage ebenso zu: Auch Fluggesellschaften werben gerne mit neuen Flugzeugen und Annehmlichkeiten rund ums Fliegen. In der Luftfahrt hat die Sicherheit eines Fluges oberste Priorität und der Schlüssel dafür liegt in effektiver Teamarbeit und Kommunikation der an einem Flug beteiligten Berufsgruppen. Durch unzureichende Kooperation und mangelhafte Kommunikation innerhalb der Crew, durch Dominanzstreben oder Machtkämpfe zwischen Technik und Catering oder durch Silodenken in der Verwaltung würde eine Fluggesellschaft nicht lange überleben.

Zwar bieten neue Flugzeuge (=Hardware) verbesserte Technologie, Effizienz, geringere Lärmbelastung und mehr Komfort, doch mit adäquater Wartung und unter vergleichbaren äußeren Bedingungen können auch 20 Jahre alte Flugzeuge sicher betrieben werden. Die Mitarbeitenden (=Liveware) und insbesondere deren Kollaboration spielen für die Sicherheit eine zentrale Rolle. Untersuchungen zeigen sogar, dass diese Faktoren in den letzten Jahrzehnten einen größeren Einfluss auf die Flugsicherheit hatten als technologische Verbesserungen (Müller 2015).

Menschliche Fehler sind dabei weiterhin ein häufiger Faktor. Die Fehler und ggf. damit einhergehende unerwünschten Ereignisse werden aber als systemimmanent, also normal und erwartbar, angesehen. Eine wesentliche Erkenntnis der letzten Jahrzehnte liegt darin, dass der Mensch in einem komplexen System wie der Luftfahrt zwar immer auch Risikofaktor aber vielmehr Lösungsfaktor für vielfältige Störungen und damit einhergehende Probleme ist. Die International Civil Aviation Organization (ICAO) betont die Rolle des Menschen bei der Identifizierung und Bewältigung von systembedingten Risiken:

> „Throughout the aviation system, people are both the source of some of the risks and an integral part of identifying and managing risks." ... „Within a complex system (like aviation), it is the human contribution that often provides the important safety barriers and sources of recovery." (ICAO 2021)

Zum einen werden Menschen als Risikoquelle gesehen, da sie sich irren oder Fehler machen. Zum anderen werden Qualitäten wie Kreativität, Improvisationsvermögen und die Kooperation in Teams mit vielfältigen Fähig- und Fertigkeiten geschätzt. Es sind die Eingriffe und Entscheidungen von Teams, die kritische Sicherheitsnetze bilden und helfen, Probleme zu lösen und Unfälle zu verhindern. Menschliches Wissen, Erfahrung und Urteilsvermögen sowie Teamarbeit und Kommunikation sind entscheidend für die Aufrechterhaltung der Sicherheit und Effizienz in der Luftfahrt. Auf diese Weise können auch individuelle Fehler aufgefangen werden und das Team arbeitet sicherer und effektiver, als es ein einzelnes Individuum könnte.

Um dieses Potenzial als Team und Organisation nutzen zu können, bedarf es einer unterstützenden Kultur. Ausschlaggebend dafür sind Vertrauen und psychologische Sicherheit im Team. Auf diese Weise können Bedenken, Unklarheiten und Fehler offen und frühzeitig kommuniziert werden. Entscheidend ist, dass Teammitglieder die Erfahrungen machen, dass mit entsprechenden Einwänden konstruktiv und sachgerecht umgegangen wird. Nicht nur teamseitig, sondern auch organisationsseitig spiegelt sich hier Gerechtigkeit gegenüber den Mitarbeitenden wider. Im Interesse der Sicherheit werden Fehler frühzeitig kommuniziert, damit alle Beteiligten und die Organisation davon profitieren. Dafür dürfen Einzelne weder durch das Team noch durch die Organisation bestraft werden. Um akute Probleme zu lösen und ähnliche Vorkommnisse in der Zukunft zu vermeiden, bringt es nichts danach zu fragen, wer schuld ist. Vielmehr sollte gemeinsam geklärt werden, was passiert ist, was nun getan werden muss und wie Ähnliches in Zukunft vermieden werden kann. Es wird anerkannt, dass Fehler auf multikausale, systemische Ursachen zurückzuführen sind. Eine Ausnahme bildet rücksichtsloses Verhalten, das nach sorgfältiger Prüfung punitive Maßnahmen nach sich ziehen kann. Diese Herangehensweise wird von den Mitarbeitenden erwartet und als gerecht und vertrauensfördernd angesehen, da sie klarmacht, dass bewusst rücksichtsloses und vorsätzliches Fehlverhalten nicht toleriert wird.

Auf diese Weise übernehmen die Mitarbeitenden Verantwortung für ihren Arbeitsbereich und letztendlich für den nachhaltigen Erfolg der eigenen Organisation. Durch den offenen Austausch, eine gegenseitige Unterstützung sowie kontinuierliches Lernen entstehen sichere und effektive Arbeitsabläufe. Außerdem entsteht die Fähigkeit, flexibel auf unvorhersehbare Ereignisse zu reagieren.

Insbesondere die letztgenannte Fähigkeit ist für Organisationen, wie in der Luftfahrt, in einem dynamisch-komplexen Risikoumfeld wertvoll. In diesem Zusammenhang wird auch von so genannten *High Risk Organisations* (= HRO) gesprochen. Eine von Gerechtigkeit, Vertrauen, psychologische Sicherheit, Verantwortung und Lernen geprägte Organisationskultur macht eine *High Risk Organisation* zu einer *High Reliability Organisation*. Die genannten Kulturaspekte lassen sich unter dem Begriff Just Culture zusammenfassen.

Das Konzept der Just Culture wurde unter anderem von David Marx in seinem Werk „The Price We Pay for Expecting Perfection" vorgestellt. Marx argumentiert, dass traditionelle Ansätze zur Untersuchung von Fehlern und unerwünschten Ereignissen der Komplexität und den beteiligten Mitarbeitenden nicht gerecht werden (Marx 2014). Sein differenzierter Ansatz zur Fehleranalyse, der Erkenntnisse aus der Sozialpsychologie integriert, sieht die Mitarbeitenden nicht als Ursache von Problemen, sondern als zentralen Bestandteil einer effektiven Organisations- und Sicherheitskultur.

Die Gesamtheit aller Einstellungen und Verhaltensweisen der Mitarbeitenden sind für die Organisationskultur charakteristisch. Wie zentral einzelne Kulturaspekte für die Leistungen und das Wohlbefinden der Mitarbeitenden sind, zeigt ein Zitat von Sebastian Purps-Pardigol, dem Autor von „Führen mit Hirn: Mitarbeiter begeistern und Unternehmenserfolg steigern". Laut Pardigol ermöglicht eine gute Organisationskultur den Mitarbeitenden, ihr volles Potenzial zu entfalten. Aus seiner Sicht, ist die Qualität der zwischenmenschlichen Beziehung ausschlaggebend (Purps-Pardigol und Hüther 2015). Diese Ansicht wird von den Autoren von „Getting to Maybe: How the World is Changed" geteilt, die gute Beziehungen als Voraussetzung für die Funktionalität komplexer Systeme beschreiben (Westley et al. 2007). Starke Beziehungen fördern die Entfaltung individueller Potenziale, tragen zur Gesundheit der Mitarbeitenden bei und steigern den Erfolg der Organisation. Diese Dynamik optimiert auch den Einsatz technischer Ressourcen und moderner Einrichtungen.

Der letzte Punkt zeigt auch das ökonomische Potenzial einer von Just Culture geprägten Organisationskultur. Überraschenderweise wird der ökonomische Wert einer starken Organisationskultur im medizinischen Bereich oft übersehen, obwohl dies bereits seit über 2 Jahrzehnten, seit dem wegweisenden Bericht „To Err is Human" des Institute of Medicine (IOM), bekannt ist. Im Krankenhaus wird eine Transformation der Organisationskultur trotz allgemeiner Ressourcenknappheit häufig als nachrangig oder als „nice-to-have" anstatt als unverzichtbar angesehen. Dabei wird eine vorhandene Krise, von der in vielen Kliniken durchaus gesprochen werden kann, durch Beibehaltung des Status quo und eine Nichtreaktion nur verstärkt.

In der Medizinbranche werden regelmäßig neue Instrumente und Medikamente entwickelt. Diese Innovationen sind nach umfangreicher Prüfung und Forschung verfügbar. Wenn neue Instrumente einen Mehrwert bieten oder die Wirksamkeit von Medikamenten evidenzbasiert bestätigt wird, erneuern Krankenhäuser auch regelmäßig ihr technisches Inventar und aktualisieren ihre Arzneimittel. Ähnlich sollte es sich mit der Organisations- und Sicherheitskultur verhalten. Dabei können neue Forschungserkenntnisse und bewährte Ansätze aus anderen Branchen zur Weiterentwicklung beitragen. Wie ein Krankenhaus aufgrund einer positiven Kosten-Nutzen-Rechnung in ein neues Röntgengerät investiert, sollte es sich auch um die aktive Weiterentwicklung seiner Organisationskultur kümmern.

Für Krankenhäuser als Wirtschaftsunternehmen ist es essenziell, das Thema Just Culture nicht nur aus Compliance-Gründen, sondern auch als strategische Priorität für nachhaltigen Erfolg zu sehen. Die positiven Effekte auf das Engagement der Mitarbeitenden und der ökonomische Einfluss einer Just Culture können durch ein Kultur-Profit-Modell quantifiziert werden. Angesichts des Fachkräftemangels im medizinischen Sektor stellt eine starke, lokal verankerte und schwer kopierbare Organisationskultur vor allem einen deutlichen Wettbewerbsvorteil dar. Eine von Just Culture geprägte Organisationskultur umfasst dabei nicht nur die Sicherheit von Mitarbeitenden und Patienten, sondern auch zunehmend relevante Bereiche wie unternehmerische Sozialverantwortung (Corporate Social Responsibility, CSR), New Work-Konzepte und Prävention.

> „A just and learning culture is actually so much more than a culture of trust, learning and accountability." (Dekker et al. 2022, S. 1)

Oft können Krankenhäuser auf systemimmanente Herausforderungen der heutigen Zeit, wie beispielsweise die zunehmende Ökonomisierung samt Reformstau, nur reagieren. Es bringt aber nichts, immer nur auf äußere Probleme hinzuweisen, um damit die Notwendigkeit einer eigenen Transformation abzustreiten. Die aktive Gestaltung der Organisationskultur und eine Transformation bieten (ungewohnten) Handlungsspielraum mit positivem Einfluss auf die Mitarbeitenden, die Patienten und das Krankenhaus. Die ausführliche Betrachtung zweier Fallbeispiele, die eine Transformation in Richtung Just Culture begonnen haben, zeigt vielfältige Vorteile auf. Aufgrund spezifischer Vorfälle waren beide Krankenhäuser zu einer aktiven Kulturtransformation gezwungen. In beiden Fällen litten Mitarbeitende, Organisationen und Patienten unter gravierenden Problemen, verursacht durch die vorherrschende Kultur, was dringliche Veränderungen erforderlich machte. Ein „Weiter wie bisher" war in diesen Fällen keine Option mehr.

In dem Buch „Die Grenze des Denkens" beschreibt Donella Meadows, eine Pionierin des Systemdenkens, dass Probleme nicht bewusst geschaffen werden und auch niemand möchte, dass sie weiter bestehen (Meadows et al. 2019). Aufgrund des Systems werden unerwünschte Einstellungen geprägt und dysfunktionale Verhaltensweisen festgelegt, die unbeabsichtigte (negative) Konsequenzen haben. In Bezug auf die Organisationskultur bedeutet dies, dass unzureichende Unterstützung für Mitarbeitende und mangelhafte Kooperation und Kommunikation zu Belastung und Demotivation führen. Außerdem gibt es laut Meadows eine gewisse Trägheit gegenüber Veränderungen. Dann bestehen alte Praktiken und Strukturen weiter, selbst wenn sie nicht mehr effektiv sind und das Personal belasten, weil eine Transformation als schwierig angesehen wird. Auf diese Weise wird deutlich, dass systembedingte Herausforderungen erkannt und angegangen werden müssen, um eine gesündere und effektivere Arbeitsumgebung in Krankenhäusern zu schaffen.

In diesem Buch sind die Transformation in Richtung einer von Just Culture geprägten Organisationskultur und die damit verbundene Herausforderung ein zentrales Thema. Der Fokus liegt auf dem ärztlichen Bereich, der als Katalysator für den kulturellen Wandel in anderen Abteilungen wie Pflege und Verwaltung dienen kann.

Im Gegensatz zu oft abstrakt wirkenden Kulturprogrammen bietet eine Just Culture konkrete Ansatzpunkte zur Gestaltung einzelner Kulturelemente. Es geht um neue Formen der Zusammenarbeit und Kommunikation. Das Buch zeigt diverse Ansätze und Methoden auf, wie die Transformation initiiert und umgesetzt werden kann. Ein im letzten Teil des Buches präsentiertes Konzept bietet dabei Orientierung und eine praktische Anleitung für die aktive Entwicklung einer Just Culture in Krankenhäusern. Die positiven Auswirkungen auf Mitarbeitende, die gesamte Organisation und die Patienten, die im Buch detailliert erläutert werden, stellen starke Argumente für die aktive Transformation hin zu einer Just Culture dar.

Das Festhalten am Status quo mag kurzfristig als einfacher Weg erscheinen, doch auf mittlere und lange Sicht können Krankenhäuser mit durchschnittlichem Sicherheitsniveau und einer wenig ansprechenden sowie unterstützenden Organisationskultur dem Konkurrenzdruck nicht standhalten. Technologische Entwicklungen und Fortschritte in verschiedenen Bereichen erfordern eine parallele Weiterentwicklung der Organisationskultur. Jochen Werner, Ärztlicher Direktor und Vorstandsvorsitzender des Universitätsklinikums Essen, betont: „Nicht das Ob der Veränderung steht zur Debatte, sondern das Wie ihrer Umsetzung."

Angesichts der bevorstehenden disruptiven Veränderungen durch Digitalisierung und künstliche Intelligenz werden ein gerechter, vertrauensvoller Umgang und organisationales Lernen unabdingbar sein. Eine innovationsfreudige, unterstützende und lernbereite Organisationskultur schafft den Rahmen dafür, digitale Prozesse und technologische Neuerungen als Chancen zu begreifen. Die Komplexität medizinischer Einrichtungen wie Krankenhäuser wird bestehen bleiben und die Interaktion und Kommunikation der Mitarbeitenden wird weiterhin von zentraler Bedeutung sein.

Eine effektive Organisationkultur stellt für jedes Krankenhaus wertvolles Sozialkapital dar. Dies bezieht sich auf die sozialen Beziehungen, das Vertrauen, die Werte und Normen, die innerhalb eines Krankenhauses existieren. Durch eine aktive Gestaltung, die Pflege und Weiterentwicklung trägt eine effektive Organisationskultur zur Leistungsfähigkeit und Effizienz bei. Mit Fokus auf eine Just Culture wird die Kommunikation und Zusammenarbeit verbessert, das Wohlbefinden und Engagement der Mitarbeitenden gesteigert und eine lernende Organisation erschaffen. Auf diese Weise kann aktuellen und zukünftige Herausforderungen aktiv begegnet werden. Beginnen wir damit am besten noch heute!

Literatur

Dekker, S., Oates, A., & Rafferty, J. (Hrsg.). (2022). *Restorative just culture in practice: Implementation and evaluation* (1st Aufl.). Productivity Press.

Faust, J. S. (2019). *The House of God* at Age 40—An Appreciation. *JAMA, 322*(6), 488. https://doi.org/10.1001/jama.2019.8156

ICAO. (2021). *Doc 10151: Manual on Human Performance (HP) for Regulators.* https://www.icao.int/safety/OPS/OPS-Section/Documents/Advance-unedited.Doc.10151.alltext.en.pdf

Marx, D. (2014). *Whack-a-mole: The price we pay for expecting perfection* (Second edition). By Your Side Studios.

Meadows, D. H., Randers, J., & Bardi, U. (2019). *Die Grenzen des Denkens: Wie wir sie mit System erkennen und überwinden können* (K. Bossel, H. Bossel, & S. Weis-Gerhardt, Übers.). oekom verlag.

Müller, M. (2015). Risiko- und Fehlermanagement in der Luftfahrt: Kann die Medizin davon profitieren? *Bundesgesundheitsblatt – Gesundheitsforschung – Gesundheitsschutz, 58*(1), 95–99. https://doi.org/10.1007/s00103-014-2077-2

Purps-Pardigol, S., & Hüther, G. (2015). *Führen mit Hirn: Mitarbeiter begeistern und Unternehmenserfolg steigern.* Campus Verlag.

Westley, F., Zimmerman, B., & Patton, M. Q. (2007). *Getting to maybe: How the world is changed.* Vintage Canada.

Yu, A., Flott, K., Chainani, N., Fontana, G., & Darzi, A. (2016). *Patient Safety 2030.* NIHR Patient Safety Translational Research Centre at Imperial College London and Imperial College Healthcare NHS Trust. https://www.imperial.ac.uk/media/imperial-college/institute-of-global-health-innovation/centre-for-health-policy/Patient-Safety-2030-Report-VFinal.pdf

Das Krankenhaus als medizinische Organisation

2.1 Das Krankenhaus als komplexe Einheit: Synergie von Menschen und Technologie

Im nachfolgenden Kapitel werden die Funktion und Ziele eines Krankenhauses, die charakteristischen Herausforderungen und der Status quo beschrieben.

Eine Organisation wird als ein komplexes Gefüge dargestellt, das eine größere Zahl von menschlichen Individuen umfasst, die in einem bestimmten sozialen Kontext miteinander kooperieren (Schönig und Brunner 1993). Diese Kooperation dient dem Erreichen gemeinsamer Ziele. Eine neuere Definition enthält weiterhin das Merkmal der Zielorientiertheit, erweitert jedoch das Merkmal des Zusammenwirkens von Menschen zusätzlich auf Maschinen und weiteren Ressourcen (Ahlers-Niemann und Freitag-Becker 2011). Die International Civil Aviation Organisation (ICAO) bezieht sich bei ihrer Definition eines komplexen Systems auf die Luftfahrt. Allerdings lässt sich diese Definition auch auf Organisationen in anderen Bereichen übertragen:

> „In a complex system, the whole is greater than the sum of its parts. Everything is connected to, and dependent on, something else. Importantly, the behavior of the system cannot be predicted from examining the behavior of its separate parts and the system cannot be understood by only looking at one component of from one perspective. Complex systems are often subject to random and unpredictable events due to the multiple and changing influences and interactions within the system." (ICAO 2021)

Ein Krankenhaus bildet aufgrund der Synergie von Menschen und Technologie eine komplexe Einheit. Um eine hochwertige Gesundheitsversorgung zu bieten, sind die effektive Zusammenarbeit von medizinischem Personal und der Einsatz von modernen Technologien entscheidend. Dabei arbeitet in einem Krankenhaus eine Vielzahl an unterschiedlichen Personen in wechselnden Teams und innerhalb dynamischer Prozesse an einer bestmöglichen Versorgung der Patienten. Es ergeben sich eine nahezu unüberschaubare Anzahl miteinander verbundener Prozesse, die sich täglich mit unzähligen medizinischen Fachkräften und Patienten überschneiden. Auf diese Weise ergibt sich eine hochkomplexe medizinische Organisation.

Diagnose und Therapie von Patienten stellen die Hauptaufgaben einer medizinischen Organisation dar. An diesem Prozess sind aufgrund unterschiedlicher Anforderungen und Qualifikationen eine Vielzahl von Personen und Abteilungen beteiligt. Oft ergibt sich eine hohe Dynamik und neben dem ursprünglichen medizinischen Problem treten aufgrund von Organisationsstrukturen immer wieder neue Herausforderungen auf (Tippe 2019). Organisationsstrukturen beziehen sich auf die Art und Weise, wie das Krankenhaus organisiert ist und beinhaltet Elemente wie Steuerung, Verwaltungs- und Betriebsstrukturen sowie Prozessabläufe und Kommunikationswege. In all diesen Bereichen können kontinuierlich neue Probleme auftreten, welche von allen Beteiligten Flexibilität erfordern. In der Regel werden die Herausforderungen durch entsprechende Reaktionen und improvisiertes, situatives Handeln der Mitarbeitenden gelöst. Auch hier lassen sich Parallelen zur Einordnung von menschlichem Verhalten in der Luftfahrt ziehen.

> „Humans are themselves complex systems. An individual may change behavior, adapting to internal influences, such as health or personal mood, as well as to external influences, such as environment or equipment. Any interaction between a human and technology, regardless of whether the technology itself is simple or complicated, changes the nature of the whole human-technology system, making it a complex system." (ICAO 2021)

Moderne Krankenhäuser nutzen eine Vielzahl von Technologien – von medizinischen Geräten über Informationssysteme bis hin zu komplexen Datenverwaltungsplattformen. Diese Technologien sind entscheidend für die Diagnose, Behandlung und Verwaltung von Patientendaten und erfordern spezialisiertes Wissen und sorgfältige Handhabung.

Auch die innerhalb der Organisation agierenden Menschen selbst sind komplexe Systeme, wodurch das Krankenhaus um eine Komponente erweitert und zu einem noch komplexeren System wird. Jeder im Krankenhaus tätige Mensch – sei es medizinisches Personal, Verwaltungspersonal oder technisches Personal – bringt eigene Erfahrungen, Fähigkeiten, Emotionen und Verhaltensweisen mit. Diese individuellen Eigenschaften tragen zur Komplexität der menschlichen Dynamik innerhalb der Organisation bei. Menschen reagieren unterschiedlich auf Stress, Veränderungen, Arbeitsanforderungen und zwischenmenschliche Beziehungen, was das Krankenhaus zu einem komplexen sozialen System macht. Nur durch das Zusammenwirken der verschiedenen Fähigkeiten und besonderen Kompetenzen der Mitarbeitenden kann eine medizinische Organisation Ziele erreichen, die die Möglichkeiten von Einzelnen bei Weitem übersteigen.

Zusammenfassend macht die Kombination aus menschlichen und technologischen Elementen und deren Wechselwirkungen das Krankenhaus zu einem äußerst komplexen soziotechnischen System.

2.2 Herausforderungen im Krankenhaus

2.2.1 Hierarchische Steuerung und Top-Down-Führung trifft auf dynamische Prozesse

Krankenhäuser sind typischerweise von einem traditionellen Organisationsmodell geprägt, das durch hierarchische Steuerung, Wissensmonopolisierung und bürokratische Kommunikation charakterisiert ist (Ahlers-Niemann und Freitag-Becker 2011). Dieses Modell betont eine Top-Down-Führung, die oft als „Command and Control" bezeichnet wird und darauf abzielt, Arbeitsabläufe zur Erreichung spezifischer Ziele zu definieren (Covey et al. 2022). Diese Führungsform wird jedoch bei der Steuerung dynamischer und unvorhersehbarer Arbeitsprozesse mit hochspezialisiertem Personal häufig als unzureichend erachtet (DeChant und Shannon 2020). Die Notwendigkeit, sich schnell an veränderliche Umstände anzupassen, kann durch rigide vorgegebene Abläufe untergraben werden, was zu Unsicherheit und Verwirrung führen kann. Mangelnde Teamarbeit und Kommunikation zählen zu den Hauptursachen für unerwünschte Ereignisse im medizinischen Bereich, wie sowohl einzelne Akteure als auch zahlreiche Studien im Journal of the American Medical Association (JAMA) und New England Journal of Medicine (NEJM) sowie der wegweisende Bericht des damaligen Institute of Medicine (IOM) bzw. der heutigen National Academy of Medicine (NAM) belegen.

Ein starker Fokus auf die Aufgaben, speziell die Patientenversorgung, sowie eine vorrangig rationale Ansprache sind Kennzeichen eines Führungsstils, der auch die Organisationskultur prägt und wenig Raum für Fortschritt und Veränderung lässt. Im Krankenhauskontext bezieht sich die Interaktions- und Kommunikationsweise hauptsächlich auf Logik, Fakten und Vernunft. Gespräche und Anweisungen konzentrieren sich auf konkrete Daten, objektive Informationen und spezifische Aufgaben. Emotionale oder subjektive Perspektiven werden dabei möglicherweise weniger berücksichtigt. Diskussionen drehen sich hauptsächlich um Problemlösungen, die Effizienz von Arbeitsabläufen und die Erreichung von Zielen. Weniger Aufmerksamkeit wird auf persönliche Empfindungen oder zwischenmenschliche Dynamiken gelegt.

Das heutige Krankenhaus ist aufgrund der historischen Prägung noch immer eine hierarchische Organisation, in der die ärztlichen Mitarbeitenden eine hohe Position einnehmen. Diese kulturelle Prägung war in der Vergangenheit sinnvoll, wird aber in der heutigen Zeit zunehmend zu einem Problem.

Dies liegt vor allem an der Veränderung der Arbeitsweise, der steigenden Komplexität der Gesundheitsversorgung und der sich wandelnden Erwartungen sowohl der Mitarbeitenden als auch der Patienten. Hier sind einige Gründe, warum traditionelle Hierarchien zunehmend problematisch werden können:

- **Hindernis für Teamarbeit:** Starke Hierarchien können die interdisziplinäre Zusammenarbeit erschweren. In der modernen Medizin ist jedoch eine effektive Teamarbeit, bei der Fachleute aus verschiedenen Disziplinen gleichberechtigt zusammenarbeiten, für eine optimale Patientenversorgung unerlässlich.

- **Kommunikationsbarrieren:** Hierarchische Strukturen können offene Kommunikation und den freien Informationsfluss hemmen. Mitarbeitende auf niedrigeren Hierarchieebenen könnten zögern, ihre Meinungen zu äußern, Bedenken zu teilen oder innovative Ideen vorzuschlagen, besonders wenn sie der Meinung sind, dass dies von den Vorgesetzten nicht wohlwollend aufgenommen wird.
- **Widerstand gegen Veränderungen:** Traditionelle Hierarchien können die Anpassungsfähigkeit und Agilität einer Organisation einschränken. In einer sich schnell entwickelnden Branche wie dem Gesundheitswesen ist es jedoch wichtig, flexibel auf neue Herausforderungen, Technologien und Behandlungsmethoden reagieren zu können.
- **Mangelnde Mitarbeiterbeteiligung:** Hierarchische Strukturen können das Gefühl der Mitarbeiterbeteiligung und des Engagements verringern. Wenn Mitarbeitende das Gefühl haben, dass ihre Stimme nicht zählt oder ihre Beiträge nicht geschätzt werden, kann dies zu geringerer Arbeitszufriedenheit und Motivation führen.
- **Überlastung der Führungskräfte:** Eine starke Hierarchie kann dazu führen, dass zu viele Entscheidungen auf der obersten Ebene getroffen werden müssen, was die Führungskräfte überlasten und die Entscheidungsprozesse verlangsamen kann.
- **Förderung von Abhängigkeiten:** In einer hierarchischen Struktur hängen Entscheidungen und Prozesse oft von wenigen Schlüsselpersonen ab. Dies kann zu Engpässen führen und die Organisation anfällig machen, wenn diese Schlüsselpersonen ausfallen.

Die hierarchische Führung und Steuerung führen zu einer starren Organisationsstruktur (Bass 1990). Aufgrund eines damit einhergehenden eingeschränkten Lern- und Wandlungsvermögens erreichen manche Organisationen so die Grenzen ihrer Funktionalität: Die Art und Weise von Behandlungsabläufen sowie Entscheidungsfindung und Problemlösung führt zu neuen Problemen, wodurch die ohnehin bereits vorhandene Komplexität weiter zunehmen kann (Kühl 2020).

In der heutigen Zeit wird daher zunehmend ein Modell bevorzugt, das auf flacheren Hierarchien, stärkerer Teamorientierung und interdisziplinärer Zusammenarbeit basiert. Solche Strukturen fördern die Kommunikation, die Mitarbeiterbeteiligung und die Flexibilität, um auf die dynamischen Anforderungen des Gesundheitswesens effektiver reagieren zu können.

2.2.2 Die Fluidität von Teamstrukturen im Krankenhaus

Aufgrund der hohen Dynamik innerhalb eines Krankenhauses ergeben sich kontinuierlich wechselnde, fluide Teamkonstellationen. Fluide Teamkonstellationen im Krankenhaus beziehen sich auf die dynamischen und flexiblen Strukturen von Arbeitsgruppen, welche sich an die sich ständig ändernden Anforderungen des Krankenhausumfeldes anpassen. Fluide Teams weisen die folgenden Merkmale auf:

2.2 Herausforderungen im Krankenhaus

- **Veränderliche Zusammensetzung:** Die Mitglieder eines Teams können sich je nach Bedarf ändern. Beispielsweise kann ein Team, das für eine spezielle Operation gebildet wird, Chirurgen, Anästhesisten, Pflegepersonal und eventuell weitere Spezialisten umfassen. Nach der Operation löst sich dieses Team auf und die Mitglieder gehen zu anderen Aufgaben über.
- **Interdisziplinäre Zusammenarbeit:** In fluiden Teams arbeiten oft Fachleute aus verschiedenen Disziplinen zusammen. Diese interdisziplinäre Zusammenarbeit ist notwendig, um die vielfältigen Aspekte der Patientenversorgung abzudecken.
- **Anpassungsfähigkeit:** Fluide Teams müssen schnell auf Änderungen reagieren können. Das kann bedeuten, dass sich die Teamgröße oder -zusammensetzung je nach medizinischem Bedarf und Verfügbarkeit von Personal ändert.
- **Flexible Führungsrollen:** In fluiden Teams können sich Führungsrollen ändern, je nachdem, wer die erforderliche Expertise oder Erfahrung für eine bestimmte Situation mitbringt. Bei der Versorgung eines Polytraumas können sich Führungsrollen beispielsweise ändern und dynamisch von der einen zur anderen Fachrichtung wechseln.
- **Kurzfristige Existenz:** Viele fluide Teams im Krankenhaus existieren nur für die Dauer einer spezifischen Aufgabe oder Situation, wie z. B. für die Dauer einer Notfallbehandlung.

Damit ist die Definition eines Teams ist im Krankenhaus gar nicht so einfach (Kerrissey et al. 2023). Je nach Umstand und Anforderung einer medizinischen Behandlung bilden sich kontinuierlich neue und andere Teams. Bei Bedarf wird weitere Expertise innerhalb der Organisation aber außerhalb eines bestehenden Teams hinzugezogen. Unter Umständen bilden sich Teams mit Menschen, die sich vorher noch nie gesehen haben. Auf diese Weise werden Teamgrenzen und -umfang kontinuierlich verschoben und verändert. Daneben kann aufgrund von persönlichen Faktoren, Erfahrungen und Erlebnissen bei Individuen eines gleichen Bereiches eine völlig unterschiedliche Wahrnehmung der jeweiligen Teamzugehörigkeit entstehen (Abb. 2.1).

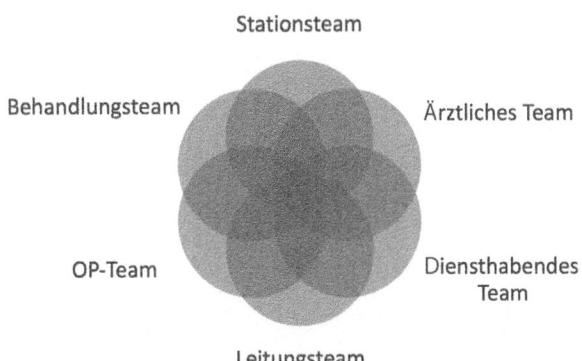

Abb. 2.1 Fluide und mehrfache Teamzugehörigkeiten

Völlig unabhängig davon, wie ein Team individuell wahrgenommen wird, erfolgt die medizinische Arbeit immer parallel in vielen verschiedenen Teams. Diese Tatsache erhöht nicht nur die Unsicherheit, sondern auch die Ambiguität. Innerhalb und zwischen verschiedenen Teams können Unklarheiten auftreten, da es keine eindeutigen Richtlinien oder Erwartungen gibt und Mitarbeitende mit unterschiedlichen Arbeitsweisen, Zielen und Prioritäten konfrontiert werden. Außerdem sind kontinuierliche wechselnde Teamkonstellationen mit besonderen Herausforderungen bei der Kommunikation und Koordination verbunden und erschweren den Aufbau von interpersonellen Beziehungen.

2.2.3 Subsysteme im Krankenhaus: Herausforderungen an den Schnittstellen von Verwaltung, ärztlichem und pflegerischem Bereich

Ein Krankenhaus lässt sich grundlegend in 3 Hauptbereiche gliedern: die Verwaltung, den ärztlichen Bereich und den Pflegebereich (Abb. 2.2). Die Koordination dieser Bereiche stellt eine komplexe Herausforderung dar, wobei besonders die oft unzureichende Zusammenarbeit und die mangelnde Kommunikation zwischen diesen Bereichen problematisch sind (Tippe 2019). Diese Schwierigkeiten können zu Konflikten und Rivalitäten führen, vor allem an den Schnittstellen der verschiedenen Subsysteme. Oft ist die Interaktion geprägt von Machtkämpfen und einer starren, teils dysfunktionalen Hierarchie.

Trotz der Tatsache, dass bereichsübergreifende Probleme in der Regel auch Auswirkungen auf andere Bereiche haben, neigen die verschiedenen Abteilungen dazu, Herausforderungen isoliert innerhalb ihres eigenen Bereichs anzugehen – sei es in der Pflege, im ärztlichen Bereich oder in der Verwaltung. Diese Tendenz, in den eigenen „Silos" zu verharren, verursacht Spannungen zwischen den einzelnen Subsystemen und führt zu organisatorischen Problemen, die sich negativ auf das Personal und die Patientenversorgung auswirken können (Reid und Bromiley 2012).

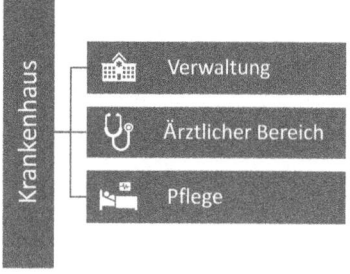

Abb. 2.2 Die 3 Subsysteme im Krankenhaus

Example. Die Verbesserung der Arzneimitteltherapiesicherheit durch einen schnittstellenübergreifenden Medikationsprozess
Medikationsfehler und falsche Dosierungen bleiben in der Medizin ein relevantes Problem. Laut OECD tragen Medikationsfehler maßgeblich zu den aus Sicherheitsmängeln entstehenden Kosten im Gesundheitswesen bei. In den Lern- und Berichtsystemen (Critical Incident Reporting System, CIRS) gehören Meldungen über falsche Medikamente und falsche Dosierungen zu den häufigsten Meldungen. Von diesen Fehlmedikationen, bei der die Rate beispielsweise in der Kinder- und Jugendmedizin bei 5–27 % liegt, geht ein nicht unerhebliches Gesundheitsrisiko aus (Olaniyan et al. 2015). Aufgrund der gewichtsbezogenen Dosierung ist das Risiko bei Kindern allerdings ungefähr 3-fach erhöht. Es kann zu Gefährdungen, längeren Krankenhausaufenthalten und in Einzelfällen auch zu Todesfällen kommen.

Mittlerweile sind, insbesondere an großen Krankenhäusern, elektronisch überwachte Medikationsprozesse etabliert. Beim Universitätskrankenhaus Hamburg Eppendorf (UKE) wurde dieser Closed Loop of Medication-Prozess (CLMA) im Jahr 2017 eingeführt. Dahinter verbirgt sich ein annähernd automatisierter Medikationsprozess, im Wesentlichen für Behandlungen, die keine Akutmedikation benötigen. Eine Verordnung wird durch das ärztliche Personal im System hinterlegt, woraufhin Pharmazeuten mit den ihnen vorliegenden relevanten Daten die Verordnung prüfen und freigeben. Daraufhin wird die Verordnung in der Krankenhausapotheke mit Hilfe eines Roboters verpackt und patientenbezogen etikettiert. Nach Auslieferung auf die entsprechende Station wird ein bestimmtes Medikament dann an den jeweiligen Patienten verabreicht und die Verabreichung bzw. Abweichungen davon im System dokumentiert. Mit der Verarbeitung der Anordnung, dem Erkennen und Bewerten des Bedarfsgrundes sowie der Entnahme und der Ausgabe eines Arzneimittels werden Teilschritte des Medikationsprozesses durch die IT unterstützt bzw. sind automatisiert. Auf diese Weise werden beispielsweise Lesefehler und Verwechselungen vermieden und der Prozess wird aus der störanfälligen Umgebung einer Krankenhausstation entfernt. Es kann vorher trotzdem zu unvollständigen, falschen oder fehlenden Anordnungen kommen, welche idealerweise von den Pharmazeuten erkannt werden. Auch bei der Ausgabe kann es trotz eindeutiger Kennzeichnung und Einlesen eines QR-Codes zu einer Verwechselung des Patienten oder des richtigen Zeitpunktes kommen. Trotz der weiterhin vorhandenen Risiken konnte mithilfe des CLMA die Abweichungsrate zwischen der Verordnung und Gabe von Medikamenten beachtlich gesenkt werden. Die Abweichungsrate lag ohne IT bei ca. 56 %, mit teilweiser IT-Unterstützung bei 39 % und mit CLMA bei 1,6 % (Baehr und Melzer 2018). Die Arzneimitteltherapiesicherheit (AMTS) konnte dadurch erheblich verbessert werden, da eine signifikante Senkung des Risikos erfolgte, welches sich durch die falsche Gabe von Medikamenten ergibt.

Nach eigenen Angaben behandelte das UKE im Jahr 2022 knapp 90.000 Patienten stationär. Davon ausgehend, dass jeder stationär behandelte Patient ein Medikament verschrieben und verabreicht bekommt, ergeben sich auf diese Weise immer noch gut 1400 Medikationsfehler pro Jahr bzw. 4 Medikationsfehler am

Tag. Zur Vereinfachung wird hierbei angenommen, dass die 450.000 ambulant versorgten Patienten in der akutmedizinischen Versorgung nicht vom CLMA-Prozess profitieren.

Die allermeisten Medikationsfehler sind nicht gravierend und bei den Fehldosierungen haben unter 1 % eine medizinische Konsequenz (Olaniyan et al. 2015). Aufgrund von Verwechselungen der Medikation oder einer falschen Dosierung kann es aber zu einem unerwünschten Arzneimittelereignis (UAE) kommen. Es handelt sich um ein schädliches Ereignis, das in einem zeitlichen Zusammenhang mit einer Arzneimittelanwendung auftritt. Ein UAE kann mit fatalen Folgen einhergehen.

In den USA wird davon ausgegangen, dass es pro Tag und Krankenhauspatient zu einem Medikationsfehler kommt. Insbesondere im akutstationären Setting bleibt die Medikation ein risikoreicher Prozess, der fehlerbehaftet sein kann. Bei den vorbereitenden Schritten, dem „Stellen", und der Applikation von Arzneimitteln wird häufig auf das so genannte „4-Augen-Prinzip" zur Qualitätssicherung zurückgegriffen. Dabei bleibt im Detail jedoch häufig unklar, wie das „4-Augen-Prinzip" konkret in die Praxis umgesetzt wird. So ist oft nicht exakt definiert, welches zweite Augenpaar was genau zu welchem Zeitpunkt kontrollieren soll. Letztendlich bleibt die richtige Medikation bei vielen tausend Patienten eine fortwährende Herausforderung im Klinikalltag.

Es wird ersichtlich, wie hilfreich Werkzeuge zur Risikominimierung sein können und gleichzeitig wird deutlich, dass auch mit einem guten Prozess und optimaler IT-Unterstützung, Medikationsfehler nicht ausgeschlossen werden können. Auf der einen Seite wird eine Verbesserung der Sicherheit erreicht und auf der anderen Seite entstehen auch neue Risiken durch technische Mängel in den IT-System oder durch falsche Eingaben (Klauber et al. 2019). Zusätzlich verleitet ein vermeintlich perfekter Prozess dazu, sich vollständig auf diesen zu verlassen. Die Mitarbeitenden im Krankenhaus, die Medikamente verschreiben und verabreichen, bleiben als handelnde Personen Teil eines mehrschichtigen Sicherheitssystems. Hier kommt die Team- bzw. Organisationskultur ins Spiel: Einstellungen und Verhaltensweisen sowie eine gute Kommunikation können die Rate von Fehlmedikationen weiter senken.

Closed-Loop-Kommunikation
Ein Kommunikationsstandard wie Closed-Loop-Kommunikation stellt sicher, dass die vom Sender übermittelten Informationen vom Empfänger wie beabsichtigt verstanden werden. Dafür sind 3 Schritte notwendig:
1. Anweisung: Der Sender übermittelt eine Nachricht: „xxx, bitte!"
2. Bestätigung: Der Empfänger bestätigt die Nachricht mit einen wortgleichen Zurücklesen: „xxx".
3. Überprüfung: Der Sender bestätigt die Bestätigung: „Genau richtig".

Auch dem vermeintlich perfekten CLMA-Prozess muss mit Skepsis begegnet und eine Verordnung und Verabreichung kritisch hinterfragt werden. Obwohl es verlockend ist, sich auf einen Prozess zu verlassen, der ein hohes Sicherheitsniveau verspricht, ist das mehrmals tägliche Infragestellen der richtigen Medikation im Krankenhaus eine große Herausforderung.

Für den akutstationären Medikationsprozess hat das Aktionsbündnis Patientensicherheit (APS) eine Handlungsempfehlung veröffentlicht und gibt Empfehlungen, welche Kontrolle bei peroraler, je nach Darreichungsform, oder intravenöser Medikation sinnvoll ist. Für Arzneimittel mit einem hohen Risikopotenzial bei falscher Anwendung gibt es Handlungsempfehlungen beim Einsatz von Hochrisikoarzneimitteln. Diese Empfehlungen beziehen sich auf einzelne Medikamente, wie beispielsweise Methotrexat (MTX). In verschiedenen Indikationsgebieten wie entzündlicher Erkrankungen wird MTX nur einmal wöchentlich, niedrig dosiert verabreicht. Zur Behandlung einiger Krebsarten ist allerdings eine deutlich höhere Dosierung und häufigere Anwendung erforderlich. Aufgrund dieser voneinander abweichenden Applikationsfrequenz kann es vorkommen, dass es beispielsweise täglich statt wöchentlich verabreicht oder eingenommen wird. Zahlreiche Berichte zeigen dieses Problem auf. Mit Hilfe der Handlungsempfehlungen soll die Aufmerksamkeit für Hochrisikoarzneimittel geschärft und eine praktische Anleitung zur Vermeidung von Dosierungsfehlern gegeben werden. Der Sicherheitsausschuss der Europäischen Arzneimittelagentur (EMA) empfiehlt außerdem, dass MTX nur von bestimmten Ärzten verschrieben werden darf und die Verpackung für die wöchentliche Anwendung in Blistern und nicht mehr in Flaschen erfolgt.

2.3 Ärztlicher Bereich im Krankenhaus: Herausforderungen und Status quo

„The problem is not bad people in health care – it is that good people are working in bad systems that need to be made safer." (Institute of Medicine 2000)

Verschiedene Publikationen der letzten Jahre bieten aufschlussreiche Einblicke in die Welt der Krankenhäuser. Sie umfassen Perspektiven von medizinischem und pflegerischem Personal sowie von Führungskräften großer Kliniken. Jochen Werner, Vorstandsvorsitzender der Universitätsmedizin Essen, beleuchtet in seinem Buch „So krank ist das Krankenhaus" nicht nur die Problematik deutscher Kliniken, sondern präsentiert auch Lösungsansätze für gegenwärtige und zukünftige Herausforderungen. Werner betont die Bedeutung des Personals als wichtigstes Gut eines Krankenhauses, das oft vernachlässigt wird. Er hebt hervor, dass bei der fortschreitenden Digitalisierung und der Entwicklung hin zu vernetzten, intelligenten Krankenhäusern nicht nur die Patienten, sondern gerade auch die Mitarbeitenden im Fokus stehen sollten.

Die gegenwärtige Situation, die Trends und Herausforderungen denen Ärzte gegenüberstehen, variiert je nach geografischer Lage des Krankenhauses, der Art des Trägers (öffentlich, privat, kirchlich) sowie dessen Größe und Spezialisierungsgrad. Allerdings lassen sich branchenübergreifende Tendenzen und Herausforderungen identifizieren, die in vielen Krankenhäusern charakteristisch für den ärztlichen Bereich sind (Abb. 2.3).

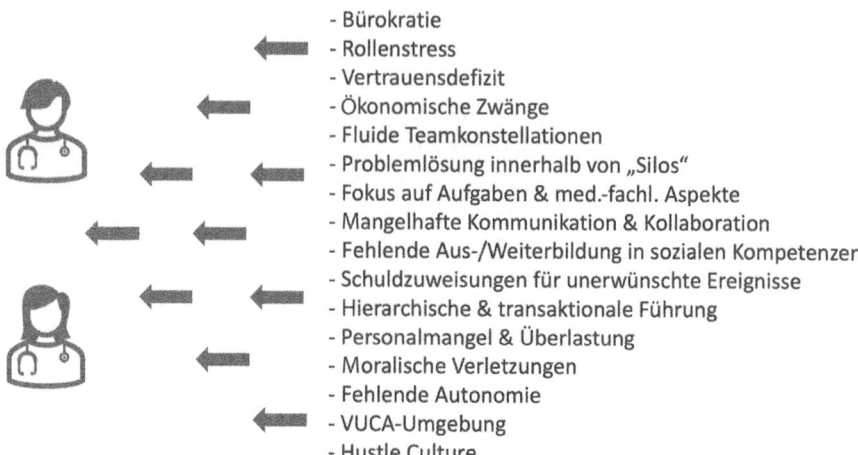

Abb. 2.3 Status quo und Herausforderungen im Krankenhaus

2.3.1 Die Balance finden: Optimale Patientenversorgung unter ökonomischen Zwängen

In so genannten magnet-zertifizierten Kliniken (magnet hospitals) sollen unter anderem der wertschätzende und unterstützende Führungsstil, gute interdisziplinäre Beziehungen sowie eine ausreichende Bereitstellung von Ressourcen zu einer hohen Versorgungsqualität führen. Nach Angaben des American Nurses Credentialing Center (ANCC), die das Magnetkonzept ursprünglich entwickelt und definiert hat, steht die Zufriedenheit der Mitarbeitenden im Mittelpunkt. Umso erstaunlicher ist es, dass selbst in diesen Krankenhäusern, die als bessere Arbeitgeber anerkannt sind, die Mitarbeitenden unter erheblichem Stress stehen. Burnout, ein schlechtes Arbeitsumfeld sowie mangelndes Vertrauen in das Management führen nicht nur zu einer hohen Fluktuation, sondern auch zu einer Gefährdung der Sicherheit von Mitarbeitenden und Patienten (Aiken et al. 2023).

Die sukzessive Einführung der diagnosebezogenen Fallpauschalen (DRGs) in Deutschland im Jahr 2003 hat zu einer stärkeren ökonomischen Ausrichtung der Krankenhäuser und einer Zunahme des Wettbewerbes untereinander geführt (Leittretter 2008). Anhand von medizinischen Daten, Diagnosen und demografischen Variablen wird durch dieses pauschalisierte Abrechnungsverfahren eine identische Vergütung von Patienten in den gleichen Fallgruppen gewährleistet. Insgesamt hat diese Ökonomisierung die Effizienz gesteigert aber die Mitarbeitenden im Krankenhaus auch zu gewinnorientiertem Handeln gezwungen. Das DRG-System fördert in erster Linie die Anzahl der Fälle, aber nicht unbedingt die Qualität der medizinischen Versorgung. Eine Untersuchung des stationären Bereichs in den Jahren 1995 bis 2015 – sowohl vor als auch nach der Einführung des DRG-Systems – im Vergleich mit anderen Ländern ergab, dass die Fallzahlen in diesem Zeitraum um 20 % anstiegen. Während in anderen Ländern die durchschnittliche Aufenthaltsdauer der

Patienten in Krankenhäusern sank, blieb sie in Deutschland weitgehend unverändert (Messerle und Schreyögg 2022).

Die daraus entstehende spürbare Leistungsverdichtung durch eine höhere Arbeitsintensität und ein höheres Arbeitstempo führte zu überwiegend negativen Auswirkungen auf das medizinische Personal. Außerdem fördert das System ein Verhalten, welches von finanziellen Anreizen und Gewinnorientierung geleitet wird (Bartz 2015).

Die Notwendigkeit, eine bestmögliche Behandlung innerhalb eines festgelegten Budgets zu gewährleisten, stellt eine ständige Herausforderung dar und verdeutlicht den täglichen Balanceakt des medizinischen Personals. Zudem stehen Krankenhäuser vor vielen weiteren Herausforderungen wie politischer Einflussnahme, Koordination mit der ambulanten Gesundheitsversorgung und den Interessen anderer Stakeholder. Diese Vielfalt an Anforderungen unterstreicht die Komplexität medizinischer Organisationen, bei denen es darum geht, alle Ressourcen so zu steuern, dass sowohl eine optimale Versorgung als auch ein positiver finanzieller Ertrag erzielt werden. Seit einigen Jahren und nicht zuletzt während der COVID-19-Pandemie hat die Diskussion über die Einführung einer Vorhaltevergütung an Fahrt aufgenommen. Durch eine Bezahlung für die Vorhaltung von Kapazitäten (Personal, Infrastruktur, medizinische Geräte, Logistik) soll die finanzielle Stabilität von Krankenhäusern gesichert und eine qualitativ hochwertige Versorgung gewährleistet werden. Dabei kann eine Kombination des derzeitige DRG-Systems mit einer Vorhaltevergütung die Nachteile, welche durch Anreize zur Fallsteigerung sowie Kostenkontrolle entstehen, reduzieren. Die Einführung dieser Vorhaltevergütung kann für Mitarbeitende in Krankenhäusern zu einigen Vorteilen führen, wie beispielsweise verbesserte Arbeitsbedingungen, bessere Personalausstattung und Förderung von Teamarbeit. Mögliche Auswirkungen werden sich nach der Einführung 2024 aber erst in den kommenden Jahren zeigen.

2.3.2 Individuelle Leistung versus Teamproduktivität innerhalb einer Hustle Culture

Eine der negativen Auswirkungen einer erhöhten Arbeitsverdichtung ist die sogenannte Hustle Culture, die in einer 3-teiligen NEJM-Serie über spezifische Herausforderungen in medizinischen Organisationen thematisiert wird (Rosenbaum 2019a, b, c). Diese Kultur ist von einem ständigen Produktivitätsdruck und einem schnellen, intensiven Arbeitstempo geprägt. Diese Kultur fördert oftmals übermäßigen Arbeitseinsatz, was physische und psychische Belastungen mit sich bringt. In einer solchen Umgebung wird individuelle Leistung oft höher bewertet als Teamarbeit, was die Qualität der Patientenversorgung und das Arbeitsklima beeinträchtigen kann. Zudem neigt die Hustle Culture dazu, kurzfristige Ergebnisse zu priorisieren, was langfristige Ziele und nachhaltige Entwicklungen vernachlässigen kann. Der Präsident der Association of American Medical Colleges hebt hervor, dass in einer derart komplexen Umgebung wie einem Krankenhaus diese Fokussierung auf individuelle Leistung es erschwert, eine umfassende und qualitativ hochwertige Behandlung zu gewährleisten (Rosenbaum 2019a).

2.3.3 Vertrauensdefizit in ärztlichen Teams: Die Rolle von Kompetenz, Wohlwollen und Integrität

In Teams innerhalb eines Krankenhauses zeigt sich oft ein Mangel an Vertrauen, teilweise bedingt durch eine fehlende Wahrnehmung der gegenseitigen Abhängigkeit im Team. Interessanterweise neigen Ärzte dazu, ihr Verhalten vorrangig an ihrer fachlichen Kompetenz auszurichten, möglicherweise ohne bewusste Absicht.

Ein konkretes Beispiel für eine Situation in einem Krankenhaus, die die Herausforderungen von mangelndem Vertrauen und der fehlenden Wahrnehmung gegenseitiger Abhängigkeit in Teams verdeutlicht, könnte wie folgt aussehen:

In einem Krankenhaus gibt es ein OP-Team, das aus Chirurgen, Anästhesisten, Pflegepersonal und technischem Personal besteht. Obwohl alle Mitglieder des Teams fachlich kompetent sind, gibt es Spannungen und Kommunikationsprobleme. Die Ärzte konzentrieren sich stark auf ihre individuelle fachliche Kompetenz und sind weniger darauf bedacht, effektiv mit den anderen Teammitgliedern zu kommunizieren und zusammenzuarbeiten. Damit gehen die folgenden Probleme einher:

- **Mangel an Vertrauen**: Das Pflegepersonal und die technischen Mitarbeitenden fühlen sich von den Ärzten nicht ausreichend wertgeschätzt und in Entscheidungsprozesse einbezogen. Dies führt zu einem Mangel an Vertrauen und Respekt im Team.
- **Fehlende Wahrnehmung der Teamabhängigkeit**: Die Ärzte erkennen nicht vollständig, wie sehr ihre Arbeit von der Unterstützung und den Beiträgen der anderen Teammitglieder abhängt. Sie betrachten ihre Rolle als isoliert und priorisieren individuelle fachliche Leistung über die Teamdynamik.
- **Kommunikationsprobleme**: Die Kommunikation im Team ist unzureichend. Wichtige Informationen werden nicht effektiv geteilt, was zu Fehlern oder Missverständnissen bei der Patientenversorgung führen kann.

Es ist wichtig zu betonen, dass Vertrauenswürdigkeit auf 3 Säulen basiert: Kompetenz, Wohlwollen und Integrität, wobei idealerweise alle 3 Aspekte gleichwertig vertreten sein sollten (Mayer et al. 1995). Wohlwollen beinhaltet Wertschätzung und Unterstützung, während Integrität Eigenschaften wie Ehrlichkeit und Transparenz einschließt. Aufgrund der beruflichen Sozialisation und Organisationskultur wird der Kompetenz oft ein zu großes Gewicht beigemessen, während Wohlwollen und Integrität unterrepräsentiert sind. Dies könnte erklären, warum zwischenmenschliches Vertrauen eher schwach ausgeprägt ist.

Weiter wird in der Literatur beschrieben, dass Krankenhäuser nur oberflächliche Bekenntnisse zu bestimmten Werten abgeben (Shanafelt et al. 2019). Damit sind grundlegende ethische und professionelle Prinzipien wie beispielsweise Patientenorientierung, Integrität, Exzellenz und Qualität sowie Teamarbeit und Respekt gemeint, die zwar offiziell vertreten, aber nicht konsequent gelebt oder umgesetzt werden. Untersuchungen ergaben, dass ein erheblicher Anteil des medizinischen Personals, durchschnittlich gut 21 % des ärztlichen und 23 % des pflegenden Personals der Ansicht ist, dass Sicherheit keine hohe Priorität in ihrer Organisation hat (Aiken et al. 2023). Eine Diskrepanz zwischen den Werten der Organisation und denen der Mitarbeitenden kann die Vertrauenswürdigkeit beeinträchtigen. In Magnet-Krankenhäusern berichten etwa 40 % des medizinischen Personals über mangelndes Vertrauen in das Management, in weniger angesehenen Kliniken könnte dieser Anteil noch höher sein.

Bezüglich der umfangreichen Dokumentationspflichten geht es nicht nur um die Reduzierung administrativer Belastungen, sondern auch um das Vertrauen, das den Mitarbeitenden entgegengebracht wird. Wenn eine Organisation einerseits verbal Vertrauen ausspricht, andererseits aber umfangreiche Dokumentationsanforderungen stellt, kann dies als Ausdruck von Misstrauen wahrgenommen werden. Ärztliches Personal gibt in Studien an, dass eine Verringerung der Dokumentationspflichten ihr Wohlbefinden am stärksten steigern würde (Aiken et al. 2023).

2.3.4 Herausforderungen im Klinikalltag: Konfrontation mit aggressiver Kommunikation

> „Mein Chef hat häufig rumgebrüllt, irgendwer hat immer geheult. Angst hatte ich vor allem vor der morgendlichen Besprechung. Das war wie Appell stehen: Wo sind Fehler passiert und wer ist dafür verantwortlich? Ich hatte nicht das Gefühl, dass ich zu Jemandem gehen kann, wenn ich nicht weiterweiß. Schwäche zeigen war nicht drin." (anonyme Internistin, Cwiertnia und Reumschüssel 2016)

Neben diesem drastischen Zitat erzählen nahezu alle ärztlichen Mitarbeitenden, dass sie im Klinikalltag nicht selten mit einer nicht akzeptablen Kommunikationsweise konfrontiert sind. Dabei handelt es sich nicht nur um die subjektive Wahrnehmung vereinzelter Vorkommnisse, sondern diese Art der Interaktion lässt sich auch objektiv durch empirische Daten belegen. So wird im zweiten Teil der Serie des NEJM hervorgehoben, dass ein Drittel der Ärzte mehrmals wöchentlich mit unhöflichem, abweisendem und aggressivem Verhalten konfrontiert ist. 40 % dieser Ärzte berichten, dass solches Verhalten ihren Arbeitsalltag moderat bis stark negativ beeinflusst, und 7 % geben an, dass es zu Fehlern führt (Bradley et al. 2015). Zudem sind mit dieser Art von Kommunikation schlechtere prozedurale und diagnostische Ergebnisse verbunden. Als Konsequenz werden Informationen oft nicht geteilt und es wird seltener um Unterstützung gebeten. Es ist erwiesen, dass Teams, die angstfrei und effektiv kommunizieren, ein höheres Sicherheitsniveau erreichen als einzelne Personen (Vincent 2010). Dafür ist jedoch eine gewaltfreie Kommunikation entscheidend, die die menschlichen Beziehungen nicht belastet. So können unvermeidliche Fehler innerhalb des Teams aufgefangen und Risiken erfolgreich reduziert werden.

2.3.5 Fehlerkultur im Krankenhaus: Zwischen Schuldzuweisung und systemischen Problemen

> „Einmal hätte ich mich trotzdem fast nicht aus dem Arztzimmer getraut. Am Tag davor hatten wir eine Notfallpatientin mit einem Blutgerinnsel. Keiner hat es bemerkt. Ich habe sie viel zu spät auf die Intensivstation verlegt. Am nächsten Morgen um halb 8 haben wieder 20 Patienten auf die Visite gewartet. Da habe ich losgeheult, irgendwann fast geschrien. Die Angst, einen Fehler zu machen, hat mich fertiggemacht." (anonyme Internistin, Cwiertnia und Reumschüssel 2016)

Nach Angaben der American Psychological Association (APA) habe 40 % der Mitarbeitenden Angst vor Fehlern oder Problemen, wenn sie zur Arbeit gehen. Obwohl sich die Literatur darüber einig ist, dass nur ein geringer Prozentsatz aller Fehler einzelnen Beteiligten zugeschrieben werden kann, betont Amy Edmondson, Professorin an der Harvard Business School, dass unerwünschte Ereignisse immer noch so behandelt werden, als seien sie die Schuld einer Einzelperson (Edmondson 2023). Diese in der Medizin noch häufig anzutreffende, personenzentrierte Fehlersicht wird daran deutlich, dass, wenn etwas schiefgeht, die erste Frage lautet: „Wer war das?" und nicht „Was ist passiert?". Ein Drittel der Mitarbeitenden geben an, dass ihnen regelmäßig Fehler vorgeworfen würden (Aiken et al. 2023). Die in der Regel vorliegenden systemischen Fehlerursachen in der Organisation werden trotz ihrer hohen Relevanz offenbar als nebensächlich betrachtet. Demgegenüber wird das Suchen nach Schuldigen für Fehler priorisiert.

Sowohl die Organisation, vertreten durch die (Personal)verwaltung, Führungskräfte, aber auch andere Mitarbeitende neigen dazu, die Verantwortung für Fehler einzelnen Personen zuzuschieben (Rosenbaum 2019b). Dabei sind Fehler nicht beabsichtigt und in den besten Krankenhäusern passieren den besten Medizinern Fehler. Im komplexen Alltagsgeschäft sind sie an der Tagesordnung.

2.3.6 Die Lücke in der ärztlichen Ausbildung: Führung, Kommunikation und Teamarbeit

In einer medizinischen Organisation müssen Herausforderungen im Team gelöst werden. Diese Tatsache erhöht den Druck auf das Individuum, da unvermittelt ungelernte Fertigkeiten wie konstruktive Teamarbeit und adäquate Kommunikation beherrscht werden sollen (Rosenbaum 2019a). Bewusst wird hier von Fertigkeiten gesprochen, da sie grundsätzlich erlernt werden können und somit ein grundlegender Teil der ärztlichen Aus- und Weiterbildung sein sollten. Genau dies ist aber häufig nicht der Fall, was zunehmend als Problem erkannt wird (Rosenbaum 2019b). Die Aus- und Weiterbildung von Ärzten ist ein kritischer Aspekt der medizinischen Versorgung, und obwohl sie auf einem hohen Niveau stattfindet, gibt es Bereiche, die oft als unzureichend oder fehlend angesehen werden:

- **Kommunikationsfertigkeiten:** Ärzte müssen effektiv mit Patienten, Angehörigen und Kollegen kommunizieren können. Es wird oft bemängelt, dass das Medizinstudium und die Weiterbildung zu wenig Wert auf die Entwicklung von empathischen Kommunikationsfertigkeiten legen.
- **Interprofessionelle Zusammenarbeit:** Ärzte arbeiten in einem Team mit vielen anderen Gesundheitsberufen. Die Ausbildung konzentriert sich jedoch häufig hauptsächlich auf individuelle Fertigkeiten, anstatt interprofessionelle Teamarbeit zu fördern.
- **Management- und Führungsfertigkeiten:** Ärzte übernehmen oft Verwaltungs- und Führungsaufgaben, für die sie nicht ausreichend vorbereitet sind. Kompetenzen in Personalführung und -management und Gesundheitsökonomie sind zunehmend wichtig.

2.3 Ärztlicher Bereich im Krankenhaus: Herausforderungen und Status quo

Obwohl die medizinische Versorgung häufig von interdisziplinären Teams, die gut kooperieren und gemeinsam effektiv arbeiten, gewährleistet wird, erhalten diese nur selten Aus- und Weiterbildung als Team (Baker et al. 2006). Auch wenn es in Krankenhäusern einzelne Projekte gibt, ist eine Weiterbildung in nichtfachlichen Kompetenzen oft nicht systematisch in Curricula verankert. Bei der Aus- und Weiterbildung geht es zu 99 % um fachlich-medizinische Themen.

Example. Lehren aus dem Fall Elaine Bromiley: Die Bedeutung von Teamarbeit und Kommunikation im Krankenhaus

In der Dokumentation *Just a Routine Operation* wird der tragische Fall von Elaine Bromiley erzählt (NHS Institute for Innovation and Improvement 2011). Für eine Routineoperation war Frau Bromiley ins Krankenhaus gekommen. Nach den entsprechenden Vorbereitungen für die bevorstehende Operation sollte durch Anästhesisten die Narkose eingeleitet werden. Hierfür war ein Team von 2 ärztlichen Mitarbeitern eingeteilt. Nach der Verabreichung von Muskelrelaxans sollte die Patientin intubiert werden. Die Intubation bereitete dem Team größere Schwierigkeiten. Mit kontinuierlich abnehmender Sauerstoffsättigung wurde wiederholt versucht, die Patientin zu intubieren. Es gelang nicht, die Atemwege zu sichern und der Patientin eine ausreichende Beatmung zukommen zu lassen. Ein solches Szenario wird im Englischen als „Can't intubate, Can't ventilate"-Szenario beschrieben und stellt eine zeitkritische Notfallsituation dar. Um die Sauerstoffversorgung aufrechtzuerhalten, ist eine schnelle und effektive Vorgehensweise notwendig.

Aufgrund von akustischen Alarmen der Überwachungsinstrumente und zunehmender Aktivität im Einleitungsraum wurden weitere Mitarbeitende auf das Problem aufmerksam. Es kamen sowohl pflegerische Mitarbeitende als auch ein weiterer Anästhesist hinzu. Dabei wurde die Situation von den anwesenden Ärzten und den pflegerischen Mitarbeitenden völlig unterschiedlich wahrgenommen. Die Pflege erkannte einen akuten Notfall und erwähnte, dass ein Tracheotomie-Set bereitliege, um einen chirurgischen Notfallzugang zu den Atemwegen herzustellen. Parallel wurde die Patientin auf der Intensivstation angemeldet. Das ärztliche Team versuchte derweil fortwährend, die Patientin zu intubieren und verkannte die Dringlichkeit der Lage. Leider konnten sich die pflegerischen Mitarbeiterinnen mit ihren Anmerkungen kein Gehör verschaffen und die Situation ist dem Team zunehmend entglitten. Letztendlich wurden die wiederholten Intubationsversuche abgebrochen und die geplante Operation wurde verschoben.

Im Nachgang wurde festgestellt, dass die Sauerstoffsättigung minutenlang bei 40 % lag und die Patientin sichtbar blau angelaufen war. Mangels positiver Prognose wurden einige Tage später die lebenserhaltenden Maschinen abgestellt und die Patientin verstarb.

Trotz Anwesenheit mehrerer Spezialisten mit hoher fachlicher, medizinischer Kompetenz und jahrelanger Berufserfahrung, kam es zum, wie sich später herausstellt, wohl vermeidbaren Tod der Patientin. In einem unabhängigen Untersuchungsbericht wurde im Nachhinein festgestellt, dass die Vorgehensweise unklar und nicht besprochen wurde, die medizinische Ausrüstung nicht adäquat genutzt wurde und das Situationsbewusstsein aller Beteiligten unzureichend war. Im weiteren Verlauf des Falls war auch zunehmend unklar, wer das Team führte, und letztendlich war die Kommunikation und Teamarbeit aller Beteiligten völlig zusammengebrochen.

Martin Bromiley, Ehemann der verstorbenen Patientin und Gründer der *Clinical Human Factors Group*, möchte auf diese Weise auf die Bedeutung von effektiver Teamarbeit und Kommunikation in der Medizin aufmerksam machen. Auch wenn es sich hier vermeintlich um einen tragischen Einzelfall handelt, gibt es sicherlich Fälle, bei denen ähnliche Faktoren zu vergleichbaren Ergebnissen geführt haben. In vielen CIRS-Berichten finden sich Teamarbeit und Kommunikation als beitragende Faktoren zu einem unerwünschten Ereignis wieder.

Psychische, kognitive und soziale Faktoren beeinflussen auch die Teamarbeit und Kommunikation. Auf diese Weise wird die Bedeutung der Human Factors im Krankenhaus deutlich. Diese psychischen, kognitiven und sozialen Einflussfaktoren wirken auf jeden einzelnen Menschen, die Teams und im Gesamtsystem Krankenhaus. Durch eine ergonomische Gestaltung von Systemen, Aufgaben, Geräten und der Team- und Organisationskultur werden die Bedürfnisse, Fähigkeiten und Einschränkungen des Menschen berücksichtigt. Auf diese Weise kann die menschliche Leistung verbessert, das Wohlbefinden gesteigert und die Sicherheit der Mitarbeitenden und Patienten verbessert werden.

Die Dokumentation *Just a Routine Operation* ist mittlerweile international bekannt und hat dazu beigetragen, das Bewusstsein für effektive Teamarbeit und Kommunikation in der medizinischen Arbeit zu erhöhen. Neben der Anpassung von Ausbildungsprogrammen und Richtlinien wurden in diesem Zusammenhang auch Initiativen für eine sicherere Team- und Organisationskultur vorangetrieben.

2.3.7 Rollenstress und soziales Umfeld: Unbeachtete Faktoren im Krankenhausalltag

Im NEJM wird die Diffusion von Verantwortung als Problem identifiziert. Die Rollenunklarheit in fluiden Teamkonstellationen führt dazu, dass Verantwortlichkeiten häufig unklar sind. Eine Studie zeigt, dass Rollenstress und Rollenunklarheiten in den multiplen Teams, in denen die Mitarbeitenden arbeiten, einen starken Einfluss auf Angst und Depression haben (Rau und Buyken 2015). Dazu passt, dass innerhalb der Gruppe der psychischen Erkrankungen genau diese Phänomene die meisten Fehltage verursachen. Umso erstaunlicher ist es, dass dem sozialen Umfeld und dessen Einfluss auf die Qualität der Arbeit bisher generell wenig Aufmerksamkeit gewidmet wurde (Rosenbaum 2019c).

In diesem Zusammenhang wird erwähnt, dass Menschen dazu tendieren, den Einfluss des sozialen Kontextes auf das eigene Verhalten zu unterschätzen (Rosenbaum 2019c). Dies bedeutet für ein Krankenhaus, dass die durch Werte sowie Interaktionsweisen geprägte Kultur einen erheblichen Einfluss auf das Verhalten der Mitarbeitenden hat. Eine positive und unterstützende Kultur kann die Sicherheit, Teamarbeit und Patientenversorgung verbessern. Bei der Implementierung von Veränderungen oder neuen Praktiken müssen Krankenhäuser das soziale Umfeld berücksichtigen und Strategien entwickeln, um eine positive Atmosphäre zu fördern, welche das Wohlbefinden der Mitarbeitenden unterstützt.

2.3 Ärztlicher Bereich im Krankenhaus: Herausforderungen und Status quo

Außerdem werden wissenschaftliche Erkenntnisse bisher nicht priorisiert, um wirksame Veränderungen voranzubringen (Rosenbaum 2019c). Krankenhäuser sollten sich stärker auf evidenzbasierte Praktiken stützen, um Veränderungen durchzuführen. Dies umfasst die Nutzung aktueller Forschungsergebnisse und bewährter Methoden, wie sie in den kommenden Kapiteln beschrieben werden.

2.3.8 Personalmangel und Überlastung im Klinikalltag: Langfristige Folgen für die Gesundheitsversorgung

Wenn ein Krankenhaus öffentlich kommuniziert, die optimale medizinische Versorgung der Patienten sei die höchste Priorität und das ärztliche Personal gleichzeitig mit Überbeanspruchung konfrontiert, zeigt diese Vorgehen, dass das Wohlbefinden der Mitarbeitenden eine geringere Priorität hat.

> „Unter diesem ständigen Druck zu arbeiten, führt zu fataler emotionaler und physischer Erschöpfung." (Anonym, Hallmeier 2023)

Auf diese Weise werden die Bedürfnisse der Mitarbeitenden organisationsseitig und untereinander oft nicht mehr wahrgenommen. Die Organisation scheint wenig an der menschlichen Seite ihrer wichtigsten Ressource interessiert zu sein. Überspitzt gesagt, werden die Mitarbeitenden wie andere Ressourcen über die Zeit verbraucht und abgeschrieben.

Das Institut für Betriebliche Gesundheitsförderung der AOK Rheinland/Hamburg hat in einer umfassenden Analyse der Versicherungsdaten von zehntausenden Krankenhausmitarbeitenden festgestellt, dass psychische Belastungen zunehmend zum Problem werden. In den letzten 20 Jahren, seit der Einführung der diagnosebezogenen Fallpauschalen (DRG), sind die Fehltage aufgrund psychischer Beschwerden um 150 % gestiegen. Im Durchschnitt fielen die Beschäftigten 6,7 Tage wegen psychischer Probleme aus, ein Trend, der sich stetig nach oben bewegt.

Eine Untersuchung des Deutschen Gewerkschaftsbundes (DGB), die von 2020 bis 2023 durchgeführt wurde, befasst sich mit den Arbeitsbedingungen verschiedener Berufsgruppen. In der Studie, an der über 25.000 Arbeitnehmer teilnahmen, berichten mehr als 70 % der Beschäftigten im Gesundheitswesen von häufigem Zeitdruck und gehetzter Arbeitsweise – ein Spitzenwert im Vergleich zu anderen Sektoren. Zusätzlich äußern 47 % der Befragten, dass sie ihre Gefühle bei der Arbeit unterdrücken müssen, während etwa ein Viertel angibt, unter allgemein stark belastenden Arbeitsbedingungen zu leiden (Hagelüken et al. 2023; *DGB-Index Gute Arbeit Jahresbericht 2023* 2023).

Sâra Aytaç, Oberärztin für Unfallchirurgie und Orthopädie, gibt in ihrem Buch „Ausgeblutet – Als Ärztin im Schockraum unseres maroden Gesundheitssystems" einen ungeschönten Einblick in die deutschen Krankenhäuser. Basierend auf ihrer langjährigen Erfahrung in über 20 Kliniken beleuchtet sie kritische Themen wie den Verlust des ärztlichen Ethos, gefährliche Kommunikationsprobleme und vor allem den chronischen Personalmangel. Ein Beispiel, welches illustriert, wie die Überlastung des vorhandenen Personals zwar kurzfristig Lücken füllen kann, aber langfristig zu einer Verschärfung der Probleme führt.

Wenn das Personal in Krankenhäusern dauerhaft überlastet ist und die Fehltage zunehmen, können folgende langfristige Folgen für die Gesundheitsversorgung entstehen:

- **Qualitätsminderung der Patientenversorgung:** Übermüdung und Stress des Personals können zu unerwünschten Ereignissen in der Behandlung und Pflege führen.
- **Erhöhtes Risiko für Patientensicherheit:** Fehlerhäufigkeit und das Risiko für medizinische Komplikationen steigen.
- **Hohe Personalfluktuation und Arbeitsmoralverschlechterung:** Dauerhafter Stress kann zu Burnout und dem Weggang erfahrener Mitarbeitender führen.
- **Steigende Kosten:** Mehr Kosten für Ersatzpersonal und Überstunden sowie für die Behandlung von Gesundheitsproblemen des Personals.
- **Gesundheitliche Folgen für das Personal:** Langfristige physische und psychische Gesundheitsprobleme bei den Mitarbeitenden.
- **Schwierigkeiten bei der Personalbeschaffung:** Schlechter Ruf kann die Gewinnung neuer Mitarbeitenden erschweren.
- **Negative Auswirkungen auf die öffentliche Gesundheit:** Beeinträchtigte Gesundheitsversorgung kann die allgemeine Gesundheit der Bevölkerung negativ beeinflussen.

2.4 Von pathologisch bis generativ: Die Entwicklung der Sicherheitskultur im Gesundheitswesen

Die Sicherheitskultur in Krankenhäusern reflektiert Werte und Verhaltensweisen, die sich auf die Sicherheit konzentrieren, wobei die Patientensicherheit im Zentrum steht. Gemäß dem Modell von Patrick Hudson, das auf Ron Westrums Typologie aufbaut, variiert die Reife der Sicherheitskultur in 5 Stufen, von nahezu kompletter Ignoranz bis hin zu einer Kultur, in der Sicherheit das Handeln bestimmt (Hudson 2001) (Abb. 2.4).

- **Erste Phase (pathologisches Stadium):** In dieser Phase hat Sicherheit für die Organisation keine hohe Priorität. Sicherheit ist weniger wichtig als die Tatsache, nicht erwischt zu werden. In dieser Phase werden Informationen über sicherheitskritische Vorkommnisse versteckt und die Überbringer von Informationen darüber mundtot gemacht.
- **Zweite Phase (reaktives Stadium):** In der zweiten Phase gewinnt Sicherheit zunehmend an Bedeutung. Interne und externe Faktoren bewirken eine zunehmende Wichtigkeit. Außerdem führen Sicherheitsvorfälle zu Auswirkungen auf die Organisation. Dies können im Krankenhaus beispielsweise zunehmende Fehlzeiten oder nachlassendes Engagement des Personals aber auch (medizinische) Auswirkungen auf Patienten sein. Entsprechend angepasste Verfahren und Arbeitspraktiken sollen zu einer Verbesserung führen. Die Führungsebene sieht Fehler und unerwünschte Vorkommnisse aber als Ergebnis von Dummheit, Unaufmerk-

2.4 Von pathologisch bis generativ: Die Entwicklung der Sicherheitskultur im...

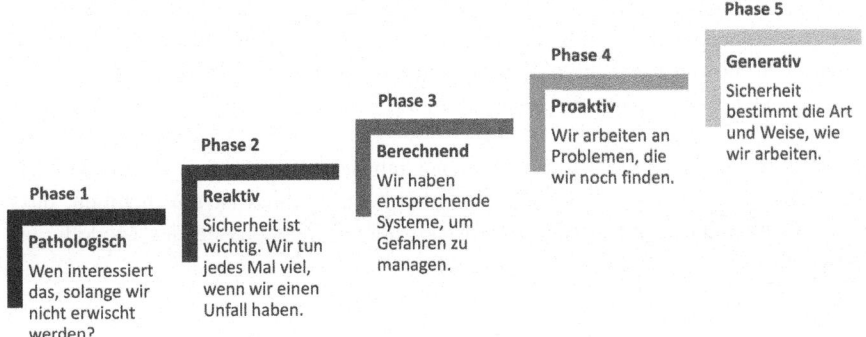

Abb. 2.4 Evolution der Sicherheitskultur

samkeit oder absichtlichen Regelverstößen. Sicherheit ist neben vielen anderen Themen eines von vielen und „nice to have", sofern damit keine weiteren Anstrengungen verbunden sind. Immer wenn etwas passiert, wird mehr oder weniger reagiert. Ansonsten werden Informationen über sicherheitskritische Vorkommnisse gerne ignoriert und Veränderungen werden eher mit Problemen in Verbindung gebracht.

- **Dritte Phase (berechnendes Stadium):** In dieser Phase erkennt eine Organisation, dass sie auf Sicherheit achten muss. In dieser sogenannten kalkulierenden Phase werden quantitative Risikobewertungen und Kosten-Nutzen-Analysen vorgenommen, um Maßnahmen zur Erhöhung der Sicherheit zu rechtfertigen. Die Wirksamkeit entsprechender Maßnahmen wird gemessen, aber Sicherheit bleibt ein „Add-On". Ein eingeführtes Risikomanagementsystem kümmert sich um die Risiken, aber an den Einstellungen und Verhaltensweisen der Mitarbeitenden ändert sich nichts.
- **Vierte Phase (proaktives Stadium):** In der vierten Phase beginnt sich eine wirksame Sicherheitskultur zu entwickeln. In dieser Phase prägt Sicherheit die Art und Weise aller Tätigkeiten und es besteht eine echte und begründete Überzeugung, dass Sicherheit sich lohnt. Die Organisation beginnt Sicherheit ernst zu nehmen und verfügt über Werkzeuge und Verfahren, die ein hohes Sicherheitsniveau unterstützen. Die individuellen Einstellungen und Verhaltensweisen bleiben aber im Allgemeinen noch hinter den Erwartungen der Organisation zurück (vgl. „work as imagined is not how work is actually done").
- **Fünfte Phase (generatives Stadium):** In der generativen Phase wird eine echte und wirksame Sicherheitskultur erreicht. Das Wertesystem und Überzeugungen, die mit Sicherheit verbunden sind, sind von nahezu allen Mitarbeitenden verinnerlicht. Die Aktivitäten innerhalb der Organisation sind untrennbar mit der Sicherheit verbunden und alle Ansätze, die die Organisation verfolgt, sind sicherheitsorientiert. In dieser Phase werden einzelne Werkzeuge durch die Sicherheitskultur erst richtig effektiv. Mitarbeitenden sind im Rahmen der gemeinsamen Verantwortungsübernahme dazu angehalten, über Vorkommnisse zu berichten und in einem Lern- und Berichtssystem wird aktiv nach Informationen gesucht.

Neue Ideen und Verbesserungsvorschläge werden gerne aufgenommen. Auch Inputs von außerhalb der Organisation werden als Möglichkeit zur Verbesserung gesehen. So stellen Audits oder Zertifizierungen keine Gefahr dar, sondern werden als wichtige Quelle für die kontinuierliche Verbesserungen gesehen.

Die Einschätzung der Mitarbeitenden kann am besten aufzeigen, in welcher Phase sich ein bestimmtes Krankenhaus befindet, doch es ist anzunehmen, dass viele Krankenhäuser eher in den niedrigen oder frühen Phasen des Modells angesiedelt sind.

2.5 Evaluierung von Gesundheitssystemen: Schlüsselindikatoren und Erkenntnisse aus dem „Global State of Patient Safety 2023"-Bericht

Der „Global State of Patient Safety 2023"-Bericht des Imperial College London bietet eine umfassende Analyse der Patientensicherheit in verschiedenen Ländern.

Der Bericht verwendet eine Reihe von Indikatoren zur Patientensicherheit, um Gesundheitssysteme in verschiedenen Ländern zu bewerten und zu vergleichen. Insgesamt zeigt die Analyse der vorliegenden Daten ein eher pessimistisches Bild der weltweiten Patientensicherheit. Mit anderen Worten, die Untersuchung der Daten lässt darauf schließen, dass die Sicherheit der Patienten weltweit in den letzten 10 Jahren nicht wesentlich verbessert wurde und dass es anhaltende Probleme in diesem Bereich gibt.

Die folgenden 4 Patientensicherheitsindikatoren wurden gewählt, weil sie verlässliche und gut definierte Todesraten erfassen und für alle OECD-Länder verfügbar sind:

1. **Müttersterblichkeit** (Todesfälle pro 100.000 Lebendgeburten): Dieser Indikator misst die Anzahl der Todesfälle von Müttern während der Schwangerschaft, bei der Geburt oder innerhalb von 42 Tagen nach Beendigung der Schwangerschaft, unabhängig von der Dauer und dem Ort der Schwangerschaft. Die Ursachen können vielfältig sein, einschließlich Komplikationen während der Schwangerschaft und unzureichender medizinischer Versorgung.
2. **Behandelbare Sterblichkeit** (Todesfälle pro 100.000 Einwohner): Dieser Indikator bezieht sich auf Todesfälle, die durch Krankheiten oder Zustände verursacht werden, die in der Regel durch rechtzeitige und effektive medizinische Versorgung, einschließlich Präventivmaßnahmen wie Früherkennung und Behandlung, vermieden werden können. Beispiele hierfür sind einige Krebsarten, Herzerkrankungen und Diabetes.

3. **Unerwünschte Wirkungen medizinischer Behandlung** (Todesfälle pro 100.000 Einwohner): Dieser Indikator misst die Anzahl der Todesfälle, die als direkte Folge medizinischer Maßnahmen entstehen. Dazu gehören Komplikationen durch chirurgische Eingriffe, Medikamentennebenwirkungen und andere medizinische Behandlungsfehler.
4. **Neonatale Störungen** (Todesfälle pro 100.000 Lebendgeburten): Dieser Sammelindikator umfasst die Hauptursachen für Todesfälle und Behinderungen bei Neugeborenen. Dazu gehören Frühgeburt, niedriges Geburtsgewicht, Infektionen, Geburtskomplikationen und angeborene Anomalien. Diese Todesfälle treten in den ersten 28 Lebenstagen auf und sind oft durch verbesserte medizinische Versorgung und pränatale Betreuung vermeidbar.

In einem Patientensicherheitsranking, das auf einer Methodik des Commonwealth Fund basiert, werden die Länder basierend auf ihrer Abweichung vom Durchschnitt aller Länder in Standardabweichungen klassifiziert. Insgesamt belegt Norwegen den ersten Platz, während Deutschland auf Rang 23 von 38 Ländern liegt (Illingworth et al. 2023). Interessanterweise berichten die Patienten in Norwegen am häufigsten über Fehler während der medizinischen Behandlung. Während es im Norden knapp über 12 % tun, liegt die Quote in Deutschland bei gut 3 %. Deswegen passieren in Norwegen aber nicht unbedingt mehr Fehler, sondern es gelingt dem Gesundheitssystem aus den Berichten entsprechende Schlüsse zu ziehen, um die medizinische Versorgung kontinuierlich zu verbessern.

Der Vergleich von Gesundheitssystemen, insbesondere hinsichtlich der Patientensicherheit, stellt aufgrund der begrenzten Verfügbarkeit öffentlicher Daten eine Herausforderung dar. Dennoch bieten solche Rankings wertvolle Einblicke in die Effektivität von Gesundheitssystemen und helfen dabei, Bereiche für Verbesserungen zu identifizieren (Abb. 2.5).

Für ein Gesundheitssystem, das weltweit zu den teuersten gehört, ist ein Bereich besonders auffällig: Bezüglich der Mortalitätsrate durch unerwünschte Wirkungen medizinischer Behandlungen liegt Deutschland mit 2,56 Todesfällen pro 100.000 Einwohnern im unteren Quartil. Dies deutet darauf hin, dass Deutschland im Vergleich zu anderen OECD-Ländern eine hohe Anzahl an Todesfällen oder schweren Komplikationen verzeichnet, die direkt auf medizinische Eingriffe, Behandlungen oder Pflege zurückzuführen sind. Eine solche Platzierung unterstreicht Probleme im Gesundheitssystem, die dringend behoben werden müssen, um die Patientensicherheit und die Qualität der medizinischen Versorgung zu erhöhen. Eine hohe Rate an unerwünschten Wirkungen medizinischer Behandlungen wirft zudem wichtige Fragen bezüglich der Organisationsstrukturen und Sicherheitskultur in Krankenhäusern und anderen medizinischen Einrichtungen auf.

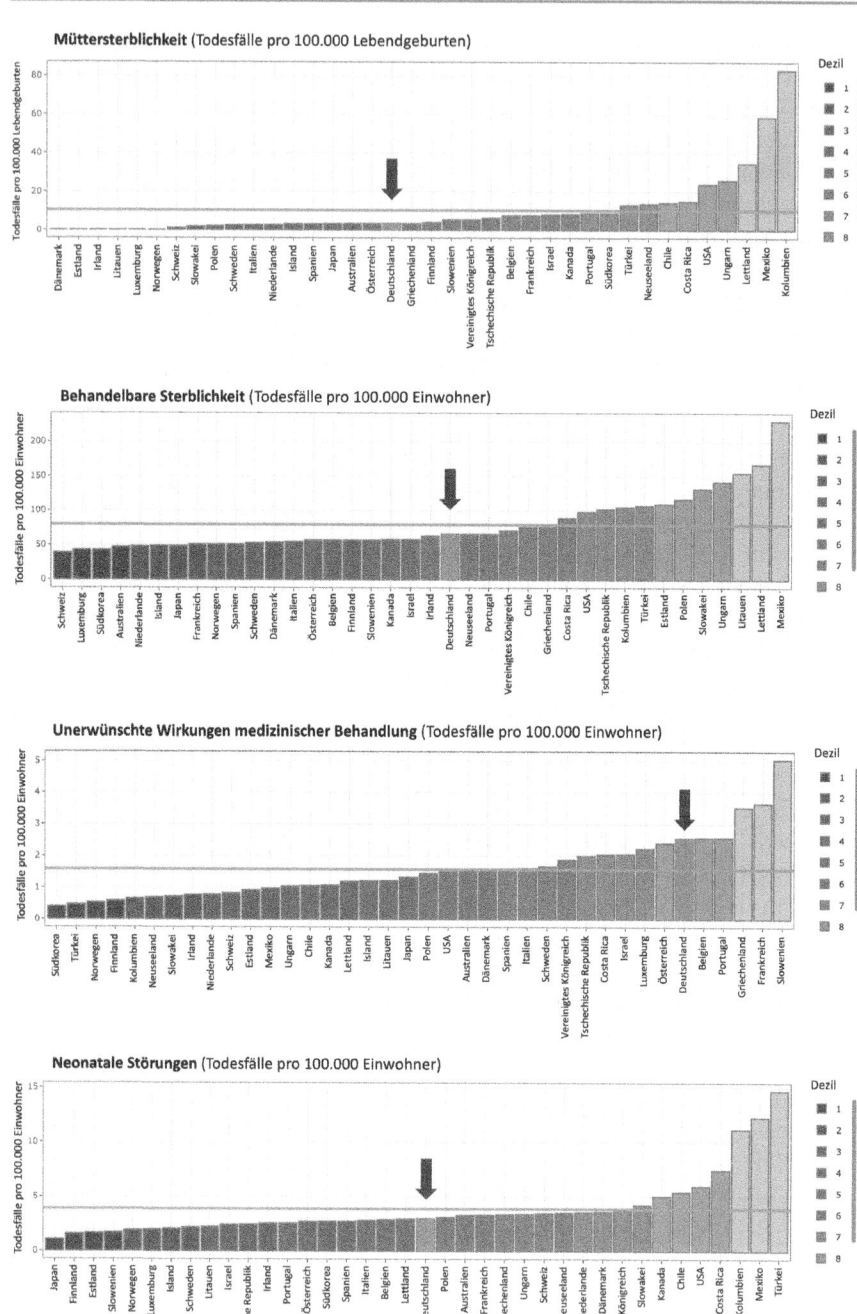

Abb. 2.5 Die 4 Patientensicherheitsindikatoren

Literatur

Ahlers-Niemann, A., & Freitag-Becker, E. (2011). *Netzwerke, Begegnungen auf Zeit: Zwischen Uns und Ich*. EHP-A. Kohlhage.

Aiken, L. H., Lasater, K. B., Sloane, D. M., Pogue, C. A., Fitzpatrick Rosenbaum, K. E., Muir, K. J., McHugh, M. D., US Clinician Wellbeing Study Consortium, Cleary, M., Ley, C., Borchardt, C. J., Brant, J. M., Turner, B. L., Leimberger, A. E., Kozlowski, K., Coleman, B. L., Albert, N. M., Stewart, C., Steele, D., ... Whade, J. J. (2023). Physician and Nurse Well-Being and Preferred Interventions to Address Burnout in Hospital Practice: Factors Associated With Turnover, Outcomes, and Patient Safety. *JAMA Health Forum*, *4*(7), e231809. https://doi.org/10.1001/jamahealthforum.2023.1809

Baehr, M., & Melzer, S. (Hrsg.). (2018). *Closed Loop Medication Management: Arzneimitteltherapiesicherheit im Krankenhaus* (1. Auflage). Medizinisch Wissenschaftliche Verlagsgesellschaft.

Baker, D. P., Day, R., & Salas, E. (2006). Teamwork as an Essential Component of High-Reliability Organizations. *Health Services Research*, *41*(4p2), 1576–1598. https://doi.org/10.1111/j.1475-6773.2006.00566.x

Bartz, H.-J. (2015). Die systemische Fehleranalyse als zentrales Instrument des klinischen Risikomanagements. *Bundesgesundheitsblatt – Gesundheitsforschung – Gesundheitsschutz*, *58*(1), 45–53. https://doi.org/10.1007/s00103-014-2073-6

Bass, B. M. (1990). From transactional to transformational leadership: Learning to share the vision. *Organizational Dynamics*, *18*(3), 19–31. https://doi.org/10.1016/0090-2616(90)90061-S

Bradley, V., Liddle, S., Shaw, R., Savage, E., Rabbitts, R., Trim, C., Lasoye, T. A., & Whitelaw, B. C. (2015). Sticks and stones: Investigating rude, dismissive and aggressive communication between doctors. *Clinical Medicine*, *15*(6), 541–545. https://doi.org/10.7861/clinmedicine.15-6-541

Covey, S. M. R., Kasperson, D., Covey, M., & Judd, G. T. (2022). *Trust and inspire: How truly great leaders unleash greatness in others / Stephen M.R. Covey, with David Kasperson, McKinlee Covey, and Gary T. Judd*.

Cwiertnia, L., & Reumschüssel, A. (2016, Januar 30). Kranker Job. *ZEIT*. https://www.zeit.de/campus/2016/01/aerzte-krankenhaus-gesundheit-arbeitsbedingungen-ungesund?utm_referrer=https%3A%2F%2Fwww.google.com%2F

DeChant, P., & Shannon, D. (2020). Creating Optimal Clinical Workplaces by Transforming Leadership and Empowering Clinicians. In A. Montgomery, M. van der Doef, E. Panagopoulou, & M. P. Leiter (Hrsg.), *Connecting Healthcare Worker Well-Being, Patient Safety and Organisational Change: The Triple Challenge*. Springer International Publishing. https://doi.org/10.1007/978-3-030-60998-6

Edmondson, A. C. (2023). *The right kind of wrong* (First Atria books hardcover edition). Atria Books.

Hagelüken, A., Kramer, B., Kloiber, S., & Werthmann, C. (2023, Dezember 4). Zufriedenheit im Job: So arbeiten die Deutschen. *Süddeutsche Zeitung*. https://www.sueddeutsche.de/projekte/artikel/wirtschaft/dgb-arbeitszufriedenheit-berufe-ueberstunden-wertschaetzung-bezahlung-e076622/?reduced=true

Hallmeier, B. (2023, Mai 2). Ihr Arzt hat womöglich seit 20 Stunden nicht geschlafen. *ZEIT*. https://www.zeit.de/gesundheit/2023-04/kliniken-am-limit-oberarzt-gesundheitwesen-krankenhaus-personalmangel

Hudson, P. (2001). *Safety Management and Safety Culture The Long, Hard and Winding Road*. https://www.researchgate.net/profile/Andrew-Hopkins-4/publication/248773783_Lessons_from_Esso""s_Gas_Plant_explosion_at_Longford/links/57cd4ce708ae3ac722b66da0/Lessons-from-Essos-Gas-Plant-explosion-at-Longford.pdf#page=11

ICAO. (2021). *Doc 10151: Manual on Human Performance (HP) for Regulators*. https://www.icao.int/safety/OPS/OPS-Section/Documents/Advance-unedited.Doc.10151.alltext.en.pdf

Illingworth, J., Shaw, A., Fernandez Crespo, R., Leis, M., Fontana, G., Howitt, P., & Darzi, A. (2023). *Global State of Patient Safety 2023*. Imperial College London.
Institut DGB-Index Gute Arbeit (Hrsg.). (2023). *DGB-Index Gute Arbeit Jahresbericht 2023*. https://index-gute-arbeit.dgb.de/++co++4067d49c-8ec7-11ee-8b71-001a4a160123
Institut of Medicine. (2000). *To Err Is Human: Building a Safer Health System* (S. 9728). National Academies Press. https://doi.org/10.17226/9728
Kerrissey, M., Novikov, Z., Tietschert, M., Phillips, R., & Singer, S. J. (2023). The ambiguity of "we": Perceptions of teaming in dynamic environments and their implications. *Social Science & Medicine, 320*, 115678. https://doi.org/10.1016/j.socscimed.2023.115678
Klauber, J., Geraedts, M., Friedrich, J., & Wasem, J. (Hrsg.). (2019). *Krankenhaus-Report 2019: Das digitale Krankenhaus*. Springer Berlin Heidelberg. https://doi.org/10.1007/978-3-662-58225-1
Kühl, S. (2020). *Brauchbare Illegalität: Vom Nutzen des Regelbruchs in Organisationen*. Campus Verlag.
Leittretter, S. (Hrsg.). (2008). *Arbeit in Krankenhäusern human gestalten: Arbeitshilfe für die Praxis von Betriebsräten, betrieblichen Arbeitsschutzexperten und Beschäftigten in Krankenhäusern*. Hans-Böckler-Stiftung.
Mayer, R. C., Davis, J. H., & Schoorman, F. D. (1995). An Integrative Model of Organizational Trust. *The Academy of Management Review, 20*(3), 709. https://doi.org/10.2307/258792
Messerle, R., & Schreyögg, J. (2022). *System-wide Effects of Hospital Payment Scheme Reforms: The German Introduction of Diagnosis-Related Groups*. https://doi.org/10.13140/RG.2.2.31507.35363
NHS Institute for Innovation and Improvement (Regisseur). (2011, Juli 6). *Just a routine operation*. https://www.youtube.com/watch?v=JzlvgtPIof4
Olaniyan, J. O., Ghaleb, M., Dhillon, S., & Robinson, P. (2015). Safety of medication use in primary care. *International Journal of Pharmacy Practice, 23*(1), 3–20. https://doi.org/10.1111/ijpp.12120
Rau, R., & Buyken, D. (2015). Der aktuelle Kenntnisstand über Erkrankungsrisiken durch psychische Arbeitsbelastungen: Ein systematisches Review über Metaanalysen und Reviews. *Zeitschrift für Arbeits- und Organisationspsychologie A&O, 59*(3), 113–129. https://doi.org/10.1026/0932-4089/a000186
Reid, J., & Bromiley, M. (2012). Clinical human factors: The need to speak up to improve patient safety. *Nursing Standard, 26*(35), 35–40. https://doi.org/10.7748/ns2012.05.26.35.35.c9084
Rosenbaum, L. (2019a). Cursed by Knowledge—Building a Culture of Psychological Safety. *New England Journal of Medicine, 380*(8), 786–790. https://doi.org/10.1056/NEJMms1813429
Rosenbaum, L. (2019b). Divided We Fall. *New England Journal of Medicine, 380*(7), 684–688. https://doi.org/10.1056/NEJMms1813427
Rosenbaum, L. (2019c). The Not-My-Problem Problem. *New England Journal of Medicine, 380*(9), 881–885. https://doi.org/10.1056/NEJMms1813431
Schönig, W., & Brunner, E. J. (Hrsg.). (1993). *Organisationen beraten: Impulse für Theorie und Praxis*. Lambertus.
Shanafelt, T. D., Schein, E., Minor, L. B., Trockel, M., Schein, P., & Kirch, D. (2019). Healing the Professional Culture of Medicine. *Mayo Clinic Proceedings, 94*(8), 1556–1566. https://doi.org/10.1016/j.mayocp.2019.03.026
Tippe, A. (2019). Wie viel Chaos darf es denn sein? Praktische Theorie der Großgruppendynamik am Fallbeispiel einer Klinik. *Supervision, 03–2019*, 33–39. https://doi.org/10.30620/1431-7168-2019-3-33
Vincent, C. (2010). *Patient safety* (2nd ed). Wiley-Blackwell.

Organisationskultur eines Krankenhauses

3

Länderspezifische Lern- und Sozialisationsbedingungen sowie unsere persönliche Sozialisation in der Familie oder Schule prägen eine bestimmte Kultur, in der wir leben und agieren. In der Einleitung des Buches „Culture at Work in Aviation and Medicine" wird Kultur wie folgt beschrieben:

> „Culture fashions a complex framework of national, organizational und professional attitudes and values within which groups and individuals function. The power of culture often goes unrecognized since it represents "the way we do things here" – the natural und unquestioned mode of viewing the world." (Helmreich und Merritt 2009)

Nach einer Einleitung in die allgemeine Organisationskultur folgt in diesem Kapitel eine Beschreibung der spezifischen Organisationskultur eines Krankenhauses. Außerdem wird betrachtet, warum die Organisationskultur bisher kaum beachtet und aktiv gestaltet wurde.

3.1 Prägende Kräfte in Organisationen: Verhaltenserwartungen und soziale Einflüsse

Im beruflichen Kontext haben Tätigkeiten und Organisationen ihre eigene spezifische Professions- und Organisationskultur. Die Professionskultur bezieht sich auf spezifische Werte und Verhaltensweisen, die eine bestimmt Berufsgruppe kennzeichnen. Diese Kultur wird durch Ausbildung, berufliche Sozialisation und gemeinsame Erfahrungen innerhalb einer Profession geformt.

Die Kultur einer Organisation wird nach einer vereinfachten Definition von Schein als Summe der Einstellungen und Verhaltensweisen der Organisationsmitglieder bezeichnet. Bei der Organisationskultur wird ersichtlich, wie Mitarbeitende arbeiten, interagieren und auch kommunizieren (Abb. 3.1). Teilweise wird die

Abb. 3.1 Organisationskultur

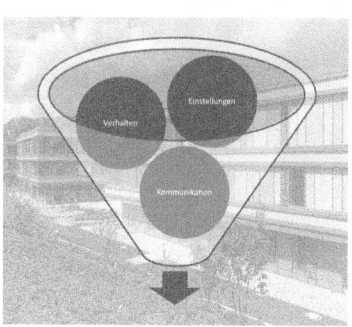

Organisationskultur

Die Art und Weise wie im Krankenhaus gearbeitet und kommuniziert wird.

Organisationskultur auch mit der DNA, also der Erbinformation, einer Organisation verglichen. In dieses Bild passt, dass bestimmte Eigenschaften der Organisation über mehrere Generationen von Mitarbeitenden hinweg weitergegeben werden, wohingegen Veränderungen nur langsam erfolgen.

Innerhalb einer Organisation ergeben sich zirkuläre Wechselwirkungen. So wird die Organisationskultur nicht nur von den Einstellungen und Verhaltensweisen der Mitarbeitenden geprägt. Sie ist gleichzeitig auch ein Fundament, welches wiederum die Einstellungen und das Verhalten von Einzelnen beeinflusst (Mandl 2017). Dass kulturprägende Einstellungen und Verhaltensweisen von Menschen stark davon abhängig sind, was andere denken oder tun, also der soziale Einfluss auf interpersonale Beziehungen und Interaktionen wird von der Sozialpsychologie bestätigt (Kessler und Fritsche 2018).

So übernehmen beispielsweise neue Mitarbeitende automatisch die für eine Organisation typischen Einstellungen und Verhaltensweisen, damit sie sich dieser zugehörig fühlen. Indem ein spezifisches Mindset, also Einstellungen und Haltungen, sowie typische Verhaltensweisen adaptiert werden, schließen sie sich der Organisationskultur an und prägen diese mit. Eine Kultur ergibt sich also auch aus den Wechselwirkungen zwischen Organisation und der darin tätigen Menschen (Abb. 3.2).

Stefan Kühl, Professor für Organisationssoziologie, beschreibt diese Wechselwirkungen sehr anschaulich, indem er die Organisationskultur als Summe der Verhaltenserwartungen definiert und damit auch den sozialen Einfluss berücksichtigt (Kühl 2018). Dabei gibt es 2 Formen von Erwartungen, welche den Spielraum für das faktische Verhalten definieren. Auf der einen Seite die organisationsseitig entschiedenen und definierten Erwartungen, welche die Mitgliedschaftsbedingungen einer Organisation und damit die *formale Seite* widerspiegeln. Auf der anderen Seite gibt es die durch Imitationen oder Wiederholungen eingeschlichenen Erwartungen, die *informelle Seite*. Da sich nicht alle erwarteten Einstellungen und Verhaltensweisen in die formale Struktur einbetten lassen, bildet sich die informelle Struktur stets parallel heraus. Neben diesen beiden Parallelstrukturen gibt es noch eine *nach außen sichtbare Seite*. Diese so genannte Fassade spiegelt alles wider,

3.2 Selbstkonzept und Professionskultur: Identitätsbildung im ärztlichen Beruf

Abb. 3.2 Wechselwirkung zwischen Individuum und Organisation

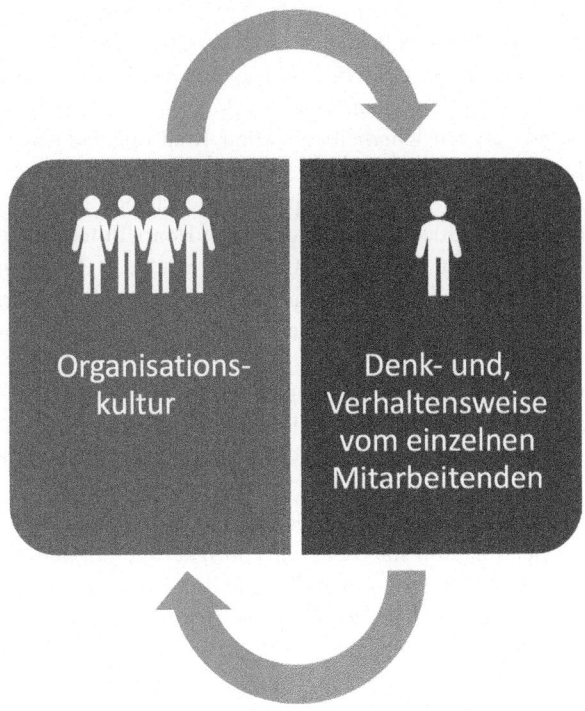

Abb. 3.3 Die 3 Seiten der Organisationskultur

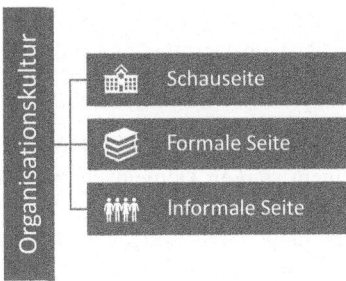

was Außenstehende aber auch die Mitarbeitenden offiziell von einer Organisation zu sehen bekommen oder zu sehen bekommen sollen (Abb. 3.3).

3.2 Selbstkonzept und Professionskultur: Identitätsbildung im ärztlichen Beruf

Wie bereits beschrieben, wird die Kultur einer Organisation auch wesentlich durch die in ihr tätigen Berufsgruppen geprägt, wie beispielsweise durch das ärztliche Personal im Krankenhaus. Die berufliche Tätigkeit nimmt in der Lebenswelt vieler Menschen eine zentrale Rolle ein, wodurch die damit verbundenen Einstellungen und Verhaltensweisen, also die Professionskultur, einen bedeutenden Einfluss auf das individuelle Selbstkonzept der betreffenden Personen haben. Das Selbstkonzept, ein Rahmen für menschliches Handeln und Denken, ermöglicht die Orientierung in der sozialen Umgebung und wird durch 4 psychologische Grundmotive geprägt: Selbstwert, Unsicherheitsreduktion, Kontrolle und Kontinuität (Markus 1977; Kessler und Fritsche 2018).

Hinter dem Selbstkonzept liegt die Theorie der sozialen Identität. Die Theorie der sozialen Identität, entwickelt von Henri Tajfel und John Turner, erklärt, wie die Zugehörigkeit zu sozialen Gruppen, wie z. B. Berufsgruppen, das Selbstkonzept und die Identität von Individuen prägt (Tajfel und Turner 1979). Im Kontext von ärztlichen Mitarbeitenden kann diese Theorie wie folgt angewendet werden:

- **Soziale Kategorisierung:** Ärzte werden als Teil einer bestimmten sozialen Gruppe betrachtet, die sich durch gemeinsame berufliche Merkmale und Normen auszeichnet. Diese Kategorisierung hilft, die Welt zu ordnen und das eigene Verhalten innerhalb der Gruppe zu verstehen.
- **Identifikation:** Ärzte identifizieren sich stark mit ihrer Berufsgruppe. Diese Identifikation stärkt das Zugehörigkeitsgefühl und das Selbstwertgefühl und beeinflusst, wie sie sich selbst und ihre Rolle in der Gesellschaft sehen.
- **Soziale Vergleiche:** Ärzte vergleichen sich oft mit anderen Berufsgruppen, um die eigene Gruppe positiv abzuheben. Dies kann zu einem verstärkten Gefühl der Überlegenheit oder Einzigartigkeit führen, welches das Selbstwertgefühl und die Gruppenkohäsion stärken.
- **Positive Distinktheit:** Ärzte streben danach, ihre Gruppe im Vergleich zu anderen Gruppen positiv hervorzuheben. Dies kann durch Betonung der Fachkompetenz, des beruflichen Ethos oder der besonderen Verantwortung im Gesundheitswesen erfolgen.

In der ärztlichen Praxis manifestiert sich die Theorie der sozialen Identität oft in einem starken Gemeinschaftsgefühl, einem ausgeprägten Berufsethos und einem hohen Maß an Engagement und Hingabe für den Beruf. Dies fördert sowohl die persönliche Identität als auch das kollektive Selbstverständnis der Ärzte.

Der ärztliche Bereich ist außerdem von einer Professionskultur geprägt, die sich an Perfektion orientiert. Fehler werden in diesem Kontext oft nicht toleriert und eine hohe persönliche Verantwortung wird vorausgesetzt. Diese Einstellung zu Fehlern, die als eine Art „nichtexistente Anomalie" betrachtet werden, ist tief in der medizinischen Kultur verwurzelt und steht im Einklang mit dem medizinischen Grundsatz, einem Patienten keinen Schaden (primum non nocere) zuzufügen (Sexton 2000). Fehler werden daher oft als Bedrohung für den beruflichen Status, die Karriere und das Ansehen gesehen und das Eingestehen von Fehlern oder das Erbitten von Unterstützung wird häufig als Schwäche stigmatisiert (Rosenbaum 2019c; Sexton 2000).

Diese spezifische Professionskultur hat sich über Jahrhunderte entwickelt und unterscheidet sich deutlich von anderen Berufskulturen. Sie wird durch ein starkes Gemeinschaftsgefühl und eine gemeinsame Identität unter den Ärzten geprägt. Diese ausgeprägte und einzigartige Kultur führt aber auch dazu, dass Veränderungen

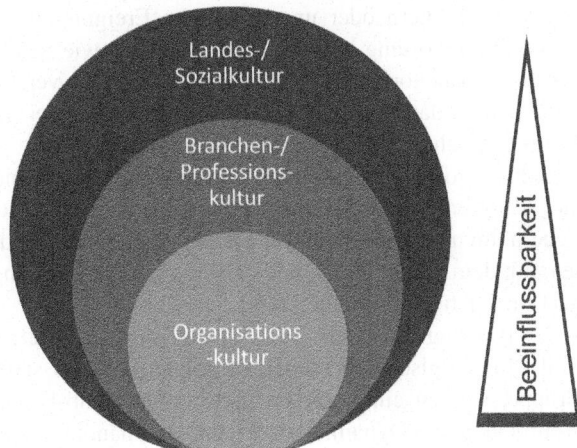

Abb. 3.4 Landes-/Sozialkultur, System-/Professionskultur, Organisationskultur

in diesem Bereich nur langsam vorankommen und es oft erheblichen Widerstand gegen Änderungen gibt (Helmreich und Merritt 2009). Zusammenfassend lässt sich sagen, dass eine starke Professionskultur sowohl Vorteile als auch Nachteile für die Leistung mit sich bringen kann. Prinzipiell ist die jeweilige Organisationskultur eines Krankenhauses besser beeinfluss- und veränderbar als eine bestimmte Professions- oder Sozialkultur (Abb. 3.4).

3.3 Prägende Rolle des ärztlichen Personals und sozialpsychologische Dynamiken in der Krankenhauskultur

Die Kultur einer Organisation, die sich durch ihre Einzigartigkeit und lokale Verankerung auszeichnet, ist im Vergleich zur Professionskultur oder Landeskultur einfacher zu verändern (Helmreich und Merritt 2009; Herget 2020; Kühl 2018). Sie reflektiert aber immer auch Aspekte der Professionskulturen, die sich in den Einstellungen und Verhaltensweisen ihrer Mitglieder manifestieren.

Die Prägung medizinischer Organisationen durch Professionskulturen, insbesondere durch die Kultur des medizinischen Personals, ist ein komplexes Thema. In Krankenhäusern spielt vor allem die ärztliche Professionskultur eine zentrale Rolle, die aufgrund der hierarchischen Position der ärztlichen Mitarbeitenden besonders einflussreich ist (Rosenbaum 2019a; Turner 2019). Gleichzeitig beeinflusst die bestehende Hustle Culture im Krankenhausumfeld, charakterisiert durch hohe Arbeitsintensität, schnelles Arbeitstempo und ständigen Produktivitätsdruck, die ärztliche Professionskultur zusätzlich. Dies führt teilweise auch zu negativen Auswirkungen, wie aggressiver Kommunikation und mangelhafter Kooperation unter den Mitarbeitenden.

Die im vorherigen Kapitel beschriebenen Verhaltensweisen und Denkmuster, wie sie in der NEJM-Serie vorgestellt werden, können durch verschiedene sozialpsychologische Phänomene erklärt werden. Die allgemeine negative Einstellung gegenüber Fehlern oder unerwünschten Ereignissen und die Ablehnung persönlicher Verantwortung können durch Konzepte wie Selbstregulation, Gruppenzugehörigkeit, Kategorisierung und sozialen Einfluss verstanden werden. Diese Konzepte helfen, das Verhalten und die Einstellungen der medizinischen Fachkräfte in Bezug auf Fehler und deren Bewältigung zu erklären.

Selbstregulation bezieht sich auf die Fähigkeit von Individuen, ihr Verhalten und ihre Emotionen in Einklang mit persönlichen oder professionellen Standards zu steuern. Im medizinischen Kontext kann dies bedeuten, dass Fachkräfte lernen müssen, mit dem hohen Druck und den stressigen Bedingungen umzugehen, ohne dass dies zu negativem Verhalten führt.

Gruppenzugehörigkeit und Kategorisierung spielen ebenfalls eine wichtige Rolle. Medizinisches Personal identifiziert sich oft stark mit ihrer professionellen Gruppe, was zu einer starken Ingroup-Outgroup-Dynamik führen kann. Die Ingroup-Outgroup-Dynamik beschreibt das Phänomen, dass Menschen dazu neigen, zwischen Mitgliedern ihrer eigenen Berufsgruppe (Ingroup) und Mitgliedern anderer Berufsgruppen (Outgroup) zu unterscheiden. Diese Unterscheidung kann zu positiveren Bewertungen, stärkerem Zusammenhalt und Unterstützung innerhalb der Ingroup führen, während die Outgroup möglicherweise negativer bewertet wird. Dieses Phänomen kann die Zusammenarbeit mit anderen Berufsgruppen im Krankenhaus erschweren und zu Konflikten führen.

Schließlich ist der soziale Einfluss ein wichtiger Faktor. Dieser bezieht sich darauf, wie die Normen, Werte und Verhaltensweisen innerhalb einer Gruppe das individuelle Verhalten beeinflussen. Im medizinischen Umfeld können solche sozialen Einflüsse dazu führen, dass Einzelpersonen sich an die vorherrschenden Normen und Praktiken anpassen, auch wenn diese möglicherweise nicht optimal sind.

3.4 Moralische Verletzung und Wertekonflikte in der medizinischen Praxis

In der heutigen medizinischen Landschaft stehen die Mitarbeitenden in Krankenhäusern oft unter enormem wirtschaftlichem Druck. Die immense Arbeitsbelastung, geprägt von einem Übermaß an Aufgaben in begrenzter Zeit, lässt kaum Raum für eine qualitativ hochwertige und sichere medizinische Versorgung.

Dieser Druck führt zunehmend zu einer Entfremdung der Mitarbeitenden von ihrem moralischen Kompass, wie im NDR-Info Wissenschaftspodcast „Synapsen" thematisiert (Bahtijarević 2021). Die Prioritätensetzung des medizinischen Systems steht oft im Widerspruch zur Patientensicherheit, was zu einem Wertekonflikt zwischen individuellen Überzeugungen der Mitarbeitenden und den Zielen der Organisation führt (DeChant und Shannon 2020). Es entstehen moralische Verletzungen, da Werte, die in der medizinischen Ethik, etwa in der Genfer Deklaration, festgelegt sind, nicht mehr im Vordergrund stehen.

Zusätzlich zur Überforderung sind die Mitarbeitenden weiteren Belastungen ausgesetzt, darunter mangelnde gegenseitige Wertschätzung und Unterstützung, unzureichende Zusammenarbeit und Kommunikation. Das Fehlen eines Austauschs und gegenseitiger Wertschätzung zwischen Kollegen und Vorgesetzten wird ebenfalls als problematisch wahrgenommen (Sexton 2000). Wegen Zeitmangel und hoher Arbeitsbelastung sind die Gelegenheiten für zwischenmenschlichen Austausch eingeschränkt. Konkurrenzdenken unter den Mitarbeitenden verringert zudem die Bereitschaft zur Zusammenarbeit (Santomauro et al. 2014). Infolge dieser Faktoren und der ständig wechselnden Teamkonstellationen fühlen sich viele Mitarbeitende ihrer Gruppe weniger zugehörig, was die Arbeitszufriedenheit beeinträchtigt (Kerrissey et al. 2023). Sie erleben zudem eine schwindende Autonomie in ihrem Arbeitsbereich, da sie zunehmend Erlaubnisse für bestimmte Therapien einholen oder diese gegenüber der Organisation oder Versicherung rechtfertigen müssen. Somit sind 2 wesentliche menschliche Bedürfnisse – Autonomie und Zugehörigkeit – nur unzureichend erfüllt.

Diese Faktoren intensivieren die sowie schon hohen Belastungen im Krankenhaus zusätzlich und können zu einem belastenden Arbeitsumfeld beitragen (DeChant und Shannon 2020).

Example. Der Notarzt Brian Goldman über eigene Fehler, Fehler im System und die emotionalen Auswirkungen
Der Notarzt und Autor Brian Goldman hat im Jahr 2010 einen in mehrere Hinsichten bemerkenswerten TED-Talk („Doctors make mistakes. Can we talk about that?") gehalten. Im Hinblick auf Fehler spricht er von einer Kultur des Schweigens und der Scham. Über diese thematisiert er die Folgen dieser Kultur für die Patienten und das Krankenhaus. In dem dann geschilderten Fall ist sowohl das Thema, welches in der Medizin oft tabuisiert wird, als auch sein offener Umgang mit eigenen Fehlern besonders. Er schildert die Annahmen, die er zunächst zur Vermeidung von Fehlern („If I memorize everything it would immunize me against making any mistakes", „if only I redouble my efforts to be perfect I will never make any mistake again") gemacht hat. Sodann geht er darauf ein, wie er mit dieser Herangehensweise scheiterte und mit welchen emotionalen Folgen er konfrontiert war („alone, ashamed and unsupported"). Im weiteren Verlauf ermutigt er zu einem offeneren und ehrlicheren Umgang mit Fehlern, um daraus zu lernen und eine bessere Versorgung der Patienten zu gewährleisten. Außerdem spricht er die Notwendigkeit eines Kulturwandels an. Von einer Kultur des Schweigens, der Schuldzuweisung und Bestrafung hin zu einer Kultur der Transparenz und Offenheit über medizinische Fehler. Dafür ist es notwendig anzuerkennen, dass Fehler passieren („Human beings run the system and when human beings run the system, they will make mistakes from time to time"). Aufgrund der Tatsache, dass Fehler passieren, entstehen bei den Mitarbeitenden Bedürfnisse nach Unterstützung und einer neudefinierten Organisationskultur („They want to share their stories and talk about mistakes. They need an environment to do that, they need a redefined medical culture").

Im Nachgang dieses TED-Talks haben einige Krankenhaus ihren organisationalen Umgang mit Fehlern überdacht und Veränderungen im Hinblick auf eine effektivere Organisations- und Sicherheitskultur eingeleitet. Dabei ist es schwierig genau zu definieren, welche Initiativen auf diesen Vortrag zurückzuführen sind, aber die Notwendigkeit eines Kulturwandels wurde seitdem insbesondere in englischsprachigen Ländern breiter und intensiver diskutiert.

3.5 Warum wird die Organisationskultur eines Krankenhauses kaum beachtet und aktiv gestaltet?

Die wirtschaftlichen Auswirkungen von Investitionen in Krankenhäuser, wie die Erweiterung der Bettenkapazität, die Anschaffung eines zusätzlichen CT-Gerätes oder Verbesserungen in der IT-Infrastruktur, lassen sich relativ präzise abschätzen. Doch genauso, wie regelmäßig technische Ausstattungen und Medikamente aktualisiert werden, ist es ebenso wichtig, Einstellungen und Verhaltensweisen den sich wandelnden Anforderungen und Bedürfnissen anzupassen.

Aus Sicht der Ärztin Eva-Maria Risse führt Angst aufgrund einer vorherrschenden Organisations- und Sicherheitskultur zu Überdiagnostik. Wenn Mitarbeitende mit dieser Angst konfrontiert sind, wird mehr und unnötige Diagnostik durchgeführt. Diese Diagnostik erhöht sowohl die Versorgungskomplexität von Patienten und geht gleichzeitig mit finanziellem Aufwand für das Krankenhaus einher.

Angesichts der sich stetig ändernden Herausforderungen im Gesundheitswesen wird deutlich, dass Veränderungen dringend erforderlich sind. Überraschenderweise wurde der aktiven Gestaltung der Organisationskultur in deutschen Krankenhäusern bisher nur wenig Aufmerksamkeit geschenkt. Im Vergleich zu anderen Hochrisikosektoren, wie der Luftfahrt, ist im medizinischen Bereich in Bezug auf die Entwicklung der Organisationskultur wenig Fortschritt zu verzeichnen.

Es stellt sich die Frage: Wenn andere Sektoren, wie die Luftfahrt, durch eine proaktive Gestaltung ihrer Organisationskultur signifikante Verbesserungen erzielt haben, warum findet ein ähnlicher Ansatz in medizinischen Organisationen bisher kaum Anwendung?

3.5.1 Menschliche Automatismen: Überwindung kognitiver Trägheit

Menschen neigen zu Gewohnheiten, die wenig geistige Anstrengung erfordern und dadurch energieeffizient sind (Kessler und Fritsche 2018). Mit wachsender Erfahrung verlassen wir uns zunehmend auf solche automatisierten Abläufe, die für effiziente und sichere Arbeitsprozesse unentbehrlich und vorteilhaft sind. Allerdings gewöhnen wir uns im Laufe der Zeit auch an schädliche oder dysfunktionale Automatismen, wie problematische Denk- und Verhaltensmuster. Um diese zu ändern, ist es notwendig, die sogenannte kognitive Trägheit zu überwinden. Die Annahme neuer Perspektiven und Verhaltensweisen erfordert Energie und ist mit Unsicherheit verbunden, doch manchmal ist es erforderlich, die vertrauten „Gedankenautobahnen" zu verlassen und neue, ungewohnte „Pfade" zu erkunden. Obwohl dies anfangs herausfordernder sein mag, kann es effektiver und zielführender sein. Für eine Veränderung der Organisationskultur ist es erforderlich, dass zumindest ein Teil der Mitarbeitenden bestimmte Denk- und Handlungsmuster aufgibt und bereit ist, neue Wege zu beschreiten. Wenn etwa 30 % der Mitarbeitenden etwas anders und gleichzeitig besser macht, kann ein sogenannter sozialer Kipppunkt entstehen. Andere sehen die positiven Auswirkungen und kopieren die damit verbundenen Verhaltensweisen. Denn es sind vor allem Menschen, die andere Menschen zum Handeln bewegen. Die menschliche Interaktion beeinflusst auf diese Weise soziale Dynamiken und kann helfen, die kognitive Trägheit zu überwinden.

3.5.2 Einfluss des Sozialkontextes: Herausforderungen kollektiver Veränderung

Veränderungen auf kollektiver Ebene stellen allgemein eine größere Herausforderung dar als individuelle Anpassungen. Die Organisationskultur repräsentiert tief verwurzelte, kollektive Verhaltensnormen und bildet die Identität einer Organisation, die oft historisch gewachsen ist. Es handelt sich um die unbewussten Muster des Wahrnehmens, Denkens und Fühlens der Mitarbeitenden, die ihre Handlungen lenken und oft als unveränderlich akzeptiert werden. Steven Shorrock hebt in einem Artikel des Hindsight-Magazins hervor, dass wahrer kultureller Wandel eine Änderung gemeinsamer Werte, Überzeugungen, Annahmen und Praktiken bedeutet – eine immense Herausforderung selbst für einzelne Personen, geschweige denn für Tausende („True cultural change means changing shared values, beliefs, assumptions, and practice. That's hard enough for one person trying his or her best! For a thousand people …? Good luck").

Obwohl der soziale Kontext, in dem Mitarbeitende agieren, umfangreich erforscht ist, wird er bei Veränderungsprozessen oft noch unterschätzt. Manche Veränderungen kollidieren mit den tief verwurzelten Werten der beruflichen Kultur und Teile dieser Kultur werden zu bedeutenden Barrieren, wie Nurok und Lee (2019) feststellen. Bezogen auf Just Culture und die damit verbundenen Kernwerte wie Vertrauen, Verantwortung und Gerechtigkeit gibt es jedoch eigentlich keine Wertekonflikte, da diese Werte in der Medizin gegenüber Patienten schon immer verankert waren. Diese potenzielle Stärke wird auf der interpersonellen Ebene der Mitarbeitenden im Krankenhaus jedoch noch nicht vollständig genutzt. Im Fazit des Just Culture-Projekts am Ottawa Hospital in Kanada (TOH) wird angeführt, dass gesellschaftliche Tendenzen, insbesondere das Bedürfnis, Schuldige zu identifizieren und zu bestrafen, die Umsetzung von Just Culture-Prinzipien erschweren (Forster et al. 2019). In dieser Hinsicht können bestimmte Aspekte unserer umgebenden Sozialkultur ein Hindernis für die Etablierung einer Just Culture darstellen.

3.5.3 Fehlender Fokus: Aufmerksamkeitsdefizit bei der Kulturveränderung

Eine weitere Herausforderungen bei der Veränderung der Organisationskultur liegt darin, dass sie häufig in Organisationen unbemerkt bleibt (Covey et al. 2022; Smircich 1983). Die Fokussierung liegt oft auf der Bewältigung des Tagesgeschäfts und der Koordination der dafür erforderlichen Ressourcen. In einigen Krankenhäusern wird die eigene Organisationskultur aus verschiedenen Gründen bewusst ignoriert, einschließlich ihrer Auswirkungen auf Mitarbeitende, Patienten und die Organisation selbst. In anderen Einrichtungen hat möglicherweise noch keine ausführliche Auseinandersetzung mit diesem Thema stattgefunden. Dies erschwert sowohl das Erkennen als auch das Steuern der Organisationskultur aus Sicht der betroffenen Einrichtung erheblich. Generell wird der Veränderung der Organisationskultur oft nicht die nötige Aufmerksamkeit geschenkt:

> „Wenn es um Kulturveränderung geht, leiden Organisationen unter einer Art Aufmerksamkeitsdefizitstörung." (Heskett und Kotter 2022)

3.5.4 Fokus auf Einsparungen versus Fokus auf langfristigem Nutzen: Das Dilemma der Krankenhausführung

Margaret Heffernan betont in der BBC-Sendung „Analysis" zum Thema Just Culture: „Wenn Ihr Ziel Kostensenkung ist, dann wird Unwissenheit ungemein wertvoll." Das Zitat reflektiert ein tiefgreifendes Dilemma, mit dem Krankenhäuser konfrontiert sein können. Es beleuchtet den potenziellen Konflikt zwischen ökonomischen Zielen und der Wichtigkeit einer gesunden Organisationskultur. In diesem Kontext kann das Zitat auf Krankenhäuser in folgender Weise zutreffen:

- **Kurzfristige finanzielle Prioritäten:** Krankenhäuser, die sich hauptsächlich auf Kostensenkungen konzentrieren, neigen möglicherweise dazu, Investitionen in die Organisationskultur zu vernachlässigen. Eine solche Ignoranz kann kurzfristig wirtschaftlich erscheinen, da sie direkte Ausgaben reduziert.
- **Langfristige Konsequenzen:** Das Ignorieren der Organisationskultur kann langfristig negative Auswirkungen haben. Probleme wie geringe Mitarbeiterzufriedenheit, hohe Fluktuation oder geringere Patientensicherheit können entstehen, was letztlich die Kosten erhöht und die Qualität der Patientenversorgung beeinträchtigt.
- **Widerstand gegen Veränderung:** In einer Umgebung, die sich primär auf Kostensenkung konzentriert, kann Widerstand gegen Veränderungen, insbesondere solche, die zusätzliche Investitionen erfordern, vorherrschen. Dies kann eine Verbesserung der Organisationskultur erschweren.
- **Unterbewertung immaterieller Vorteile:** Die Vorteile einer starken Organisationskultur, wie verbesserte Teamarbeit, Mitarbeiterengagement und Patientensicherheit, sind oft weniger direkt messbar und werden daher in einem auf Kostenersparnis ausgerichteten Umfeld möglicherweise unterschätzt.
- **Strategische Kurzsichtigkeit:** Eine Fokussierung auf Kostensenkung ohne Berücksichtigung der Organisationskultur kann zu strategischer Kurzsichtigkeit führen, bei der langfristige Vorteile einer gesunden Organisationskultur für kurzfristige finanzielle Gewinne geopfert werden.

Insgesamt deutet das Zitat darauf hin, dass eine zu starke Konzentration auf finanzielle Aspekte zu einer Vernachlässigung wichtiger kultureller und struktureller Elemente im Krankenhaus führen kann, die für dessen langfristigen Erfolg und die Qualität der Patientenversorgung entscheidend sind.

3.5.5 Zahlen statt Worte: Wenig messbare Auswirkungen einer vernachlässigten Organisationskultur im Gesundheitswesen

Die Organisationskultur in einem Krankenhaus bildet sich unabhängig davon, ob sie aktiv geformt wird oder nicht, und ihre Auswirkungen sind sowohl für die Mitarbeitenden spürbar als auch für die Organisation messbar. Eine Organisationskultur beeinflusst stets das Gesamtsystem des Krankenhauses, entweder indem sie die Arbeit erleichtert, effektiver und sicherer macht oder indem sie diese erschwert, ineffektiver und unsicherer gestaltet. Wenn die Gestaltung der Organisationskultur dem Zufall überlassen wird, tendiert sie eher zu negativen Auswirkungen.

Die aktive Gestaltung der Organisationskultur ist untrennbar mit der Arbeit mit Menschen verbunden und daher in gewissem Maße unberechenbar. Dies unterscheidet sie von anderen, besser planbaren und budgetierbaren Projekten, wie etwa im Infrastrukturbereich. Projekte, die sich auf Mitarbeitende, deren Interaktionen und die umgebende Kultur konzentrieren, bringen indirekt messbare Ergebnisse mit sich. Zudem werden kulturelle Veränderungen und ihre Folgen häufiger in Worten als in Zahlen ausgedrückt (Heskett und Kotter 2022). Insbesondere im ökonomisch orientierten Medizinbereich fehlen oft harte Fakten in Form klarer Zahlen, um solche Veränderungen nachvollziehbar zu machen. Dies zeigt, dass Veränderungen der Organisationskultur selten an der Spitze der Agenda von Krankenhausleitungen stehen. Obwohl Geschäftsführungen oft einen Zusammenhang zwischen Kultur und finanzieller Leistung erkennen, haben sie meist keine klare Vorstellung davon, wie dieser Zusammenhang funktioniert, und unterschätzen oft dessen Auswirkungen (Heskett und Kotter 2022).

3.5.6 Zeitspanne und zeitliche Ressourcen: Zeitmangel als Hürde für Kulturwandel

Die Weiterentwicklung der Organisationskultur in Krankenhäusern wird oft durch begrenzte finanzielle und zeitliche Ressourcen der Mitarbeitenden gehemmt. Diese Situation erscheint widersprüchlich, da gerade Veränderungen in Denk-, Verhaltens- und Kommunikationsweisen, die den Mitarbeitenden direkt zugutekommen könnten, aufgrund mangelnder Zeit nicht umgesetzt werden. Dies könnte auch daran liegen, dass der wirtschaftliche Aspekt und die Notwendigkeit von Effizienz dominieren, wodurch die Mitarbeitenden verständlicherweise skeptisch bleiben, ob solche Veränderungen ihren Arbeitsalltag tatsächlich positiv beeinflussen.

Zudem erstrecken sich Kulturveränderungen meist über mehrere Jahre, was diese Projekte zu einer langfristigen Herausforderung macht (Kühl 2018). Die Auswirkungen solcher Veränderungen werden erst nach einer gewissen Zeit sichtbar. Oftmals werden Kulturprogramme ins Leben gerufen, die jedoch lediglich die formale oder sichtbare Seite einer Organisation beeinflussen, ohne die tiefer liegenden Strukturen und Einstellungen nachhaltig zu verändern (Kühl 2018).

3.5.7 Nur verschriftlichte Wünsche: Die Kluft zwischen Schauseite und Realität in der Organisationskultur

Eine Just Culture kann nicht allein aus Dokumenten entstehen (Frankel et al. 2006). Es reicht nicht aus, Absichten und Ziele lediglich schriftlich festzuhalten, ohne diese anschließend in die Tat umzusetzen. Im Englischen spricht man davon, den Worten Taten folgen zu lassen („walk the talk"), was bedeutet, dass man einen mündlichen oder schriftlichen Plan durch aktives Handeln in die Praxis umsetzt. Mitarbeitende erkennen oft die Diskrepanzen zwischen einer nach außen präsentierten Fassade und der tatsächlich vorherrschenden informellen Kultur, die die Organisationskultur widerspiegelt. Versuche, eine bestehende Kultur lediglich durch Verhaltensanforderungen zu kaschieren, führen oft zu Zynismus unter den Mitarbeitenden (Kühl 2018). Zudem gibt es das Phänomen einer zunehmenden Bürokratie und Regulierung, das als „doing more of the wrong things righter" bezeichnet wird (de Zulueta 2015). Obwohl die Formalisierung von Strukturen und Arbeitsprozessen den Mitarbeitenden eine gewisse Orientierung bietet, können diese Regelungen auch Ausweichmanöver provozieren, da sie auf die zunehmende Regulierung reagieren (Kühl 2018).

3.5.8 Status, Hierarchie und Rangdynamiken: Barrieren für den organisatorischen Wandel

Aus einer systemischen Perspektive lassen sich weitere Gründe für die Schwierigkeiten bei Veränderungsprozessen in Organisationen identifizieren. Obwohl Gruppenstrukturen eigentlich zur Reduktion von Komplexität beitragen sollen, können sie Veränderungsprozesse komplexer machen (Herget 2020). Konkurrenzdenken und Machtkämpfe stören oft die Kommunikation zwischen verschiedenen Gruppen, wie etwa zwischen Verwaltung, Pflege und ärztlichem Personal (Tippe 2019). Diese Dynamiken führen häufig zu Konflikten. Zudem spielen Gruppen- und Rangdynamiken, also die Auseinandersetzung um die hierarchische Ordnung, eine wichtige Rolle bei Veränderungsprozessen. Soziale Beziehungen sind für Menschen von essenzieller Bedeutung und Veränderungen, die diese Beziehungen betreffen, können das Bedürfnis nach Zugehörigkeit stören (Ryan und Deci 2000). Infolgedessen sind Veränderungen oft mit Angst verbunden und Angst führt wiederum zu Widerstand. Das individuelle Angstsystem, das bei allen Veränderungsprozessen eine wesentliche Rolle spielt, wird häufig unterschätzt (Collins 2019).

3.5.9 Selbstzufriedenheit und Selbsttäuschung: Die Illusion des bereits erfolgten Wandels

Die systembedingte Selbstzufriedenheit einiger (leitender) Mitarbeitenden kann eine bedeutende Barriere für organisatorische Veränderungen darstellen. Diese Mitarbeitenden haben sich innerhalb der bestehenden Systeme und Organisationskulturen hochgearbeitet und befürchten bei Veränderungen einen Verlust ihrer Machtposition (Maurer 2010). Hinzu kommt die Annahme, dass auf der Leitungs-

3.5 Warum wird die Organisationskultur eines Krankenhauses kaum beachtet...

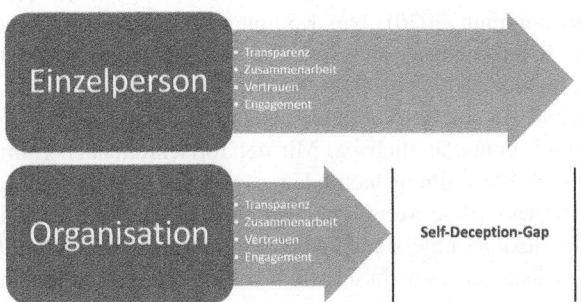

Abb. 3.5 Selbsttäuschungsphänomen

ebene bereits notwendige Veränderungen vollzogen wurden, obwohl die heutige Arbeitsumgebung tatsächlich eine andere Art der Führung erfordert (Covey et al. 2022). Diese Selbsttäuschung, bei der individuelle Kompetenzen in Bezug auf Transparenz, Zusammenarbeit, Vertrauen und Engagement als hoch eingeschätzt werden, während man diese Kompetenzen in der gesamten Organisation als unzureichend wahrnimmt, führt zu dem Trugschluss, dass Veränderung nur bei anderen notwendig sei. Diese Haltung, wenn sie von allen Mitarbeitenden geteilt wird, verhindert jeglichen Wandel. Durch diese Haltung entsteht ein sogenanntes Self-Deception-Gap, eine Lücke zwischen der Überzeugung hinsichtlich eigener Kompetenzen und dem Vorhandensein dieser Kompetenzen innerhalb der Organisation (Abb. 3.5).

3.5.10 Ein Problem in der ärztlichen Aus- und Weiterbildung: Fehlende Führungskompetenzen

Ein wesentlicher Grund, warum leitende ärztliche Mitarbeitende häufig nicht effektiv zur Gestaltung der Organisationskultur beitragen, liegt in der Aus- und Weiterbildung. Es fehlen oft die erforderlichen Führungskompetenzen, um die Organisationskultur aktiv zu formen. Teamarbeit und Kommunikation, grundlegende Elemente effektiver Führung, sind in der medizinischen Ausbildung und Fortbildung bisher nicht systematisch integriert (Collins 2019; Rosenbaum 2019b). Dies führt dazu, dass viele ärztliche Mitarbeitende unzureichend auf Führungsrollen vorbereitet sind und daher möglicherweise Angst vor dem Scheitern in solchen Positionen haben. Einige Ärzte streben aus diesem Grund bewusst keine Führungspositionen an oder sind nicht in der Lage, diese adäquat auszufüllen und vorzuleben (Collins 2019).

3.5.11 Komplexität im Krankenhaus macht einen umfangreichen Veränderungsprozess zu komplex

Es gibt zahlreiche Gründe, warum die Organisationskultur in Krankenhäusern oft nicht aktiv gestaltet wird. Obwohl die notwendigen Mechanismen und Werkzeuge für einen Wandel bekannt und verfügbar sind, besteht vielfach ein Problem in der

Umsetzung (Brommundt 2020). Die Komplexität eines Projekts zur Kulturveränderung ist für Krankenhäuser oft schwer fassbar und herausfordernd in der Praxis umzusetzen (Finckler 2017). In einer bereits komplexen Umgebung wie einem Krankenhaus kann ein solches Vorhaben als überfordernd empfunden werden, obwohl es eigentlich unumgänglich ist. Mit der fortschreitenden Einführung neuer Technologien und Behandlungsmethoden sowie der Digitalisierung und künstlichen Intelligenz wird diese Komplexität weiter steigen. Die Mitarbeitenden benötigen daher eine flexible, unterstützende und innovationsorientierte Organisationskultur. Krankenhäuser, die es nicht schaffen, sich an die neuen Rahmenbedingungen anzupassen und ein vertrauensvolles sowie gerechtes Arbeitsumfeld zu schaffen, könnten zukünftig vor noch größeren Herausforderungen stehen. Jene Einrichtungen, die es jedoch schaffen, durch organisationales Lernen und eine positive Kultur zu reagieren, werden nachhaltig erfolgreich sein.

Literatur

Bahtijarević, M. (Moderierende). (o. J.). *Moralische Verletzungen [Podcast]*. Abgerufen 9. Oktober 2021, von https://www.ndr.de/nachrichten/info/Synapsen-Moralische-Verletzungen,podcastsynapsen206.html

Brommundt, J. S. (2020). Empowerment: Error Management Through Cultural Change in Medicine. In E. Vanderheiden & C.-H. Mayer (Hrsg.), *Mistakes, Errors and Failures across Cultures* (S. 537–546). Springer International Publishing. https://doi.org/10.1007/978-3-030-35574-6_28

Collins, R. T. (2019). Leadership in Medicine. *The American Journal of Cardiology*, 124(4), 650–651. https://doi.org/10.1016/j.amjcard.2019.05.016

Covey, S. M. R., Kasperson, D., Covey, M., & Judd, G. T. (2022). *Trust and inspire: How truly great leaders unleash greatness in others / Stephen M.R. Covey, with David Kasperson, McKinlee Covey, and Gary T. Judd*.

de Zulueta, P. (2015). Developing compassionate leadership in health care: An integrative review. *Journal of Healthcare Leadership*, 1. https://doi.org/10.2147/JHL.S93724

DeChant, P., & Shannon, D. (2020). Creating Optimal Clinical Workplaces by Transforming Leadership and Empowering Clinicians. In A. Montgomery, M. van der Doef, E. Panagopoulou, & M. P. Leiter (Hrsg.), *Connecting Healthcare Worker Well-Being, Patient Safety and Organisational Change: The Triple Challenge*. Springer International Publishing. https://doi.org/10.1007/978-3-030-60998-6

Finckler, P. (2017). *Transformationale Führung*. Springer Berlin Heidelberg. https://doi.org/10.1007/978-3-662-50292-1

Forster, A. J., Hamilton, S., Hayes, T., & Légaré, R. (2019). Creating a Just Culture: The Ottawa Hospital's experience. *Healthcare Management Forum*, 32(5), 266–271. https://doi.org/10.1177/0840470419853303

Frankel, A. S., Leonard, M. W., & Denham, C. R. (2006). Fair and Just Culture, Team Behaviour, and Leadership Engagement: The Tools to Achieve High Reliability. *Health Services Research*, 41(4p2), 1690–1709. https://doi.org/10.1111/j.1475-6773.2006.00572.x

Helmreich, R. L., & Merritt, A. C. (2009). *Culture at work in aviation and medicine: National, organizational and professional influences* (Repr.). Ashgate.

Herget, J. (2020). *Unternehmenskultur gestalten: Systematisch zum nachhaltigen Unternehmenserfolg*. Springer Berlin Heidelberg. https://doi.org/10.1007/978-3-662-59501-5

Heskett, J. L., & Kotter, J. P. (2022). *Win from within: Build organizational culture for competitive advantage*. Columbia University Press.

Kerrissey, M., Novikov, Z., Tietschert, M., Phillips, R., & Singer, S. J. (2023). The ambiguity of "we": Perceptions of teaming in dynamic environments and their implications. *Social Science & Medicine, 320*, 115678. https://doi.org/10.1016/j.socscimed.2023.115678

Kessler, T., & Fritsche, I. (2018). *Sozialpsychologie*. Springer Fachmedien Wiesbaden. https://doi.org/10.1007/978-3-531-93436-5

Kühl, S. (2018). *Organisationskulturen beeinflussen*. Springer Fachmedien Wiesbaden. https://doi.org/10.1007/978-3-658-20197-5

Mandl, C. (2017). *Vom Fehler zum Erfolg*. Springer Fachmedien Wiesbaden. https://doi.org/10.1007/978-3-658-18261-8

Markus, H. (1977). Self-schemata and processing information about the self. *Journal of Personality and Social Psychology, 35*(2), 63–78. https://doi.org/10.1037/0022-3514.35.2.63

Maurer, R. (2010). *Beyond the wall of resistance: Why 70% of all changes still fail--and what you can do about it* (Rev. ed). Bard Press.

Nurok, M., & Lee, T. H. (2019). Transforming Culture in Health Care. *New England Journal of Medicine, 381*(22), 2173–2175. https://doi.org/10.1056/NEJMms1906654

Rosenbaum, L. (2019a). Cursed by Knowledge—Building a Culture of Psychological Safety. *New England Journal of Medicine, 380*(8), 786–790. https://doi.org/10.1056/NEJMms1813429

Rosenbaum, L. (2019b). Divided We Fall. *New England Journal of Medicine, 380*(7), 684–688. https://doi.org/10.1056/NEJMms1813427

Rosenbaum, L. (2019c). The Not-My-Problem Problem. *New England Journal of Medicine, 380*(9), 881–885. https://doi.org/10.1056/NEJMms1813431

Ryan, R. M., & Deci, E. L. (2000). Self-Determination Theory and the Facilitation of Intrinsic Motivation, Social Development, and Well-Being. *American Psychologist*, 11.

Santomauro, C., Kalkman, C., & Dekker, S. (2014). Second victims organizational resilience and the role of hospital administration. *Journal of Hospital Administration, 3*(5). https://doi.org/95-10.5430/jha.v3n5p95

Sexton, J. B. (2000). Error, stress, and teamwork in medicine and aviation: Cross sectional surveys. *BMJ, 320*(7237), 745–749. https://doi.org/10.1136/bmj.320.7237.745

Smircich, L. (1983). Concepts of Culture and Organizational Analysis. *Administrative Science Quarterly, 28*(3), 339. https://doi.org/10.2307/2392246

Tajfel, H., & Turner, J. C. (1979). An integrative theory of intergroup conflict. In W. G. Austin & S. Worchel (Hrsg.), *The social psychology of intergroup relations* (S. 33–47). Brooks/Cole.

Tippe, A. (2019). Wie viel Chaos darf es denn sein? Praktische Theorie der Großgruppendynamik am Fallbeispiel einer Klinik. *Supervision, 03–2019*, 33–39. https://doi.org/10.30620/1431-7168-2019-3-33

Turner, P. (2019). *Leadership in Healthcare: Delivering Organisational Transformation and Operational Excellence*. Springer International Publishing. https://doi.org/10.1007/978-3-030-04387-2

Effektive Leadership-Ansätze im Krankenhaus

In diesem Kapitel werden verschiedene Führungsansätze vorgestellt, die effektive Teamarbeit und Kommunikation unterstützen, um die Sicherheit von Patienten und Mitarbeitenden zu gewährleisten.

Es gibt viele unterschiedliche Definitionen von Führung. Prinzipiell wird Führung als Einflussnahme von Personen auf andere definiert und umfasst 3 Hauptbereiche: Unternehmensführung, Personalmanagement und personale Führung. Für die Einführung einer Just Culture und die Transformation der Organisationkultur liegt der hauptsächliche Fokus auf der personalen Führung, die die Wechselbeziehungen zwischen Führungskräften und Mitarbeitenden beschreibt. Führung ist nötig, um innerhalb einer Gruppe Aktivitäten zur Erreichung von Zielen zu koordinieren (Wegge 2004).

Im Gegensatz zu einer direktiven Führung, die von oben nach unten wirkt, wird Leadership als soziales Phänomen und Prozess verstanden, die auf und zwischen verschiedenen Ebenen innerhalb der Organisation stattfinden (Turner 2019). Leadership wird im Deutschen häufig mit Führung gleichgesetzt. Der Begriff umfasst aber nicht nur die bloße Leitung oder Anweisung, sondern bezieht sich auch auf die Kunst, Menschen zu inspirieren und zu motivieren, gemeinsame Ziele zu erreichen. Der Unterschied liegt hauptsächlich in der Art und Weise, wie Einfluss ausgeübt wird und wie Entscheidungen getroffen und umgesetzt werden. Leadership fokussiert auf die Entwicklung von Beziehungen, die Förderung und die Ermächtigung von Individuen, wobei die Bedürfnisse der Menschen im Vordergrund stehen. In einigen Kontexten kann Leadership auch mit Leitungskompetenz übersetzt werden, um den Aspekt der Fähigkeiten und Qualitäten einer Leitungsperson hervorzuheben.

In der Fachliteratur wird zusätzlich zwischen Leadership und Management unterschieden (Kotter 1990). Während Leadership als Umgang mit Menschen angesehen wird, bezieht sich Management auf den Umgang mit Sachaufgaben. Leadership wird daher mit Kreativität, Innovation und Wandel assoziiert, während Management sich auf Budgetierung, Controlling und Projektplanung konzentriert.

Beide Aspekte sind jedoch für den Erfolg einer Organisation wichtig und ergänzen sich gegenseitig. Die Kombination von Leadership und Management ist für die Leitung einer Organisation essenziell, stellt aber aufgrund teils miteinander konkurrierender Zielsetzungen gleichzeitig eine Herausforderung dar.

4.1 Leadership als Katalysator: Gestaltung der Organisationskultur im Krankenhaus

Wie oben definiert, handelt es sich bei Leadership um eine an den Bedürfnissen der Menschen orientierte Art der Führung. Dadurch nimmt sie für einen Transformationsprozess in Richtung einer Just Culture, bei denen die Mitarbeitenden im Mittelpunkt stehen, eine zentrale Rolle ein.

> „Only leadership can blast through the many sources of corporate inertia. Only leadership can motivate the actions needed to alter behavior in any significant way. Only leadership can get change to stick by anchoring it in the very culture of an organization." (Kotter 2012)

Das Zitat unterstreicht die Bedeutung von Leadership bei der Initiierung, Durchführung und Aufrechterhaltung von Veränderungen innerhalb einer Organisation. Leadership wird an vielen Stellen in der Literatur als einflussreichster Faktor bei der Gestaltung der Organisationskultur angesehen (de Zulueta 2015; Herget 2020; Schein 2004; Turner 2019) (Abb. 4.1).

Leadership ist jedoch kein einheitlich definiertes Konzept. Um die Transformation hin zur einer von Just Culture geprägten Organisationskultur bestmöglich unterstützen zu können, werden in den folgenden Anschnitten einzelne, für diesen Zweck (besonders) gut geeignete Ansätze beschrieben.

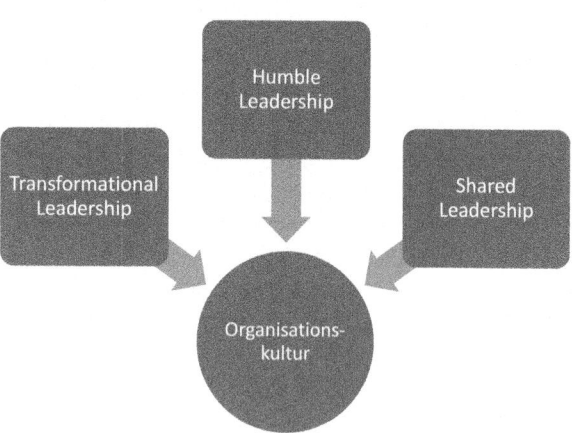

Abb. 4.1 Leadership prägt die Organisationskultur

4.2 Grenzen der transaktionalen Führung: Herausforderungen und Perspektiven im Krankenhaus

In diesem Abschnitt geht es zunächst um transaktionale Führung, die sich auf Leistungserwartungen und Belohnungsmechanismen konzentriert. Grundsätzlich unterscheidet man zwischen transaktionaler und transformationaler Führung. Die Unterscheidung wurde ursprünglich vom amerikanischen Politikwissenschaftler und Historiker James MacGregor Burns eingeführt (Burns 1979). Burns beobachtete, dass Politiker häufig eine transaktionale Führungsmethode anwenden, bei der Wählerstimmen gegen bestimmte Vorteile wie Steuererleichterungen getauscht werden.

In der transaktionalen Führung gibt es eine klare Austauschbeziehung zwischen Organisation und Mitarbeitenden. Führungskräfte legen die Erwartungen an die Mitarbeitenden fest und definieren die Kompensation, wie Gehalt oder Belohnungen, die dafür gewährt werden. Gute Leistungen werden durch Beförderungen oder finanzielle Anreize belohnt, während schlechte Leistungen sanktioniert werden. Diese Führungsart zeichnet sich durch eine klare Trennung von Zuständigkeiten und Verantwortlichkeiten sowie ein Eingreifen bei Bedarf aus (Wegge 2004). Regelverstöße und Fehler werden besonders betont, um die Zielerreichung sicherzustellen (Finckler 2017). Dies bedeutet, dass in einem transaktionalen Führungsansatz die Einhaltung von Regeln und das Vermeiden von Fehlern sehr wichtig genommen werden. Es wird ein Umfeld geschaffen, in dem die Konsequenzen von Regelverstößen und Fehlern deutlich hervorgehoben werden, um sicherzustellen, dass die Mitarbeitenden auf die Erreichung der gesetzten Ziele fokussiert bleiben. Das Ziel dieser Führungsart im medizinischen Arbeitsumfeld ist es, eine hohe Leistungsqualität und Patientensicherheit durch klare Regeln, konsequente Leistungsbewertung und die Betonung von Verantwortlichkeit zu gewährleisten. Dieser Ansatz kann effektiv sein, um bestimmte Ziele zu erreichen, birgt aber auch die Gefahr einer zu starken Betonung von Bestrafung und negativen Sicht auf Fehler sowie potenziell negativen Auswirkungen auf die Arbeitsmoral. All diese Faktoren beeinflussen auch die interne Kollaboration und Kommunikation. Der Führungsstil wird oft als bedürfnis- und werteverletzend empfunden, da die persönlichen Bedürfnisse der Mitarbeitenden hinter den medizinischen Aufgaben zurückstehen müssen. Pausen, Essen und Trinken werden oft für medizinische Notwendigkeiten zurückgestellt. Dies führt unter ärztlichen Mitarbeitenden häufig zu Demotivation, Frustration und Resignation (Bahtijarević 2021; Collins 2019; Rosenbaum 2019b).

Bass, ein renommierter Forscher im Bereich Führungstheorien und Leadership, betrachtet transaktionale Führung als einen Weg zur Mittelmäßigkeit. Obwohl sie eine gewisse Standardisierung der Leistung ermöglicht, hat sich dieser Führungsstil in verschiedenen Studien als ineffektiv und langfristig sogar als kontraproduktiv erwiesen (Bass 1990).

4.3 Transformational Leadership im Krankenhaus: Von "Command and Control" zu "Trust and Inspire"

Das Prinzip von Transformational Leadership geht über die transaktionale Idee der Leistung und Gegenleistung hinaus, indem versucht wird, Mitarbeitende zu inspirieren, zu motivieren und gezielt zu fördern.

> „Superior leadership performance – transformational leadership – occurs when leaders broaden and elevate the interests of their employees, when they generate awareness and acceptance of the purpose and mission of the group, and when they stir their employees to look beyond their own self-interest for the good of the group." (Bass 1990)

Wie der Name bereits andeutet, erfolgt dadurch eine Veränderung (Transformation) der Einstellungen und des Verhaltens der Mitarbeitenden. In diesem Zusammenhang sind 4 Bereiche von zentraler Bedeutung:

1. **Einflussnahme durch Vorbildfunktion**: Transformationale Führungskräfte fungieren als Rollenmodelle, deren Verhalten und Ethik die Mitarbeitenden inspirieren. Sie verkörpern die Werte und Ziele der Organisation durch ihr Handeln und fördern so ein Umfeld von Integrität und Engagement. Diese Vorbildfunktion schafft Vertrauen und Respekt und motiviert Mitarbeitende, diese Werte in ihre eigene Arbeit zu integrieren.
2. **Motivation durch Inspiration**: Transformationale Führungskräfte sind Meister darin, eine überzeugende Vision der Zukunft zu vermitteln. Sie kommunizieren klar, wie die Zukunft aussehen könnte und motivieren ihre Teams, diese Vision gemeinsam zu verfolgen. Indem sie Enthusiasmus und Optimismus ausstrahlen, helfen sie Mitarbeitenden, die Bedeutung ihrer Arbeit im größeren Kontext zu erkennen und sich dafür zu engagieren.
3. **Intellektuelle Stimulation durch fortwährendes Infragestellen des Status quo**: Transformationale Führungskräfte ermutigen Kreativität und Innovation. Sie fordern ihre Teams auf, bestehende Annahmen und Verfahren zu hinterfragen und neue Lösungsansätze zu finden. Dieser Ansatz fördert ein Klima der kontinuierlichen Verbesserung und Anpassung, was besonders in sich schnell verändernden oder komplexen Arbeitsumfeldern wichtig ist.
4. **Individuelle Berücksichtigung von Mitarbeitenden und deren Bedürfnissen:** Im Gegensatz zu einem One-size-fits-all-Ansatz erkennen transformationale Führungskräfte die Einzigartigkeit jedes Mitarbeitenden. Sie verstehen und respektieren individuelle Bedürfnisse, Fähigkeiten und Ziele. Diese personalisierte Herangehensweise ermöglicht es ihnen, jedes Teammitglied individuell zu fördern und zu unterstützen, wodurch sie die persönliche und berufliche Entwicklung jedes Einzelnen maximieren.

Insgesamt geht es beim Transformational Leadership um die Fähigkeit, Veränderungen nicht nur zu managen, sondern sie aktiv und positiv zu gestalten. Es ist ein Führungsstil, der auf der Grundlage von Empathie, Inspiration und persönlicher

Entwicklung aufbaut und so eine leistungsstarke und engagierte Organisationskultur fördert. Außerdem sorgt Transformational Leadership für ein effektives und faires Miteinander, eine dementsprechende Kommunikation sowie eine innovative Haltung und Ergebnisorientierung (Finckler 2017). Insgesamt bedeutet Ergebnisorientierung im Krankenhaus, dass alle Prozesse und Aktivitäten darauf ausgerichtet sind, konkrete, positive Ergebnisse in der Patientenversorgung (hohe Qualitätsstandards) und im Betrieb des Krankenhauses (Förderung von Innovationen und des Personals, effiziente Ressourcennutzung) zu erzielen, und dass das gesamte Personal in diese Zielsetzung eingebunden ist. Es gelingt sogar Mitarbeitende dazu zu bringen mehr zu machen, als sie ursprünglich beabsichtigt haben (Bass, 1990). Außerdem wird diese Art von Leadership mit positiven Auswirkungen auf das Wohlbefinden und das Befähigen von Mitarbeitenden in Verbindung gebracht (Arnold 2017). Weiter wird betont, dass Transformational Leadership Veränderungen und Verbesserungen der Organisationskultur unterstützt (Bass und Avolio 1994). Bei diesem Leadership-Ansatz haben sich positive Auswirkungen auf die Leistung von Organisationen aus dem privaten Sektor, dem Bildungssektor und bei Non-Profit-Organisationen gezeigt (Bass und Riggio 2006).

Ein höherer Anteil von Transformational Leadership in medizinischen Organisationen wäre hilfreich, um effektive und sichere Arbeit zu ermöglichen. Der Ansatz eines Wandels von „Command and Control" hin zu „Trust and Inspire" verfolgt den gleichen Ansatz (Covey et al. 2022).

Zusammenfassend lässt sich sagen, dass die Einflussnahme durch Vorbildfunktion, das faire Miteinander und der positive Einfluss auf die Veränderung und Verbesserung der Organisationskultur und Arbeitsumgebung als wesentlicher Vorteil von Transformational Leadership angesehen wird.

4.4 Humble Leadership: Vertrauen und Teamdynamik durch Demut stärken

Das Konzept des Humble Leadership (Führen mit Demut) stellt im Unterschied zu den zuvor genannten Führungsstilen die Einstellungen und Verhaltensweisen der Führungskraft in den Mittelpunkt. Dabei geht es im Sinne der Demut darum, offen eigene Fehler und Verwundbarkeiten zu kommunizieren, was als grundlegend für den Aufbau von Vertrauen angesehen wird. Dieses offene Zugeben von Fehlern und Verwundbarkeiten kann zunächst Unbehagen hervorrufen, da niemand inkompetent erscheinen möchte. Jedoch sind das Bewusstsein und die Akzeptanz der eigenen Fehlbarkeit und Verwundbarkeit für ein Team äußerst wertvoll.

> „Being vulnerable is the only way a team can become invulnerable." (Coyle 2019)

Das Zitat besagt, dass das Zulassen und Zeigen von Verletzlichkeit der Schlüssel dazu ist, ein unverwundbares oder starkes Team zu bilden. Coyle legt nahe, dass durch Offenheit und das Eingestehen von Schwächen, Unsicherheiten oder Fehlern innerhalb eines Teams ein Umfeld des Vertrauens und der Zusammenarbeit geschaffen wird.

Durch demütiges Führungsverhalten wird gegenseitiges Vertrauen gefördert und das Team zum gemeinsamen Lernen angeregt. Denn wenn Führungskräfte offen ihre Grenzen zeigen, wird es für Teammitglieder leichter, ebenfalls Wissenslücken oder Schwächen zuzugeben. Dies fördert eine Kultur des Lernens und des Wissensaustauschs im Team, wodurch die individuellen Fähigkeiten und Fertigkeiten optimal genutzt werden können. Eine Studie mit kardiologischen Operationsteams zeigte, dass diese am effektivsten zusammenarbeiten, wenn die leitende Person regelmäßig kommuniziert, nicht allwissend zu sein (Rosenbaum 2019a). Dies fördert das Stellen von Fragen und das Einbringen von Anregungen und schätzt die Beteiligung der Teammitglieder wert.

Demut in der Führung wird manchmal fälschlicherweise mit geringem Selbstvertrauen gleichgesetzt. Tatsächlich zeigt die Literatur deutlich, dass sich die produktivsten und innovativsten Teams durch Führungskräfte auszeichnen, die sowohl Vertrauen in ihre Stärken haben als auch ihre Schwächen kennen (Covey et al. 2022; Grant 2022). Ein demütiger Führungsstil wird oft mit hoher Authentizität verbunden, da das Eingeständnis, nicht perfekt zu sein und nicht alles zu wissen, als echt und aufrichtig wahrgenommen wird.

4.5 Gemeinsam stark: Die Rolle von Empathie, Mitgefühl und Empowerment in medizinischen Teams

Die Stärkung der Mitarbeitenden in einem von Mitgefühl geprägten Team- und Organisationsumfeld wird durch Empathie eingeleitet. Empathie ist die Fähigkeit, die Bedürfnisse anderer zu erkennen und darauf einfühlsam zu reagieren, wobei empathische Mitarbeitende durch ihr freundliches und verständnisvolles Verhalten auffallen (Younger 2021). In einem empathischen Umfeld fühlen sich die Mitarbeitenden verstanden und unterstützt (de Zulueta 2015).

Mitgefühl hingegen bedeutet, sich des Leidens anderer bewusst zu sein und den Wunsch zu haben, dieses zu mindern (Chochninov 2007). Dieses Mitgefühl ist ein zentraler ethischer Wert in der Medizin und unerlässlich für qualitativ hochwertige Behandlungen. Wenn Mitarbeitenden Mitgefühl entgegengebracht wird, sind sie eher in der Lage, dies auch gegenüber ihren Patienten zu zeigen, was wiederum die medizinische Arbeit fördert.

Das Erreichen und Aufrechterhalten von Mitgefühl innerhalb von Teams ist in medizinischen Einrichtungen eine Herausforderung. Aufgabenorientierte Mitarbeitende könnten emotionalen Bedürfnissen weniger Aufmerksamkeit schenken, während beziehungsorientierte Mitarbeitende eventuell Schwierigkeiten haben, sich auf klare Ziele zu konzentrieren. Daher ist ein Gleichgewicht zwischen Aufgaben- und Beziehungsorientierung erforderlich (de Zulueta 2015).

Empowerment ermöglicht es den Mitarbeitenden, eigenverantwortlich Entscheidungen zu treffen und selbstständig zu handeln. Der Zusammenhang zwischen Empathie und Empowerment in einem medizinischen Kontext besteht darin, dass Empathie die Grundlage für ein unterstützendes und mitfühlendes Arbeitsumfeld schafft, in dem sich Mitarbeitende verstanden und wertgeschätzt fühlen. Dies führt zu Empowerment, also der Befähigung der Mitarbeitenden, eigenverantwortlich und selbstständig zu handeln. Es beinhaltet die Delegation von Autorität und Verantwortung an das Team, wobei die Mitarbeitenden ohne Angst arbeiten, ihre Arbeit reflektieren und Fehler als Lernchancen betrachten können (Lippmann et al. 2019).

Empowerment in einem von Vertrauen und Teamzusammenhalt geprägten Umfeld führt zur Bildung von selbstorganisierten Gruppen, die eigenverantwortlich handeln und weniger direkte Führung benötigen. Dies fördert die Effizienz und Effektivität in medizinischen Einrichtungen.

Transformational und Humble Leadership sowie Empowerment bilden die Grundlage für das Konzept des Shared Leadership, das im nächsten Abschnitt erörtert wird.

4.6 Shared Leadership im Krankenhaus: Revolution der Teamdynamik und Hierarchie

In der modernen Arbeitswelt, insbesondere im Krankenhaus, ist Leadership auf verschiedenen Ebenen der Organisation unerlässlich (Turner 2019). Shared Leadership stellt ein nichthierarchisches Konzept dar, bei dem die Führungsfunktionen von der Gruppe selbst wahrgenommen werden, was zu einer Abflachung der Hierarchien führt.

Schon in den 1950er-Jahren wurde das Potenzial von Leadership auf Gruppen- und Teamebene erkannt, wobei Leadership als eine Gruppenqualität verstanden wurde, das heißt durch die Gruppe ausgeführt wird. Ähnlich wurde in den 1990er-Jahren beschrieben, dass Leadership nicht nur von einer zentralen Führungsposition ausgehen kann, sondern situativ auf verschiedenen Ebenen innerhalb eines Teams erforderlich ist (Handy 1993).

Die klinische Versorgung eines Polytraumas ist ein gutes Beispiel für Shared Leadership innerhalb eines multidisziplinären Teams. Auch wenn Notfallmediziner die Behandlung leiten, wird die Zuständigkeit und Verantwortung für spezifische Bereiche an spezialisiertes Personal abgegeben. Anästhesisten kümmern sich um Aufrechterhaltung der Vitalfunktionen, die Schmerztherapie und führen eine ggf. notwendige Anästhesie durch. Währenddessen versorgen (Neuro-)Chirurgen, Orthopäden oder Traumatologen je nach Dringlichkeit die spezifischen Verletzungen. Durch die Aufteilung werden Entscheidungen dort getroffen, wo das meiste Fachwissen vorhanden ist. Das eigenverantwortliche Handeln der jeweiligen Akteuren ermöglicht eine schnelle Anpassung an sich dynamisch ändernde Gegebenheiten in ihrem Bereich. Für eine effektive Behandlung sind die Kollaboration und Kommunikation entscheidend. Durch die Nutzung vielfältiger Fähigkeiten und Fertigkeiten und Leadership auf verschiedenen Ebenen innerhalb eines Teams wird so eine sichere, schnelle und umfangreiche Versorgung von scherverletzten Patienten ermöglicht.

Shared Leadership zeichnet sich durch einen dynamischen, interaktiven Prozess aus, der sich über das gesamte Team verteilt (Pearce und Manz 2005). Die Führungsrolle wechselt je nach Anforderung zwischen den Teammitgliedern, wobei die Führung nicht an eine feste Person gebunden ist. Auf diese Weise wird Leadership zu einem gemeinsamen, veränderlichen Gruppenphänomen, wobei alle Teammitglieder je nach Situation und Konstellation Führungsverantwortung übernehmen können.

Diese Flexibilität und Vielfalt ermöglichen eine schnelle Anpassung an veränderte Anforderungen. Die diversen Kompetenzen und Ressourcen innerhalb eines Teams werden optimal genutzt, was durch Studien bestätigt wird, die eine positive Korrelation zwischen Shared Leadership und Teamleistung aufzeigen (D'Innocenzo et al. 2016; Wang et al. 2014). Teams mit einem solchen Führungsansatz zeichnen sich durch weniger Konflikte, gesteigerten Zusammenhalt und erhöhtes Vertrauen aus (Bergmann et al. 1999). Sie bilden selbstorganisierende Netzwerke, die Herausforderungen ohne äußere Steuerung bewältigen und dabei Prozesse vereinfachen, Komplexität verringern und die Innovationskraft steigern. Solche Teams haben weniger Beziehungskonflikte aber durchaus konstruktive Aufgabenkonflikte, wobei die Bereitschaft, unterschiedliche Perspektiven zu kommunizieren, zu einer größeren Gedankenvielfalt und gesteigerter Kooperation sowie höherem Engagement und höherer Motivation aller Beteiligten beiträgt. Abschließend wurde ein Zusammenhang zwischen Shared Leadership und verbesserter Versorgungsqualität sowie erhöhter Patientensicherheit wissenschaftlich bestätigt (Kaufman und McCaughan 2013).

Shared Leadership ersetzt die direktive und formale Führung im Krankenhaus nicht vollständig. Die formale Führung bezieht sich auf die traditionelle hierarchische Führungsstruktur innerhalb einer Organisation, in der strategische Entscheidung von oben nach unten weitergegeben werden. Für die Umsetzung dieser Entscheidungen hat die formale Führung die Aufgabe, Shared Leadership zu entwickeln und zu unterstützen, beispielsweise durch die Optimierung der Zusammenarbeit und die Förderung von Lernprozessen (Lippmann et al. 2019).

4.7 Herausforderungen und Lösungen: Flexibles Leadership in der dynamischen Krankenhausumgebung

In der komplexen, sich ständig wandelnden Umgebung eines Krankenhauses wird deutlich, dass der transaktionale und hierarchisch orientierte Führungsstil zunehmend an seine Grenzen stößt. Eine der größten Herausforderungen im Krankenhaus ist die Anpassungsfähigkeit an unterschiedliche Situationen, die verschiedene Führungsstile und Leadership-Ansätze erfordern und manchmal einen schnellen Wechsel dieser Stile notwendig machen. In akuten, zeitkritischen medizinischen Situationen sind kurze Entscheidungswege und eine klare Aufgabenverteilung im Team essenziell. In solchen Fällen kann ein direktiver Führungsstil, der von klaren Anweisungen und Alleinentscheidungen geprägt ist, vorteilhaft sein. Allerdings führt eine ständige Anwendung dieses Stils langfristig zu negativen Auswirkungen wie sinkender Motivation, Informationsverlust und Abhängigkeit des Teams von der Führungskraft. Zudem erhöhen sich Unzufriedenheit, Krankenstand und Mitarbeiterfluktuation (Finckler 2017).

Leadership wird in der Literatur als eine Mischung aus Kunst, Handwerk und Wissenschaft betrachtet, was die Komplexität des Themas unterstreicht. Es ist wichtig zu erkennen, dass nicht ein einziger Ansatz als absolut richtig gilt und oft ein ausgewogener Mittelweg oder ein Wechsel zwischen verschiedenen Leadership-Ansätzen erfolgversprechend ist (Turner 2019).

4.8 Example. Transformationale Teamkultur in der Notfallmedizin: Der Weg der zentralen Notaufnahme Wandsbek

Der Alltag in der Notaufnahme einer großen Klinik kann dynamisch, stressig und mit hohen Belastungen verbunden sein. Umso wichtiger ist es, Möglichkeiten zur Reduktion von Belastungen zu nutzen. Auch wenn vieles in der Notfallmedizin unvorhersehbar und kaum planbar ist, kann die Teamkultur einer Abteilung aktiv und unterstützend gestaltet werden. Wie das gelingen kann, zeigen Sebastian Casu und sein Team in der zentralen Notaufnahme (ZNA) der Asklepios Klinik Wandsbek in Hamburg. Seit Anfang 2021 ist Sebastian Casu Chefarzt der ZNA und mittlerweile auch Ärztlicher Direktor. Er ist Facharzt für Anästhesiologie, klinische Akut- und Notfallmedizin, Intensiv- und Palliativmedizin und begann seine medizinische Karriere als Rettungsassistent. Schon hier wurde ihm klar, dass in der Notfallversorgung nicht nur fachliche Kompetenz, sondern auch gute Teamarbeit und Kommunikation von hoher Relevanz sind. Sein besonderes Interesse gilt der erfolgreichen Kommunikation und Teamarbeit im Schockraum sowie der Weiterbildung. Die Aussage „Schockraummanagement ist Kommunikationsmanagement" unterstreicht die Bedeutung des Themas. Er ist zu diesen Themen nicht nur auf diversen Weiterbildungsveranstaltungen als Experte präsent, sondern auch in den sozialen Medien aktiv und in Podcasts zu Gast.

Das Ärzteteam, der von ihm verantworteten ZNA besteht aus 3 oberärztlichen und knapp 20 assistenzärztlichen Mitarbeitenden. Mit ihrer Vision „Gemeinsam setzen wir Standards in der klinischen Notfallmedizin" lebt das Leitungsteam die Idee von Transformational Leadership. Dabei geht es dem Team nicht nur darum, Standards zu halten, sondern diese zu setzen und die Zukunft aktiv mitzugestalten. In diesem Ansatz von Empowerment und proaktiver Verantwortungsübernahme sind alle ärztlichen Mitarbeitenden des Teams dazu eingeladen, diese Standards aktiv mitzugestalten. Den Input der Mitarbeitenden miteinzubeziehen, legitimiert Standards. Außerdem fühlen sich diese eigenen Standards eher verpflichtet, weil sie bei Entscheidungen miteinbezogen wurden und so der eigene Einfluss sichtbar wird. Nicht zuletzt passen die so definierten Standards zur Wirklichkeit und den Anforderungen des Tagesgeschäftes einer Notaufnahme und einer speziellen Klinik.

Von seinem Team wird der Chefarzt als authentischer Leader beschrieben. Aufgrund seines Verhaltens und der Kommunikation gelingt es ihm, ein nahbares, freundschaftliches Verhältnis zu den Mitarbeitenden aufzubauen und dennoch die nötige Distanz zu wahren, um seine eigene Autorität aufgrund der leitenden Position nicht zu untergraben. Nach Ansicht von Sebastian Casu und seinem Team retten flache Hierarchien Leben und können gleichzeitig in der Umgebung eines Krankenhauses auch nachteilig sein. So kann das „du" im operativen Bereich sehr hilfreich sein, wird aber nach außen hin durchaus auch als unseriös wahrgenommen. Insbesondere beim Austausch mit anderen Abteilungen, die durchaus auch mal kontrovers verlaufen, hilft in der derzeitigen Krankenhausumgebung eher das „Sie", um den Kollegen auf Augenhöhe zu begegnen.

Die Oberärztin Frau Wolff beschreibt ihn als jemanden, der nicht nur einfach zuhört, sondern auch etwas verändert. Den Worten folgen Taten, im englischen wird von „walk the talk" gesprochen. Für den Aufbau von interpersonellem Vertrauen ist eine konkrete Umsetzung von Veränderungswünschen und das Vorangehen mit eigenem Beispiel wichtig. So entstand zu Beginn der Tätigkeit von Sebastian Casu der Wunsch nach mehr Transparenz bei Veränderungen, die das Team betreffen. Nach einer diesbezüglichen Rückmeldung durch das Team, werden Veränderungen seitdem auch transparenter im Team kommuniziert.

Auch die Auswahl neuer Mitarbeitenden erfolgt nicht ausschließlich durch das leitende Team der Abteilung. Auch das Feedback und der Eindruck anderer Mitarbeitenden wird miteinbezogen. Dabei verfolgt das Team unter anderem den Ansatz „hire for attitude, train for skills". Neue Mitarbeitende werden nicht nur nach fachlichen Qualifikationen ausgewählt, sondern auch danach, ob die persönlichen Grundprinzipien und Werte zum Team und ins große Gesamtkonzept passen. So werden Mitarbeitende rekrutiert, die ins Team passen, bestimmte Fertigkeiten und Fähigkeiten ergänzen und so die Abteilung voranbringen.

Neben dem Chef ist allen bewusst, dass Leadership-Kompetenzen in der Aus- und Weiterbildung bisher zu kurz kommen. Für das Lernen muss der nötige Raum gegeben werden. Wenn die Assistentin in der Notaufnahme das Schichtleitungstelefon hat, nimmt auch sie eine Leitungsaufgabe wahr. Dann werden nicht nur fachlich kompetente Entscheidungen gefordert, sondern auch gute Kommunikation und Organisation von notwendiger Teamarbeit. Für das Erlernen dieser notwendigen Leadership-Kompetenzen ist nicht nur im medizinisch-fachlichen Bereich, sondern auch auf persönlicher Ebene ein Sparringspartner von großer Bedeutung. Hierbei ist nicht nur Unterstützung, sondern auch regelmäßiges Feedback und das kontinuierliche Lernen aus Fehlern wichtig.

Das dafür notwendige Ansprechen von Fehlern, muss ebenfalls gelernt werden und erfordert Mut. Überwindet der Betroffene sich, hat es den Vorteil, dass derjenige dadurch für das Team nahbarer und authentischer wird, was wiederum Vertrauen schafft. Insgesamt wird im Team davon berichtet, dass es weniger Angst vor Fehlern gibt und die effektive und sichere Zusammenarbeit im Team gestiegen ist. Dazu gehört, dass im Nachhinein oft gemeinsam analysiert wird, wie etwas gelaufen ist und wo es Raum für Verbesserungen gibt, ohne dass die Schuldfrage aufkommt. Auch dieses gemeinschaftliche Lernen stärkt den sozialen Zusammenhalt im Team.

Nach jahrelanger Klinikerfahrung ist es für die Oberärztin Frau Wolff zudem das erste Mal, dass im klinischen Alltag auch soziale Kompetenzen trainiert werden. Diesen neuen Fokus auf andere Verhaltens- und Kommunikationsweisen empfindet sie als wertvoll und durchaus auch als Herausforderung. Das Verinnerlichen und die Umsetzung sind nicht immer einfach. Auch der Chefarzt selbst beschreibt, dass Kommunikation und Teamarbeit gelernt werden muss und Selbstreflexion dabei hilfreich ist. Den dafür notwendigen Raum nimmt sich nicht nur der Chef, sondern ermutigt auch seine Mitarbeitenden die Zusammenarbeit und Kommunikation im Team kontinuierlich zu reflektieren und zu üben.

Da es in der Notaufnahme schwierig ist, feste Weiterbildungstermine zu planen, kommt das so genannte „Teaching-On-Demand" zur Anwendung. Je nach Bedarf und Wunsch sowie vorhandenen zeitlichen Ressourcen werden kurze Weiterbildungs-Nuggets in den Klinikalltag integriert. Hier werden beispielsweise so genannte Culture Hacks, als andere, neue Verhaltens- und Kommunikationsweisen ausprobiert und genutzt. Solche Culture Hacks ermöglichen eine Transformation von abstrakten Kultureigenschafen in den konkreten Arbeitsalltag. Auf diese Weise wird die Teamkultur Schritt für Schritt verändert.

Der ausgeprägte Teamgedanke zieht sich mittlerweile durch die ganze Abteilung. Ein Dankeschön für die Übernahme einer Aufgabe oder eines Dienstes wird oft mit den Worten „Wir sind ein Team und füreinander da" quittiert. Diese Verhaltens- und Kommunikationsweise stärkt die soziale Zugehörigkeit, welcher bei der auf den Patienten fokussierten Versorgung im Krankenhaus oft verloren geht.

Nicht nur Sebastian Casu, sondern auch sein Team bestätigen, dass sich das Wohlbefinden, die Motivation sowie das Engagement der Mitarbeitenden verbessert hat. Auf diese Weise können nicht nur offene Stellen in kurzer Zeit nachbesetzt werden, sondern Assistenten bleiben teilweise auch über die Weiterbildungszeit hinaus im Team.

Wie jeder neue Mitarbeitende, wurde auch der Chef anfänglich durchaus kritisch beäugt. Insbesondere sein zu Beginn zurückhaltendes und beobachtendes Verhalten führten bei der langjährigen Oberärztin, die schon einige Chefärzte kennen gelernt hatte, zu Skepsis. Ein gemeinsames Erlebnis im Schockraum hat das Bild in kürzester Zeit verändert. Trotz eines kritischen Patienten war die Vorgehensweise, welche durch den anwesenden Chef maßgeblich koordiniert und geprägt wurde, ruhig, bedacht und strukturiert. Statt sich gegenseitig anzuschreien, wie auch schon erlebt, erfolgte eine eindeutige und stringente Kommunikation mit klarer Priorisierung und Aufgabenverteilung innerhalb des anwesenden Teams. Innerhalb von Sekunden gelang es dem Teamleiter auf diese Weise Vertrauen aufzubauen. Letztendlich wurde die erste gemeinsame Herausforderung auf diese Weise gemeinsam im Team erfolgreich bewerkstelligt.

In Gesprächen mit den Mitarbeitenden fragt Sebastian Casu daneben auch aktiv nach Feedback und fördert eigenständige Entscheidungen. Bei den eigenständigen Entscheidungen des Teams oder einzelner Mitarbeitender wird er vom Prinzip „good enough for now, safe enough to try" geleitet und gute Entscheidungen werden bewusst nicht korrigiert, um sie perfekt zu machen. Das er sich nicht zuletzt bei Problemen mit anderen Abteilungen vor sein Team stellt, stärkt das Vertrauen in den Chef und prägt auf diese Weise ebenfalls die Teamkultur. Gleichzeitig traut sich das Team auch, den Chef in seiner Vorbildfunktion, die ihm wichtig ist, zu kritisieren. So erzählt die leitende Oberärztin Dorothea Sauer bei einer Weiterbildungsveranstaltung bei der Deutschen Gesellschaft für interdisziplinäre Notfall- und Akutmedizin (DGINA): „Von 7 Uhr morgens bis 21 Uhr abends in der Klinik zu sein, sei kein gutes Vorbild".

Was können andere Abteilungen von Sebastian Casu und seinem Team lernen? Eine positive Transformation der Teamkultur gelingt auch in der stressigen, sich permanent ändernden und unvorhersehbaren Umgebung einer Notaufnahme. Aufgrund der hier notwendigen Flexibilität sind die das Team unterstützende Verhaltens- und Kommunikationsweisen äußerst wertvoll. Mit dem Wunsch etwas zu verändern und Mut, Neues auszuprobieren, kann die Teamkultur erfolgreich verbessert werden.

Mit Fokus auf hilfreiche Werte und Verhaltensweisen, die Bedürfnisse im Team und neuen Leadership-Ansätzen steigen das Wohlbefinden und das Engagement der Mitarbeitenden. Diese positiven Auswirkungen haben nicht nur Vorteile für die Mitarbeitenden und das Team, sondern auch für die Organisation. Wie spätere Beispiele in diesem Buch zeigen, geht damit eine niedrigere Fluktuation der Beschäftigten und eine Reduktion kurzzeitiger Fehltage (weniger als 2 Tage) einher.

Es gibt sicherlich nicht das eine passende Standardrezept für jede Abteilung. Jede Abteilungsleitung und jedes Team muss den für sich passenden Weg finden, aber die ZNA der Asklepios Klinik Wandsbek dient als positives Beispiel, wie es gelingen kann, durch andere Leadership-Ansätze die Teamkultur positiv zu beeinflussen.

4.9 Von medizinischer Fachkompetenz zu Leadership-Kompetenzen: Ein neuer Fokus in der medizinischen Versorgung

Für eine adäquate Bewältigung der zunehmend komplexen Herausforderungen im Krankenhaus ist es unerlässlich, dass medizinische Organisationen auch die Entwicklung von Leadership-Kompetenzen bei ihren Mitarbeitenden priorisieren. Wie auch in anderen Hochrisikobereichen hat die Art der Führung einen signifikanten Einfluss auf die Teamkultur, das Wohlbefinden der Mitarbeitenden und deren Leistungsfähigkeit.

Von einem Team mit Experten aus der Luftfahrt und Medizin, wurde das sogenannte MedLead360-Programm entwickelt, um gezielt Leadership-Kompetenzen im medizinischen Bereich zu erweitern. Das Programm zeichnet sich durch eine Kombination medizinischer Expertise und bewährter Trainingsmethoden aus der Luftfahrt aus und ermöglicht den Erwerb von Kompetenzen für effektive Teamführung, Teamarbeit und Kommunikation in interdisziplinären Teams. Um die bereichs- und fachübergreifende Teamarbeit und Kommunikation zu fördern, wird das Programm bewusst interdisziplinär durchgeführt. Es handelt sich um 30-stündiges Blended-Learning-Programm, bestehend aus einer Kombination aus Präsenz- und Onlinephasen, um die knappen zeitlich Ressourcen des medizinischen Fach-

4.9 Von medizinischer Fachkompetenz zu Leadership-Kompetenzen...

personals zu berücksichtigen. Das Programm ist vom Schweizerischen Institut für ärztliche Weiter- und Fortbildung (SIWF) akkreditiert und soll auch in Deutschland als ärztliche Weiterbildung anerkannt werden.

Inhaltlich liegt der Fokus unter anderem darauf, dass Teamleiter und Teams dafür Sorge tragen, dass Ziele und Aufgaben klar verstanden werden, relevante Informationen geteilt und benötigte Ressourcen genutzt werden, um eine optimale gegenseitige Unterstützung zu gewährleisten. Um dies zu erreichen, sollten Führungskräfte unter anderem folgende Aspekte berücksichtigen:

- **Vorbildliches Verhalten und Kommunikationsstile demonstrieren:** Eine Führungskraft sollte als Vorbild agieren und durch ihr eigenes Verhalten positive Standards setzen. Dazu gehört, respektvoll, offen und ehrlich zu kommunizieren. Ein effektiver Kommunikationsstil fördert ein positives Arbeitsumfeld und setzt einen Standard, den das Team nachahmen kann.
- **Aktive Beteiligung und Fragestellungen fördern:** Führungskräfte sollten eine Kultur der Einbeziehung und des Dialogs fördern. Indem sie Teammitglieder ermutigen, Fragen zu stellen und an Entscheidungen teilzuhaben, stärken sie das Engagement und die Verantwortung jedes Einzelnen.
- **Eigene Fehlbarkeit offen kommunizieren:** Das Eingestehen eigener Fehler oder Unsicherheiten kann eine Kultur der Offenheit und des Vertrauens fördern. Es zeigt, dass Fehler akzeptiert und als Lernmöglichkeiten gesehen werden.
- **Absichten, Pläne und Erwartungen deutlich machen:** Klare Kommunikation über Ziele, Pläne und erwartete Ergebnisse hilft dem Team, fokussiert und ausgerichtet zu bleiben. Dies umfasst auch die klare Definition von Rollen und Verantwortlichkeiten.
- **Bedenken und Sorgen der Teammitglieder ernst nehmen:** Aktives Zuhören und Eingehen auf die Bedürfnisse und Sorgen der Teammitglieder zeigt Wertschätzung und Respekt. Es hilft dabei, Vertrauen aufzubauen und ein unterstützendes Umfeld zu schaffen.
- **Das Wohlbefinden jedes Einzelnen und der Gruppe insgesamt im Auge behalten:** Die Förderung eines gesunden Arbeitsumfeldes, sowohl physisch als auch psychisch, ist für die Aufrechterhaltung der Produktivität und Zufriedenheit des Teams wesentlich. Dazu gehört auch, eine Balance zwischen Arbeits- und Privatleben zu unterstützen.

Insgesamt geht es bei effektiver Teamführung darum, eine Atmosphäre des Vertrauens, der Offenheit und des Respekts zu schaffen, in der jedes Teammitglied sich wertgeschätzt fühlt und motiviert ist, zum gemeinsamen Erfolg beizutragen.

Während interpersonelle Kompetenzen in der Teamführung und Patientenversorgung im Krankenhaus wesentlich sind, spielen natürlich auch fachliche Kompetenzen eine entscheidende Rolle, vor allem wenn die Führungsverantwortung situationsabhängig zwischen verschiedenen Mitarbeitenden wechselt.

Literatur

Arnold, K. A. (2017). Transformational leadership and employee psychological well-being: A review and directions for future research. *Journal of Occupational Health Psychology*, *22*(3), 381–393. https://doi.org/10.1037/ocp0000062

Bahtijarević, M. (Moderierende). (o. J.). *Moralische Verletzungen [Podcast]*. Abgerufen 9. Oktober 2021, von https://www.ndr.de/nachrichten/info/Synapsen-Moralische-Verletzungen,podcastsynapsen206.html

Bass, B. M. (1990). From transactional to transformational leadership: Learning to share the vision. *Organizational Dynamics*, *18*(3), 19–31. https://doi.org/10.1016/0090-2616(90)90061-S

Bass, B. M., & Avolio, B. J. (1994). Transformational Leadership And Organizational Culture. *International Journal of Public Administration*, *17*(3–4), 541–554. https://doi.org/10.1080/01900699408524907

Bass, B. M., & Riggio, R. E. (2006). *Transformational Leadership* (0 Aufl.). Psychology Press. https://doi.org/10.4324/9781410617095

Bergmann, H., Russ-Eft, D. F., & Hurson, K. (1999). *Everyone a leader: A grassroots model for the new workplace*. Wiley.

Burns, J. M. (1979). *Leadership*. Harper & Row.

Chochninov, H. (2007). Dignity and the essence of medicine: The A, B, C, and D of dignity conserving care. *British Medical Journal*, *334*, 5.

Collins, R. T. (2019). Leadership in Medicine. *The American Journal of Cardiology*, *124*(4), 650–651. https://doi.org/10.1016/j.amjcard.2019.05.016

Covey, S. M. R., Kasperson, D., Covey, M., & Judd, G. T. (2022). *Trust and inspire: How truly great leaders unleash greatness in others / Stephen M.R. Covey, with David Kasperson, McKinlee Covey, and Gary T. Judd*.

Coyle, D. (2019). *The culture code: The secrets of highly successful groups*. Random House Business Books.

de Zulueta, P. (2015). Developing compassionate leadership in health care: An integrative review. *Journal of Healthcare Leadership*, *1*. https://doi.org/10.2147/JHL.S93724

D'Innocenzo, L., Mathieu, J. E., & Kukenberger, M. R. (2016). A Meta-Analysis of Different Forms of Shared Leadership–Team Performance Relations. *Journal of Management*, *42*(7), 1964–1991. https://doi.org/10.1177/0149206314525205

Finckler, P. (2017). *Transformationale Führung*. Springer Berlin Heidelberg. https://doi.org/10.1007/978-3-662-50292-1

Grant, A. (2022). *Think again: Die Kraft des flexiblen Denkens: was wir gewinnen, wenn wir unsere Pläne umschmeißen* (U. Pesch, Übers.). Piper.

Handy, C. B. (1993). *Understanding organizations* (4. ed., reprinted with a new foreword and introduction). Penguin.

Herget, J. (2020). *Unternehmenskultur gestalten: Systematisch zum nachhaltigen Unternehmenserfolg*. Springer Berlin Heidelberg. https://doi.org/10.1007/978-3-662-59501-5

Kaufman, G., & McCaughan, D. (2013). The effect of organisational culture on patient safety. *Nursing Standard*, *27*(43), 50–56. https://doi.org/10.7748/ns2013.06.27.43.50.e7280

Kotter, J. P. (1990). *A force for change: How leadership differs from management*. Free Press ; Collier Macmillan.

Kotter, J. P. (2012). *Leading change*. Harvard Business Review Press.

Lippmann, E., Pfister, A., & Jörg, U. (Hrsg.). (2019). *Handbuch Angewandte Psychologie für Führungskräfte: Führungskompetenz und Führungswissen*. Springer Berlin Heidelberg. https://doi.org/10.1007/978-3-662-55810-2

Pearce, C. L., & Manz, C. C. (2005). The New Silver Bullets of Leadership: *Organizational Dynamics*, *34*(2), 130–140. https://doi.org/10.1016/j.orgdyn.2005.03.003

Rosenbaum, L. (2019a). Cursed by Knowledge—Building a Culture of Psychological Safety. *New England Journal of Medicine*, *380*(8), 786–790. https://doi.org/10.1056/NEJMms1813429

Rosenbaum, L. (2019b). The Not-My-Problem Problem. *New England Journal of Medicine*, *380*(9), 881–885. https://doi.org/10.1056/NEJMms1813431

Schein, E. H. (2004). *Organizational culture and leadership* (3. ed). Jossey-Bass.

Turner, P. (2019). *Leadership in Healthcare: Delivering Organisational Transformation and Operational Excellence.* Springer International Publishing. https://doi.org/10.1007/978-3-030-04387-2

Wang, D., Waldman, D. A., & Zhang, Z. (2014). A meta-analysis of shared leadership and team effectiveness. *Journal of Applied Psychology*, *99*(2), 181–198. https://doi.org/10.1037/a0034531

Wegge, J. (2004). *Führung von Arbeitsgruppen*. Hogrefe, Verl. für Psychologie.

Younger, H. R. (2021). *The art of caring leadership: How leading with heart uplifts teams and organizations* (First edition). Berrett-Koehler Publishers, Inc.

Just Culture 5

5.1 Interaktive Komplexität und Fehlerpotenzial in modernen Krankenhäusern

„Complex Systems have a terrifying habit of operating close to a tipping point into failure. Professionals whose contributions are closest to that tipping point become the target for the dual response of anger and blame."

Das Zitat von Steve Shorrock reflektiert treffend die Situation in Krankenhäusern als komplexe Systeme:

- **Komplexe Systeme und Kipppunkte im Krankenhauskontext:** Krankenhäuser sind hochkomplexe Organisationen mit vielfältigen, vernetzten Prozessen, die Patientenversorgung, Diagnostik, Behandlung und Verwaltung umfassen. Sie arbeiten oft unter Bedingungen, die sie nahe an Kipppunkten operieren lassen, wo kleine Fehler oder Störungen in einem Bereich sich schnell auf das gesamte System auswirken können. Zum Beispiel kann eine Verzögerung in der Diagnostik zu einer Verschlechterung des Patientenzustandes führen, was wiederum den Druck auf das medizinische Personal erhöht und das Risiko weiterer Fehler steigert.
- **Reaktion auf Fehler – Zorn und Schuldzuweisung im Krankenhaus:** Diese Dynamik zeigt sich auch in der Art und Weise, wie auf Fehler im Krankenhaus reagiert wird. Ärzte, Pflegepersonal und andere Gesundheitsberufe sind oft diejenigen, die direkt am Patienten arbeiten und daher am nächsten an den kritischen Punkten des Systems tätig sind. Wenn Fehler auftreten, werden diese Mitarbeitenden oft Ziel von Zorn und Schuldzuweisungen, sowohl von Seiten der Patienten und Angehörigen als auch innerhalb des Krankenhauspersonals. Diese Reaktionen berücksichtigen häufig nicht die Komplexität des Systems und die vielfältigen Faktoren, die zu Fehlern beitragen können, wie Zeitdruck, Personalmangel oder unzureichende Ressourcen.

© Der/die Autor(en), exklusiv lizenziert an Springer-Verlag GmbH, DE, ein Teil von Springer Nature 2024
J. Bresser, *Just Culture im Krankenhaus*,
https://doi.org/10.1007/978-3-662-69080-2_5

Große moderne Krankenhäuser umfassen eine nahezu unübersehbare Anzahl miteinander verbundener Prozesse, die sich täglich mit unzähligen medizinischen Fachkräften und Patienten überschneiden. Dadurch ergibt sich eine sogenannte interaktive Komplexität. Viele Teile eines Krankenhauses interagieren in einer Art und Weise, welche den Ausgang schwer vorhersehbar machen. Diese Komplexität und Variabilität schaffen zusammen das Potenzial für eine Reihe von Fehlern und unerwünschte Vorkommnisse.

> „An organization produces both errors and expertise, mostly leading to things going well. But things don't always go well because of complexities, operational changes, procedural mismatches, surprises, disruptions, technical difficulties and more." (Dekker 2023)

Ein Fehler ist eine irrtümliche Entscheidung, Maßnahme oder Handlung, die nicht beabsichtigt ist. Im Qualitätsmanagement wird vom Nichterreichen eines Standards, einer Regel oder eines Ziels bzw. Nichterfüllung einer Anforderung gesprochen. Auch in den besten Krankenhäusern passieren Fehler und aufgrund der Komplexität der Organisation sind sie unvermeidbar. Viele damit einhergehende Risiken können mithilfe einer effektiven Organisations- und Sicherheitskultur aber erfolgreich verringert und die Anzahl unerwünschter Ereignisse reduziert werden.

5.2 Die Fehlinterpretation von Fehlern im Krankenhaus

> „People don't come to work to do a bad job. What they do makes sense to them at the time – given their resources, their goals, their knowledge and focus of attention." (Dekker 2023)

Diese Aussage reflektiert eine verbreitete Ansicht in der modernen Arbeitspsychologie, die das Verständnis für menschliches Verhalten und Entscheidungsfindung in Arbeitsumgebungen betont. Bezogen auf ärztliche Mitarbeitende in Krankenhäusern bedeutet diese Aussage Folgendes:

- **Gute Absichten:** Mitarbeitende kommen in der Regel mit der Absicht zur Arbeit, ihr Bestes zu geben und qualitativ hochwertige Patientenversorgung zu leisten. Sie streben danach, positive Ergebnisse zu erzielen und ihren Patienten zu helfen.
- **Entscheidungen unter Druck:** Die Entscheidungen, die Mitarbeitende treffen, sind oft unter schwierigen Bedingungen und Zeitdruck getroffen. In solchen Situationen basieren ihre Entscheidungen auf den verfügbaren Informationen, ihrem Fachwissen und den gegebenen Umständen.
- **Begrenzte Ressourcen und Wissen:** Die Handlungen der ärztlichen Mitarbeitenden sind durch die Ressourcen, die ihnen zur Verfügung stehen, sowie durch ihr aktuelles Wissen und ihre Erfahrungen begrenzt. In einem komplexen und dynamischen Umfeld wie dem Krankenhaus können diese Faktoren die Qualität und Effektivität ihrer Arbeit beeinflussen.
- **Bewertung von Handlungen:** Die Aussage betont, dass die Bewertung von ärztlichen Handlungen den Kontext berücksichtigen sollte, in dem diese

Handlungen stattfinden. Dies beinhaltet ein Verständnis dafür, dass das, was im Nachhinein als Fehler oder suboptimale Entscheidung erscheinen mag, unter den gegebenen Umständen und mit dem damaligen Wissensstand durchaus sinnvoll und begründet gewesen sein kann.
- **Fokus und Aufmerksamkeit:** Die Aufmerksamkeit und der Fokus von Mitarbeitenden können durch verschiedene Faktoren beeinflusst werden, wie Arbeitsbelastung, Dringlichkeit von Fällen oder persönliche Stressfaktoren, was wiederum ihre Entscheidungsfindung beeinflusst.

Insgesamt hebt die Aussage hervor, dass das Handeln ärztlicher Mitarbeitender im Krankenhaus innerhalb eines komplexen Rahmens von Einschränkungen, Ressourcen und Erwartungen betrachtet werden sollte, wobei ihre grundlegenden Absichten in der Regel auf das Wohl der Patienten ausgerichtet sind.

Dekker nennt weitere Punkte, die ein grundlegendes Problem des Gesundheitswesens im Umgang mit Fehlern und Sicherheitsrisiken beleuchten (Dekker et al. 2022):

- **Menschliche Anwesenheit und Fehler:** In vielen Krankenhäusern wird der Mensch als primäre Fehlerquelle betrachtet. Dies bedeutet, dass, wenn etwas schief geht, oft auf individuelle Fehler von Mitarbeitenden verwiesen wird. Diese Perspektive betont menschliches Versagen und vernachlässigt dabei andere kritische Faktoren.
- **Trennung von Fehler und Systemdesign:** Die Aussage deutet darauf hin, dass Gesundheitsorganisationen Fehler oft nicht als Teil des systemischen Designs oder als Symptom struktureller Probleme betrachten. Stattdessen werden Fehler als isolierte Vorkommnisse angesehen, die von den tatsächlichen Arbeitsbedingungen und systemischen Herausforderungen getrennt sind.
- **Komplexität realer Umstände:** Krankenhäuser sind komplexe Systeme, in denen viele Faktoren – wie Arbeitsbelastung, Kommunikationswege, technologische Unterstützung und organisatorische Kulturen ineinandergreifen. Die Nichtberücksichtigung dieser Komplexität kann zu einer vereinfachten und irreführenden Wahrnehmung von Sicherheitsrisiken führen, bei der die tatsächlichen Umstände, unter denen Fehler auftreten, nicht angemessen berücksichtigt werden.

Die Konsequenz dieser Sichtweise ist, dass Sicherheitsmaßnahmen oft nicht die tiefer liegenden Ursachen von Problemen ansprechen, sondern sich auf das Korrigieren oder Bestrafen von Individuen konzentrieren. Dies kann zu einer Kultur der Schuldzuweisung führen, die das Melden von Fehlern und die offene Kommunikation über Probleme unterdrückt und somit das Potenzial für echte Verbesserungen und präventive Sicherheitsstrategien mindert. Eine umfassendere Betrachtung, die sowohl menschliche Faktoren als auch systemische und umgebungsbedingte Aspekte einbezieht, ist für die Verbesserung der Patientensicherheit und der Arbeitsbedingungen in Gesundheitseinrichtungen entscheidend.

5.2.1 Kognitive Irrtümer in der medizinischen Diagnostik

Für eine effektive Behandlung von Patienten spielt die richtige Diagnose, also die Bestimmung einer Krankheit anhand von Symptomen, Untersuchungen und Tests, eine wichtige Rolle. Hier werden relevante Entscheidungen für den weiteren Verlauf der medizinischen Behandlung getroffen. Eine falsche oder fehlerhafte Diagnose kann den Behandlungsverlauf und das Ergebnis signifikant beeinflussen. Es wird geschätzt, dass 10–15 % der medizinischen Diagnosen falsch sind, die zu vermeidbaren (gefährlichen) Krankheitsverläufen führen können (Croskerry 2013). Etwa 30 % der Fehldiagnosen sind auf Denkfehler zurückzuführen und knapp 50 % sind sowohl system- als auch kognitionsbedingt (Graber et al. 2005).

Bei systembedingten Ursachen handelt es sich beispielsweise um fehlende Standards, Arbeitsüberlastung, Personalmangel, ineffiziente Prozesse oder ein mangelhaftes Lern- und Berichtsystem. Bei kognitionsbedingten Denkfehlern handelt es sich um fehlerhafte Denkmuster, die zu verzerrten Wahrnehmungen oder falschen Urteilen führen. Insgesamt werden über 100 kognitive Irrtümer oder Verzerrungen bei klinischen Diagnosen beschrieben (Croskerry 2013). Sowohl die intuitiven Blickdiagnosen aber auch die analytischen Differenzialdiagnosen werden durch unbewusst wirkende Faktoren und kognitive Irrtümer beeinflusst (Gäbler 2017). Es handelt sich um Begleiterscheinungen des Menschen und die Wahrscheinlichkeit für solche Fehler steigt in der komplexen, von Unsicherheit geprägten Umgebung eines Krankenhauses und unter Zeitdruck an. Falsifikation, die Bestimmung einer Diagnose durch Ausschluss anderer Möglichkeiten, und Verifikation, das Bestätigen einer Diagnose durch Sammeln von Beweisen, sind bekannte Maßnahmen, um falsche Diagnosehypothesen zu eliminieren und Richtige zu bestätigen. Selbst wenn viele Ursachenfaktoren, sowohl systemseitig als auch individuell reduziert werden können, ist es unmöglich jegliche kognitiven Irrtümer oder Verzerrungen beim Menschen auszuschließen.

5.2.2 Routinefehler und intelligente Fehler in medizinischen Teams

Amy Edmonson ist Professorin an der Harvard Business School und forscht seit vielen Jahren zu beeinflussenden Faktoren von effektiven Teams. Edmonson unterscheidet zwischen alltäglichen Routinefehlern und intelligenten Fehlern (Edmondson 2023). Aus ihrer Sicht sind alltägliche Fehler unproduktiv und eine Verschwendung von Zeit und Ressourcen, weil diese Fehler am ehesten vermieden werden können. Es handelt sich um immer wieder auftretende Fehler bei bekannten Arbeitsschritten. Wenn bei einer regelmäßig durchgeführten Operation immer wieder bestimmtes Material oder Equipment fehlt, kann dieser Fehler durch bessere Planung und Anpassung der Logistik vermieden werden.

Demgegenüber stehen intelligente Fehler, die beispielsweise bei neuen medizinischen Therapieformen entstehen können. Aufgrund der hohen Unsicherheit können diese Fehler kaum vermieden werden und bilden gleichzeitig die Lernquelle für eine kontinuierliche Verbesserung und Weiterentwicklung. Wenn eine neue oder noch nie durchgeführte Operation eine neue Herangehensweise oder neues Equipment erfordert, können bei der Handhabung beispielsweise Fehler passieren. Auch wenn sich Mitarbeitende vorher damit vertraut gemacht haben, kann ein bestimmtes Setting an einem Patienten im Operationssaal eine andere als die geübte oder besprochene Vorgehensweise erforderlich machen.

5.3 Kategorisierung von Fehlern: Menschlich, risikoreich, rücksichtslos

Denkfehler und Routinefehler werden gerne als menschliche Fehler zusammengefasst. Dabei wird das menschliche Verhalten gerne mit Fehlern assoziiert, obwohl der Grund für ein bestimmtes Verhalten ganz woanders lag. So können fehlende Fertigkeiten oder nicht abrufbares Wissen zu Fehlern führen. Genauso gut können aber auch Anforderungen und Strukturen innerhalb der Organisation zu Fehlern führen. Bei der medizinischen Versorgung steht am Ende immer eine handelnde Person und die verschiedensten Ursachenfaktoren kanalisieren sich hier. Eine bestimmte Entscheidung, Handlung oder Unterlassung der handelnden Person muss dann genauer betrachtet werden. Warum wurde so gehandelt wie gehandelt wurde? Die Differenzierung in verschiedene Fehlerkategorien ist für einen adäquaten und letztendlich effektiven und gerechten Umgang mit Fehlern wichtig (Abb. 5.1).

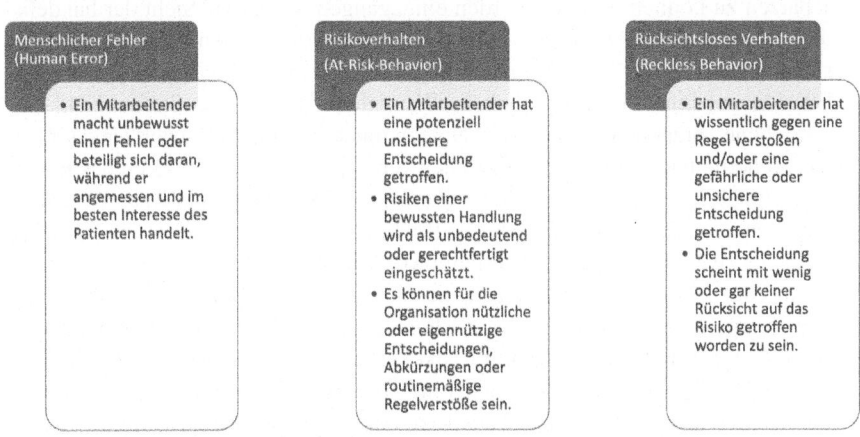

Abb. 5.1 Menschlicher Fehler/Risikoverhalten/Rücksichtsloses Verhalten

- Bei einem sogenannten **menschlichen Fehler** (*Human Error*) ist ein Fehler als Ergebnis einer Handlung oder Unterlassung unbewusst passiert. Wenn ein Mitarbeitender beispielsweise aus Müdigkeit oder Unwissenheit einen Fehler begeht, wird von einem menschlichen Fehler gesprochen. Dabei handelt der Mitarbeitende den Umständen entsprechend angemessen und im besten Interesse des Patienten. In der Regel liegen systemseitig begünstigende Ursachen vor, die diese Art von Fehler ermöglicht haben. So kann die zuvor erwähnte Müdigkeit ihre Ursache in einer ungünstigen Dienstplangestaltung oder einer starken Arbeitsbelastung haben. Genauso kann theoretische und praktische Unwissenheit die Folge davon sein, wenn Aspekte einer spezifischen Behandlung unter Umständen nicht Bestandteil der Aus- und Weiterbildung waren.

  Dabei lässt die Definition menschlicher Fehler einen vorzeitigen und oft falschen Schluss auf den Menschen als Ursache zu. „Menschlich" ist hier eher mit „normal" oder „erwartbar" gleichzusetzen. Eine adäquate Reaktion auf diese Fehlerart ist das Abstellen begünstigender Fehlerfaktoren durch die Weitergabe von Informationen über den gemachten Fehler. Auf diese Weise kann die Wahrscheinlichkeit für einen gleichen oder ähnlichen Fehler reduziert werden. In der Folge werden beispielsweise Prozesse, Verfahren oder die Umgebung dahingehend angepasst werden, dass ein solche Fehler systemseitig möglichst unwahrscheinlich wird. Werden beispielsweise ähnlich aussehende oder ähnlich klingende Medikamente (look and sound alikes) am Ende einer Nachtschicht durch einen Mitarbeitenden ohne weitere Kontrolle durch Andere vertauscht, handelt es sich höchst wahrscheinlich um einen menschlichen Fehler.

- Die zweite Fehlerkategorie wird mit **Risikoverhalten** (*At-Risk-Behaviour*) definiert. Ein solches Verhalten liegt vor, wenn eine Person eine Handlung bewusst vornimmt, ohne die damit verbundenen Auswirkungen oder Risiken richtig einschätzen zu können. Risiken werden eingegangen, wenn aus Sicht der handelnden Person der Nutzen für eine Person oder eine Organisation die erwarteten Risiken übertrifft. Solche funktionalen Regelabweichungen können beispielsweise Effizienzgewinne zur Folge haben. Wenngleich diese von Stefan Kühl beschriebene „brauchbare Illegalität" Nutzen mit sich bringt, reduziert sie dennoch das Sicherheitslevel durch das Eingehen vermeidbare Risiken. Durch bestimmte Erwartungen oder die vorhandene Organisationskultur kann ein Risikoverhalten unterstützt werden. Obwohl verschriftlichte Verfahren oder Leitlinien andere Vorgehensweisen vorsehen, profitieren Mitarbeitende und die Organisation von Abkürzungen oder Missachtungen dieser Verfahren. Wenn etwa Team-Time-Outs vorgesehen sind, aber aus zeitlichen oder anderen Gründen nicht eingehalten werden, kann es sich um Risikoverhalten handeln. Auch wenn die Folgen fatal sein können, wird aus Sicht eines Teams dadurch zunächst Zeit gespart. Wenn sich diese Arbeitsweise etabliert hat, liegt die Verantwortung, risikominimierendes Verhalten wieder zur Norm werden zu lassen, auch in der jeweiligen Team- und Organisationskultur bzw. bei leitenden Mitarbeitenden. In diesen Fällen sollten Ursachen, die ein Risikoverhalten begünstigen, beseitigt und Ursachen, die ein besseres Verhalten begünstigen, geschaffen werden. Eine ad-

äquate Reaktion für betroffene Teams oder Mitarbeitende ist Training, um das Situations- und das Risikobewusstsein zu erhöhen.
- Die dritte Kategorie von Fehler wird als **rücksichtsloses Verhalten** (*Reckless Behaviour*) beschrieben. In diesem Zusammenhang wird die Realisierung des Risikos und ein möglicher Schaden in Kauf genommen. Obwohl mögliche Folgen und Risiken bekannt sind, ein Schaden absehbar und wahrscheinlich ist, wird bewusst ein bestimmtes, fehlerbegünstigendes Verhalten an den Tag gelegt. Das mögliche Ergebnis bzw. die Tragweite einer bestimmten Handlung waren vorher bekannt. Wenn klinikinterne Richtlinien das Lesen einer Checkliste vorsehen, diese bewusst missachtet (nicht vergessen!) wird und ein unerwünschtes Ereignis mit einem Schaden auftritt, handelt es sich um rücksichtsloses Verhalten. Die einzelnen Punkte auf einer Checkliste umfassen in der Regel bestimmte Handlungen, die bei Nichtausführung oder Verwechslung erhebliche Folgen haben können. Der Ursprung einer bestimmten Checkliste liegt darin, dass aufgrund von entscheidenden Handlungsschritten tatsächliche Gefährdungen eingetreten sind. Einem rücksichtslosen Verhalten muss mit einer punitiven oder disziplinarischen Reaktion begegnet werden. Auf diese Weise wird sowohl der handelnden Person wie auch allen anderen Personen klar, dass ein solches Verhalten nicht toleriert wird. In diesem Fall dürfen aber alle Beteiligten nicht aus ihrer Verantwortung entlassen werden. In diesem Fall müssen beispielsweise alle Mitarbeitende dafür sensibilisiert sein, dass Checklisten wichtig sind und abgehandelt werden müssen. Beim Ausbleiben oder „Vergessen" muss die Abhandlung einer Checkliste aktiv eingefordert werden.

Neben diesen Fehlerkategorien kann es noch zu Fehlern aufgrund von physischen und psychischen Beeinträchtigungen des Mitarbeitenden kommen. Diese können durch physische oder psychische Erkrankungen, welche sowohl bekannt als auch unbekannt sein können, auftreten. Es kann aber beispielsweise auch durch Drogen oder Alkohol eine Beeinträchtigung vorliegen.

Auch wenn Mitarbeitende in diesen Fällen gegebenenfalls unmittelbar freigestellt werden müssen, sollte bei einer Beeinträchtigung des Urteilsvermögens durch legale oder illegale Substanzen dem betroffenen Mitarbeitenden ebenfalls Unterstützung angeboten werden.

Davon abzugrenzen ist noch der Fall, bei dem absichtlich ein Schaden angerichtet werden soll und es zu einer böswilligen Handlung kommt. Sofern der Mitarbeitende durch böswilliges Handeln Schaden anrichten wollte, sind sofortige Abhilfemaßnahmen sowie disziplinarische und rechtliche Schritte gerechtfertigt.

5.4 Fehleranalyse im Krankenhaus: Wann liegt der Fehler im System?

Bei menschlichen Fehlern und Risikoverhalten gibt es immer auch einen systemischen Fehlerursprung. Auch rücksichtloses Verhalten kann durch die vorherrschende Team- und Organisationskultur oder die Art und Weise von Leadership begünstigt werden. Mit Hilfe von 4 Fragen kann schnell auf einen systemischen oder individuellen Ursprung eines Fehlers geschlossen werden. Die Fragen sind eine Weiterentwicklung der *Unsafe Acts*-Handlungsvorschrift von James Reason, um eine individuelle oder systemische Verantwortung zu identifizieren. Diese Klassifizierung wird bereits von vielen US-amerikanischen und englischen Krankenhäusern genutzt (Frankel et al. 2006; Reason 1997). Für die Untersuchung eines Fehlers sind die folgenden Fragen relevant:

1. Hatte der Mitarbeitende die Absicht, einer anderen Person Schaden zuzufügen?
2. Ist der Mitarbeitende betrunken oder in anderer Weise beeinträchtigt zur Arbeit erschienen?
3. Hat der Mitarbeitende wissentlich und unangemessen das Risiko erhöht, indem beispielsweise veröffentlichte Verfahren missachtet wurden?
4. Würde ein anderer, ähnlich ausgebildeter und qualifizierter Mitarbeitender in der gleichen Situation ähnlich handeln?

Sofern die ersten 3 Fragen verneint und die letzte Frage bejaht werden können, liegt ein Fehler systemischen Ursprungs vor und eine Bestrafung wäre unangemessen und ungerecht. Wird eine der ersten 3 Fragen mit „ja" beantwortet, muss eine genauere Prüfung im Hinblick auf rücksichtsloses Verhalten, böswillige Absicht oder beeinträchtigtes Urteilsvermögen vorgenommen werden. Für eine Bewertung können verschiedenen Entscheidungshilfen, wie das *Just Culture Tool* der National Patient Safety Foundation (NPSF) oder der *Just Culture Guide* des National Health Service (NHS) genutzt werden. Diese Bewertungshilfen bieten eine ähnliche Struktur für eine zügige und gerechte Bewertung von irrtümlichen Entscheidungen oder unerwünschten Ereignissen (Abb. 5.2).

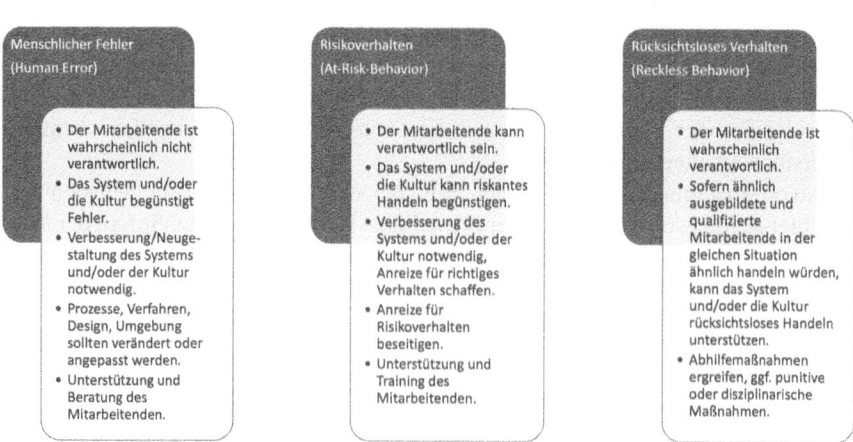

Abb. 5.2 Bewertung und Reaktion auf die 3 Fehlerkategorien

5.5 Die Illusion der Objektivität bei der Bewertung von Fehlern

Bei der Bewertung von Fehlern unterliegen Menschen oft einer Illusion der Objektivität (Dekker und Nyce 2013). Eine nach einem bestimmten Schema ablaufende, immer gleiche Bewertung von Fehlern ist wichtig. Für eine gerechte Bewertung muss die Vorgehensweise für mehrere Personen nachvollziehbar und nach einem festgelegten Muster erfolgen. Ausgehend von einer Analyse der gesammelten Fakten muss das Ziel eine hohe Intersubjektivität sein. Hohe Intersubjektivität bedeutet, dass verschiedene Personen unter ähnlichen Umständen zu sehr ähnlichen oder gleichen Schlussfolgerungen oder Beobachtungen kommen. Es bedeutet, dass Bewertungen unabhängig von individuellen Personen sind und von anderen unter ähnlichen Bedingungen repliziert werden können. Eine rein objektive Betrachtung erscheint unrealistisch, aber insbesondere die Depersonalisierung von Fehlern ist wichtig. Es macht einen Unterschied, ob mit einer Untersuchung im System nach begünstigenden Ursachenfaktoren gesucht werden soll oder ob ein schuldhaftes Handeln eines Mitarbeitenden identifiziert werden soll. Die beiden Untersuchungsziele führen zu voneinander abweichenden Bewertungen. Zudem wird durch eine meist vorschnelle Verurteilung einzelner Personen, ein tieferliegender Systemfehler gegebenenfalls gar nicht identifiziert und kann weitere unerwünschte Vorkommnisse begünstigen.

Bei der nachträglichen Bewertung von unerwünschten Ereignissen, die mit Fehlern einhergehen, unterliegen Menschen verschiedenen Verzerrungen und Fehlannahmen, so genannten Bias. Im Folgenden sind einige dieser möglichen Bias aufgelistet:

- **Ergebnisverzerrung:** Eine Entscheidung wird anhand des Ergebnisses beurteilt und nicht anhand der Qualität der Entscheidung zum Zeitpunkt der Entscheidung.
- **Unterlassungseffekt:** Menschen fühlen sich eher für etwas verantwortlich, was sie tun, als für etwas, was sie unterlassen. Aus diesem Grund werden schädliche Handlungen als schlimmer beurteilt als ebenso schädliche Unterlassungen.
- **Rückschaufehler:** Der Glaube, dass Ereignisse zum Zeitpunkt des Eintretens vorhersehbar waren.
- **Bestätigungsfehler:** Es werden Informationen gesucht und auf eine Art und Weise interpretiert, sodass sie eine vorherige Annahme, ein Vorurteil bestätigen.
- **Mitläufereffekt:** Es werden Dinge geglaubt oder getan, weil viele andere es auch denken oder tun.
- **Framing Effekt:** Aus identischen Informationen werden unterschiedliche Schlussfolgerungen gezogen, je nachdem, wie die Informationen vorliegen, präsentiert oder „gerahmt" sind.
- **Outcome-Severity-Bias:** Während kleine Ereignisse ohne große Auswirkungen nicht beachtet werden, erfahren Ereignisse mit großen Auswirkungen auch eine große Aufmerksamkeit.

Daneben kann es zu Einstellungen kommen, welche als „*no harm, no foul*" beschrieben werden (Forster et al. 2019). Sofern zufällig nichts passiert, also beispielsweise keine Schädigung eines Patienten oder Beeinträchtigung eines Mitarbeitenden vorliegt, erfolgt auf ein unerwünschtes Ereignis auch keine Reaktion. Oft gibt es eine unausgesprochene Annahme, dass das Lernpotenzial proportional zur Schwere eines Ereignisses oder Unfalls ist. Nur wenn unerwünschte Ereignisse zu Auswirkungen auf das Krankenhaus oder Patienten führen, erfolgt eine Reaktion. Die Reaktion auf Ereignisse, die mit Fehlern verbunden werden, werden durch die Signifikanz und den Einfluss auf die Organisation bestimmt.

5.6 Der Umgang mit Fehlern ist entscheidend: Konsequenzen eines punitiven Umgangs mit Fehlern im Arbeitsumfeld

Zunächst ist bei jedem Mitarbeitenden davon auszugehen, dass er die vorhandenen Fähigkeiten und Fertigkeiten nutzt, um eine gute Arbeit zu verrichten und eine bestimmte Vorgehensweise vielen verschiedenen und sehr variablen Einflussfaktoren unterliegt. In diesem Zusammenhang ist es hilfreich, sich die *Human Performance Principles* der International Civil Aviation Organisation (ICAO) anzusehen. Diese Prinzipien helfen bei der Bewertung von Leistung und auch Fehlern indem grundlegende Realitäten über die Natur menschlicher Leistungen berücksichtigt werden.

- Die Leistung von Menschen wird von deren Fähigkeiten und Fertigkeiten geprägt.
- Menschen interpretieren Situationen unterschiedlich und Handeln auf eine Weise, die für sie sinnvoll erscheint.
- Menschen passen sich den Anforderungen eines komplexen und dynamischen Arbeitsumfeldes an.
- Menschen bewerten Risiken und gehen Kompromisse ein.
- Die Leistung von Menschen wird durch die Zusammenarbeit mit anderen Menschen, der Technologie und der Umwelt beeinflusst.

Nach Ansicht von Edmonson kann die alleinige Schuld für einen Fehler oder ein unerwünschtes Ereignis nur ganz selten einer beteiligten Person zugeordnet werden. Trotz dieser Erkenntnis werden im täglichen Umgang miteinander fast alle Fehler so behandelt, als sei die Schuld einer beteiligten Person zuzuordnen. Kulturell bedingt wird ein bestimmtes Verhalten in westlichen Kulturen gerne auf Personen bezogen. Oft kommen in diesem Zusammenhang dann die folgenden Fragen auf:

Wer ist schuld?
Welche Regel wurde gebrochen?
Welche Strafe ist angemessen?

Dabei erfolgt mit diesen Fragen eine unmittelbare Beurteilung, meistens sogar Verurteilung. Die vorzeitige Identifikation von Schuldigen und kategorisch negative Betrachtung wird als destruktiver Umgang mit Fehlern beschrieben. Die Beschuldigung eines betroffenen Mitarbeitenden fügt dabei nicht nur diesem Mitarbeitenden Schaden zu, sondern hat auch für andere Mitarbeitende und die Organisation negative Konsequenzen. Dekker beschreibt dies folgendermaßen:

„If you blame others for an incident you actually disempower yourself." (Dekker 2023)

Die Entmachtung („Disempowerment") bezieht sich auf die negativen Auswirkungen der Schuldzuweisung für die einzelnen Agierenden als auch für die gesamte Organisation. Diese Auswirkungen umfassen:

- **Machtlosigkeit:** Indem die Kontrolle über die Umstände an externe Faktoren oder andere Personen abgegeben wird, entsteht ein Gefühl der Machtlosigkeit. Dies verhindert, dass Verantwortung übernommen und proaktiv gehandelt wird.
- **Chancenvergabe:** Durch die Fokussierung auf Schuldzuweisung werden Chancen vergeben, aus der Situation zu lernen und Verbesserungen vorzunehmen.
- **Passivität:** Personen werden zu passiven Beobachtern der Geschehnisse, anstatt aktiv in die Gestaltung oder Lösungsfindung einzugreifen.
- **Ausschluss aus der Lösungsfindung:** Die beschuldigte Person wird oft von der Teilnahme an der Lösungsfindung ausgeschlossen, was die Möglichkeit einer umfassenden und gerechten Bewertung und Lösung einschränkt.
- **Fixierung auf Bestrafung:** Der Fokus liegt auf der Bestrafung der beschuldigten Person, anstatt auf konstruktiven Lösungen oder Verbesserungen für die Zukunft.
- **Verletzung menschlicher Beziehungen:** Schuldzuweisungen und Bestrafungen können zu einem Bruch oder einer Verschlechterung der menschlichen Beziehungen führen.
- **Emotionale und psychische Belastung:** Die beschuldigte Person, aber auch andere Beteiligte, können unter der emotionalen und psychischen Belastung leiden, die eine solche Situation mit sich bringt.

Diese Aspekte verdeutlichen, dass eine Kultur der Schuldzuweisung und Bestrafung nicht nur dem Einzelnen schadet, sondern auch die Effektivität und das Wohlbefinden innerhalb einer Organisation beeinträchtigt.

Als Reaktion auf einen destruktiven und punitiven Umgang mit Fehlern, wird diesen oft mit Vertuschung und Verleumdung begegnet. Dabei werden nicht nur eigene Fehler, die zusätzlich das Selbstwertgefühl beeinträchtigen, sondern auch Fehler von anderen versteckt, da es sonst womöglich negative Konsequenzen hat (Mandl 2017). Es kann beispielsweise zu einer Beschädigung des Vertrauens und der Arbeitsbeziehung, zur Förderung einer defensiven Haltung oder Reduzierung der Teammoral und Motivation kommen.

Die Organisationskultur, also die Einstellungen, Verhaltens- und Kommunikationsweisen, wird durch einen problemorientierten Umgang mit Fehlern geprägt. Dieser problemorientierte Umgang prägt wiederum den Arbeitsalltag. Es wird beispielsweise ungern etwas Neues ausprobiert, da man bei bekannten Arbeitsschritten und Verfahren weiß, wie diese ablaufen (Mandl 2017). In einer Organisationskultur, in der Fehler als Probleme und nicht als Lernchancen angesehen werden, neigen Mitarbeitende dazu, weniger Innovationen zu wagen. Sie bevorzugen bekannte Arbeitsschritte und Verfahren, weil sie das Risiko von Fehlern und die damit verbundenen negativen Konsequenzen vermeiden wollen. Das führt zu einer gewissen Stagnation, da neue, möglicherweise effizientere oder kreativere Ansätze gemieden werden.

Eine weitere Reaktion ist die Absicherung von neuen oder anderen Vorgehensweisen bei Vorgesetzen. Mitarbeitende neigen dazu, sich häufig bei Vorgesetzten abzusichern, bevor sie Entscheidungen treffen oder neue Vorgehensweisen ausprobieren. Dies kann zu einer Überlastung der Leitungsebenen führen und die Entscheidungsprozesse verlangsamen. Zudem schwächt es das Selbstvertrauen und die Selbstständigkeit der Mitarbeitenden.

5.7 Hochrisikoorganisation Krankenhaus: Fehler und ihre Auswirkungen

Ein Krankenhaus gilt als Hochrisikoorganisation. In solchen Hochrisikoorganisationen können Fehler und damit verbundene unerwünschte Vorkommnisse zu potenziellen Gefahren für die Patienten, die Mitarbeitenden und das Krankenhaus werden. Eine Mehrheit von unerwünschten Ereignissen, die die Patientensicherheit betreffen, sind auf systemische oder organisatorische Bedingungen außerhalb des Einflusses von Mitarbeitenden zurückzuführen. Aufgrund von latenten Bedingungen und Faktoren kommt es zu unerwünschten Ereignissen.

Bei latenten Bedingungen handelt es sich um tief verwurzelte, systemische Probleme innerhalb eines Krankenhauses, die oft unbemerkt bleiben, bis sie mit anderen Faktoren interagieren und zu einem unerwünschten Ereignis führen. Dazu gehören unter anderem unzureichende Ressourcen, veraltete Ausrüstung, mangelhafte Prozesse oder unklare Richtlinien. Im Gegensatz zu aktiven Fehlern, die direkt und oft unmittelbar zu einem unerwünschten Ereignis führen (beispielsweise eine falsche Medikamentendosierung), sind latente Bedingungen wie eine Zeitbombe, die potenziell gefährliche Situationen schaffen, aber erst unter bestimmten Umständen zu einem Problem führen. Latente Bedingungen können sich über die Zeit kumulativ verschlechtern und das Risiko für unerwünschte Ereignisse erhöhen, selbst wenn jede einzelne Bedingung für sich genommen nicht kritisch erscheint.

Dabei kann die Signifikanz der Auswirkungen eines Fehlers sehr unterschiedlich sein. Beispielsweise können Fehler mit keinen oder geringen aber auch mit erheblichen Auswirkungen verbunden sein. Wenn eine Änderung der Dosierung einer Medikation nicht richtig kommuniziert wurde, hat dieser Fehler zunächst keine Auswirkung. Wenn die fehlenden oder falschen Informationen aber dazu führen, dass eine falsche Dosierung tatsächlich verabreicht wird, ergibt sich ein unerwünschtes Ereignis. Dieses unerwünschte Ereignis kann mit Auswirkungen verbunden sein, die die Sicherheit des Patienten beeinträchtigt. In diesem Beispiel passiert der Fehler vor Gabe der Medikation durch mangelhafte Kommunikation. Wenn eine Person die Medikation vorbereitet und eine andere Person die Medikation verabreicht, tritt der Dosierungsfehler unter Umständen bei oder nach der Verabreichung in Erscheinung. Auch wenn das Verabreichen als Handlung völlig korrekt erfolgt, wird die ausführende Person mit einem Fehler konfrontiert.

5.8 Patienten als primäre Opfer von Fehlern und unerwünschten Ereignissen

Sofern ein Fehler und ein damit einhergehendes unerwünschtes Ereignis Auswirkungen auf einen Patienten hat, wird diese unmittelbar betroffene Person als primäres Opfer bezeichnet. Durch Gabe eines falschen Medikamentes oder dem Röntgen eines falschen Armes, wird dem Patienten ein Schaden zugefügt. Bei einer Röntgenverwechselung entsteht eine unnötige Strahlenexposition, die nicht rückgängig gemacht werden kann. Im Gegensatz dazu kann bei einer Medikamentenverwechselung unter Umständen ein weiteres Medikament verabreicht werden, welches die Wirkung des falschen Medikamentes reduziert oder neutralisiert. Unter bestimmten Umständen muss der Patient genauer überwacht oder sogar intensivmedizinisch betreut werden. Es stehen sowohl die Mitarbeitenden als auch die Organisation in der Pflicht, potenziellen Schaden von einem betroffenen Patienten abzuwenden und eine adäquate, weitere Versorgung zu gewährleisten. In diesem Zusammenhang müssen die betroffenen Mitarbeitenden bestmöglich unterstützt werden. Eine Organisation muss dafür alle verfügbaren Ressourcen zur Verfügung stellen und bei Bedarf auf externe Ressourcen und Unterstützung zurückgreifen.

Bei den Patienten entsteht im Nachgang eines unerwünschten Ereignisses oft ein Bedürfnis nach Entschuldigung. Die Befriedigung dieses Bedürfnisses kann zu gleichen Teilen dem betroffenen Mitarbeitenden wie auch der Organisation obliegen. Da eine Entschuldigung für Mitarbeitende oft mit einem Schuldeingeständnis gleichgesetzt wird, ist es wichtig hervorzuheben, dass mit der Bitte um Entschuldigung keine Anerkennung der Fehlervermeidbarkeit einhergeht. Die Entschuldigung signalisiert die hohe Bedeutung der Beziehung zwischen Organisation bzw. Mitarbeitendem und dem Patienten. Da es im Kontext einer medizinischen Behandlung passiert ist, wird auf diese Weise auch Verantwortung für die Nichtvermeidbarkeit von Fehlern und eine daraus folgende adäquate und effektive Vorgehensweise übernommen.

5.9 Second Victims: Unerwünschte Ereignisse betreffen die Mitarbeitenden

Während Patienten durch mögliche Folgen direkt betroffen sind, können Mitarbeitende zu sekundären Opfern, so genannten „Second Victims" werden. Das European Researchers' Network Working on Second Victims (ERNST) hat 2022 eine aktualisierte Second Victim Definition erarbeitet:

> „Any health care worker, directly or indirectly involved in an unanticipated adverse patient event, unintentional healthcare error, or patient injury and who becomes victimized in the sense that they are also negatively impacted." (Vanhaecht et al. 2022)

Laut dieser Definition handelt es sich bei sekundären Opfern um medizinisches Personal, das direkt oder indirekt an einem unerwünschten Ereignis, einem unbeabsichtigten Behandlungsfehler oder einer Gefährdung eines Patienten beteiligt ist und davon negativ beeinflusst wird.

Als sekundäre Opfer fühlen sich Mitarbeitende häufig persönlich für unerwünschte Ereignisse verantwortlich, stellen ihre klinischen Fertigkeiten und ihr Wissen in Frage und haben das Gefühl ihre Patienten im Stich gelassen zu haben. In einem 5-Jahres-Zeitraum nach einem unerwünschten Ereignis mit einem Patienten erleben über 80 % der Mitarbeitenden das Second-Victim-Phänomen (Mira et al. 2015). In einer weiteren Studie gaben 90 % von Angehörigen der Gesundheitsberufe an, an mindestens einem Vorkommnis, welches die Patientensicherheit betraf, beteiligt gewesen zu sein. Dabei bestand in 27 % der Fälle die Gefahr einer schweren Patientenschädigung und in 17 % lag tatsächlich eine schwere Patientenschädigung vor (Harrison et al. 2018). Je nach Vorfall können unerwünschte Ereignisse individuell als sehr belastend empfunden werden. Wenn die eigenen Bewältigungsstrategien durch ein bestimmtes Ereignis übermäßig beansprucht werden, wird von einem kritischen Ereignis gesprochen (Hausmann 2021). Ein Teil dieser Zwischenfälle kann zu erheblichen negativen Folgen bis hin zu chronischen Erkrankungen und psychischen Störungen führen (Kunz 2010).

Das Erleben eines Fehlers oder unerwünschten bzw. kritischen Ereignis kann bei Mitarbeitenden nicht nur eine erhebliche Stressbelastung hervorrufen, sondern sich auch traumatisierend auswirken. Diese normalen und physiologischen Reaktionen stellen so lange keine größere Bedrohung dar, wenn diese kurzzeitig nach dem Ereignis auftreten und nach wenigen Tagen wieder abklingen (akute Belastungsreaktion). Dieser sogenannte posttraumatische Stress ist für die Mitarbeitenden im Krankenhaus die häufigste Störung. Bei den beteiligten Mitarbeitenden kann es jedoch auch zu einer posttraumatischen Belastungsstörung kommen, die mit einem zeitlichen Verzug von einigen Wochen oder Monaten auftritt (Kunz 2010). Eine solche pathologische Version der akuten Belastungsreaktion ist beispielsweise durch vegetative Symptome, soziale Vereinsamung und Abstumpfung gekennzeichnet. Außerdem werden Situation, die das Erlebte wieder ins Gedächtnis holen können, gemieden. Es kann hierdurch nicht nur zu lang andauernden Auswirkungen auf die

Lebensqualität und die Gesundheit kommen, sondern auch die sichere und effektive Versorgung der Patienten beeinträchtigt werden. In einzelnen Fällen können Betroffene gar nicht an ihren ursprünglichen Arbeitsplatz zurückkehren oder werden berufsuntauglich. Da die häufigsten Ursachenfaktoren für Risiken von kritischen Ereignissen latent innerhalb eines Krankenhauses vorliegen, werden Mitarbeitende aus dieser Perspektive ebenfalls zu Opfern der begünstigenden Systembedingungen für ein unerwünschtes Ereignis.

5.10 Bedeutung organisationaler Unterstützung nach unerwünschten oder kritischen Ereignissen

Im Nachgang eines unerwünschten Ereignisses, welches die Patientensicherheit betrifft, benötigen die Mitarbeitenden bei Bedarf ebenfalls Unterstützung. In diesem Zusammenhang ist die Reaktion der Organisation sowie von leitenden Mitarbeitenden von herausragender Bedeutung. In einer internationalen Studie geben die meisten Befragten dagegen an, dass es bei (sicherheits)kritischen Vorkommnissen in der Regel keine organisationale Unterstützung beim Umgang mit den emotionalen Auswirkungen gibt (Gil-Hernández et al. 2023). Nur in 3 von 27 untersuchten Ländern ist Unterstützung für betroffene Mitarbeitende eine allgemein übliche Praxis. Dabei ist eine Unterstützung der Mitarbeitenden für den Umgang mit kurz- und langfristigen psychischen und physischen Folgen essenziell.

Im Gegensatz zu Maschinen funktioniert ein einfacher „Reset" inklusive eines Ausblendens des zuvor Passierten bei Menschen nicht.

Critical Incident Stress Management (CISM)
Ein CISM-Programm kann nach einem Fehler, unerwünschten oder kritischen Ereignisses einen ganz wesentlichen Beitrag dazu leisten, mit welchen Auswirkungen die beteiligten Mitarbeitenden kurz-, aber auch mittel- und langfristig konfrontiert sind (Wu 2000). Es handelt sich um ein Unterstützungsprogramm durch so genannte Peers, also Menschen, die aus ähnlichen Organisationen und Berufen kommen. Die Peers können gezielt kollegiale Hilfe anbieten, da sie die jeweiligen Arbeitsumgebungen und Herausforderungen selbst gut kennen. Dabei gibt es sowohl organisationsinterne als auch externe CISM-Programme.

Die genaue Anzahl von Fehlern, unerwünschten oder kritischen Ereignissen lässt sich nur schätzen. Es wird von einer Dunkelziffer in Höhe von mindestens einem Prozent aller Krankenhausbehandlungen ausgegangen. Bei vielen tausend Ereignissen, die Patienten betreffen, dürfte es mindestens eine ähnliche Anzahl von Betroffenen bei den beteiligten Mitarbeitenden geben. Trotzdem scheinen CISM-Programme im Krankenhaus nicht systematisch genutzt zu werden (Schiechtl et al. 2013). Untersuchungen und Aussagen lassen vermuten, dass die Betroffenen mit den Auswirkungen überwiegend allein bleiben. Anonymisierte Zitate aus der zuvor erwähnten WDR-Dokumentation zeigen diese Aspekte exemplarisch:

- „Wenn ich einen Fehler mache, ist es vom gesamten System nicht vorgesehen, dass ich dann eine Auszeit nehme."
- „Auch erfahrene Ärzte wünschen sich mehr Unterstützung im Umgang mit Fehlern."
- „Es besteht ein Druck im System zu funktionieren und es wird auf allen Ebenen erwartet, dass eine gewisse Frustrationstoleranz gegenüber Fehlern anderer und gegenüber eigenen Fehlern entwickelt wird."

Auch der kanadische Arzt Brian Goldman thematisiert in seinem vielbeachteten TED-Talk *Doctors make mistakes. Can we talk about that?* die emotionalen Folgen und fehlende Unterstützung mit der er konfrontiert war (Goldman 2012).

Ohne angemessene Unterstützung kann sich die Symptomatik verschärfen, was ein zusätzliches Sicherheitsrisiko in der medizinischen Versorgung darstellt. Laut einem Konsenspapier der Harvard-Universitätskrankenhäuser („When things go wrong: Responding to adverse events") gehört es zu den Verantwortlichkeiten eines Krankenhauses, das Personal bei Bedarf mit den notwendigen Ressourcen zu unterstützen. Dies beinhaltet nicht nur eine effektive Personalplanung für eine rasche und unbelastete Rückkehr in den Berufsalltag, sondern spiegelt auch Wertschätzung, Gerechtigkeit und Vertrauen wider. Mitarbeitenden nach belastenden Ereignissen keine Unterstützung zu bieten und sie möglicherweise sogar (indirekt) zum Weiterarbeiten zu drängen, ist gefährlich und unfair und kann das Vertrauen in den Arbeitgeber beschädigen.

Auch wenn bereits viele Krankenhäuser entsprechende Konzepte und Programme zur psychologischen Unterstützung anbieten, so scheint die Inanspruchnahme noch immer negativ konnotiert zu sein und nur selten genutzt zu werden (Gil-Hernández et al. 2023). Dabei sollten die Hilfsprogramme nicht nur allen Mitarbeitenden bekannt sein, sondern auch wiederkehrend beworben werden. Hier wird auch deutlich inwiefern leitende Mitarbeitende oder Vorgesetze menschliche und emotionale Bedürfnisse wahrnehmen und dafür Verantwortung übernehmen.

Innerklinisch sollten entsprechende Konzepte an die eigenen Bedürfnisse angepasst, verschriftlicht und Kontaktmöglichkeit im Intranet veröffentlicht werden. Auf diese Weise leisten CISM-Programme nicht nur einen wertvollen Beitrag für die Sicherheit der Mitarbeitenden, sondern darüber hinaus auch für die Sicherheit der Patienten, den Erfolg eines Krankenhauses und letztendlich für ein funktionierendes Gesundheitssystem. Angesichts des Fachkräftemangels in der Medizin ist eine solche strukturierte Soforthilfe zudem eine effektive Maßnahme, um die Gesundheit des Personals zu fördern und die Bindung an die Organisation zu stärken.

5.11 Auswirkungen von Fehlern und unerwünschten Ereignisse auf das Krankenhaus

Fehler, die unerwünschte Vorkommnisse mit Auswirkungen auf die Sicherheit der Patienten und Mitarbeitenden haben, betreffen immer auch die Organisation. Je nach Umfang der Auswirkungen und Schwere eines Ereignisses, können die folgenden Aspekte in Erscheinung treten:

- **Unterbrechung des Tagesgeschäfts:** Routineabläufe werden gestört, was zu Verzögerungen oder Umorganisation führen kann.
- **Infragestellung von Sicherheitsprozessen und -protokollen:** Es entsteht ein Bedarf, bestehende Sicherheitsmaßnahmen zu überprüfen und zu verbessern.
- **Beeinträchtigung der Mitarbeitermoral:** Das Vertrauen und die Zufriedenheit der Mitarbeitenden können sinken, was sich auf ihre Arbeitsleistung und Motivation auswirkt.
- **Infragestellung der Organisations-/Sicherheitskultur:** Unerwünschte Ereignisse können die bestehende Kultur der Organisation hinterfragen und Veränderungen erfordern.
- **Rechtliche und finanzielle Konsequenzen:** Es können rechtliche Auseinandersetzungen und finanzielle Verluste durch Schadensersatzforderungen entstehen.
- **Kontrollen durch Aufsichtsbehörden:** Es kann zu verstärkten Überprüfungen und Kontrollen durch Behörden kommen.
- **Entzug von Zertifizierungen und Akkreditierungen:** Das Krankenhaus kann wichtige Zertifikate oder Akkreditierungen verlieren, was seine Betriebsberechtigung beeinträchtigen kann.
- **Beschädigung der Reputation:** Der Ruf der Organisation kann leiden, was Patientenvertrauen und zukünftige Geschäftsaussichten beeinträchtigt.
- **Negativer Einfluss auf Stakeholder- und öffentliche Wahrnehmung:** Das Vertrauen von Stakeholdern und der Öffentlichkeit kann sinken, was langfristige Auswirkungen auf die Organisation haben kann.

Diese Aspekte verdeutlichen, dass die Auswirkungen weit über den unmittelbaren Vorfall hinausgehen und tiefgreifende Veränderungen in der Organisation auslösen können.

5.12 Just Culture als Wegbereiter für eine faire und lernorientierte Organisationskultur

Bei einer von Just Culture geprägten Organisationskultur werden Mitarbeitende für ihre Entscheidungen und Handlungen nicht bestraft, sofern keine vorsätzlichen oder destruktiven Handlungen oder Unterlassungen vorliegen. Das Europäische Parlament und der Rat der Europäischen Union haben eine Just Culture wie folgt definiert:

> „Eine Kultur, bei der Mitarbeitende nicht für ihre Handlungen, Unterlassungen oder Entscheidungen, die ihrer Erfahrung und Ausbildung entsprechen, bestraft werden, aber grobe Fahrlässigkeit, vorsätzliche Verstöße und destruktives Handeln nicht toleriert werden." (Europäisches Parlament und Rat der Europäischen Union 2014)

Gerechtigkeit, Vertrauen, Verantwortung, psychologische Sicherheit und das Lernen aus Fehlern und unerwünschten Ereignissen sind relevante Kulturaspekte einer Just Culture (Abb. 5.3). Der Begriff leitet sich aus der kurzen Version von justness = Gerechtigkeit ab. Letztendlich beeinflusst Gerechtigkeit die anderen Aspekte

Abb. 5.3 Just Culture

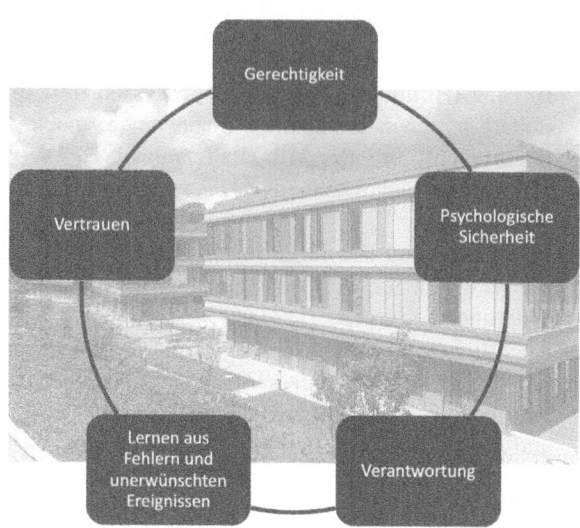

und alle haben Einfluss auf die sichere und effektive Arbeit der Mitarbeitenden und eine exzellente Versorgung der Patienten. Im Deutschen ist Just Culture auch als Redlichkeitskultur bekannt. In einer von Redlichkeit geprägten Organisationskultur spielen Ehrlichkeit und Integrität eine wesentliche Rolle, wobei Gerechtigkeit, Vertrauen und psychologische Sicherheit diese Werte beeinflussen.

In einer knappen Formulierung von Tony Licu, Head of Safety Unit bei Eurocontrol, eine internationale Organisation, die sich für eine sichere Flugverkehrssteuerung in Europa einsetzt, wird Just Culture wie folgt beschrieben:

„Just Culture is about being fair with people and doing the right thing."

In einer solchen Atmosphäre und Umgebung werden Fehler und unerwünschte Ereignisse als systembedingt und unvermeidbar gesehen. Eine solche systemische Sicht führt auch zu einer Depersonalisierung von Fehlern. Bei der Depersonalisierung geht es auch darum, das Ego und den Selbstwert vom Scheitern zu entkoppeln. Bei diesem lösungsorientierten Umgang mit Fehlern sind die folgenden Fragen von Interesse:

Was ist passiert?
Wem können wir helfen?
Wie können wir helfen?

Im Gegensatz zu „Disempowerment" handelt es sich um eine nach vorne gerichtete, proaktive Verantwortungsübernahme (forward-looking accountability) (Abb. 5.4).

5.12 Just Culture als Wegbereiter für eine faire und lernorientierte Organisationskultur

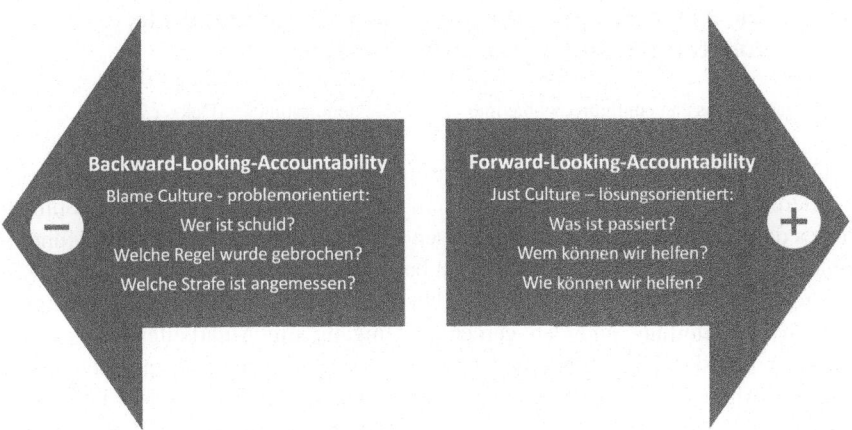

Abb. 5.4 Backward-/Forward-Looking-Accountability

Ziel ist zunächst allen betroffenen Personen, Patienten wie Mitarbeitenden, die notwendige Unterstützung (beispielsweise medizinische Versorgung, emotionale Unterstützung) zukommen zu lassen. In diesem Zusammenhang werden auch andere Mitarbeitende ermutigt, an der Situation aktiv etwas zu ändern und Unterstützung anzubieten.

Idealerweise folgt in einem zweiten Schritt daraus der Beginn eines Lernprozesses. In diesem Fall führen das Lernen und Mitdenken zu einer Motivation der beteiligten Personen und oft wird von einem konstruktiven Umgang mit Fehlern gesprochen (Edmonson 1996). Konstruktiv heißt in diesem Zusammenhang fördernd und entwickelnd. Fehler werden genutzt, um eine Organisation weiterzuentwickeln und die Mitarbeitenden zu fördern.

Für einen gerechten Umgang sind die Fehlerkategorisierung und eine damit verbundene Aufarbeitung von Fehlern essenziell. Wird beispielsweise eine systemische Ursache außerhalb des Einflussvermögens eines Teams identifiziert, sind weder Bestrafung noch Training des Teams adäquate Reaktionen. Eine als gerecht empfundene Reaktion ist das Abstellen dieser systemischen Ursache.

Einzelne Mitarbeitende dürfen nur dann (disziplinarisch) bestraft werden, wenn ein vorsätzliches, bewusst in Kauf genommenes Fehlverhalten vorliegt, das Urteilsvermögen durch legale oder illegale Substanzen beeinflusst war oder eine böswillige Absicht vorlag. Auf diese Weise bleiben Mitarbeitende für ihre Handlungen, deren Ergebnisse und die Auswirkungen auf eine Organisation verantwortlich und können sich nicht hinter einer „No-Blame-Culture" verstecken, bei der sie für Fehler gar keine Verantwortung übernehmen. (Dekker und Breakey 2016).

5.12.1 Die 3 Dimensionen der Gerechtigkeit: prozedurale, substantive und restaurative Ansätze

„Organizations can configure people into impossible double-binds." (Dekker 2023)

Organisationen können Mitarbeitende mit unrealistischen Anforderungen konfrontieren. Wenn Mitarbeitende versuchen, diesen Anforderungen nachzukommen und es dabei zu unerwünschten Ereignissen kommt, die zu einer Bestrafung führen, fühlen diese sich betrogen und ungerecht behandelt.

Die oben genannten Verzerrungen und Fehlannahmen werden als Gefahr für eine objektive Beurteilung und den gerechten Umgang mit Mitarbeitenden gesehen (Hugh und Dekker 2009). Für eine lebendige Just Culture und einen gerechten Umgang mit Mitarbeitenden ist es wichtig, dass unerwünschte Ereignisse und damit verbundene Fehler grundsätzlich gleichermaßen untersucht werden (Paradiso und Sweeney 2019). Durch eine entsprechende Kommunikation aber auch durch Verhaltens- und Kommunikationsweisen ist ein gerechter Umgang mit Mitarbeitenden sicht- und erlebbar.

In Zusammenhang mit einer Just Culture werden 3 Kategorien von Gerechtigkeit differenziert (Dekker und Breakey 2016):

1. **Prozedurale Gerechtigkeit:**
   - Diese Art der Gerechtigkeit bezieht sich auf die Prozesse und Verfahren, die beim Umgang mit unerwünschten Ereignissen und Fehlern angewendet werden.
   - Es geht darum, klare, transparente und faire Regeln für den Umgang mit Fehlern zu etablieren. Diese sollten festlegen, wie Fehler analysiert und wie darauf reagiert wird.
   - Die Klassifizierung der Fehler ist ebenfalls wichtig, um eine angemessene und gerechte Reaktion sicherzustellen. Dadurch wird sichergestellt, dass Mitarbeitende nicht willkürlich oder punitiv behandelt werden.
   - Prozedurale Gerechtigkeit schützt und unterstützt Betroffene und sorgt für Vertrauen in die Organisation.

2. **Substanzielle Gerechtigkeit:**
   - Diese Form der Gerechtigkeit bezieht sich auf die Inhalte der Regeln und Vorschriften selbst.
   - Regeln und Verfahren sollten realitätsnah und umsetzbar sein und ihre Bedeutung sowie Auswirkungen sollten den Mitarbeitenden bekannt sein.
   - Ziel ist es, sicherzustellen, dass die Richtlinien und Vorgehensweisen der tatsächlichen Arbeitssituation entsprechen und von allen Mitarbeitenden als angemessen und gerecht empfunden werden.

3. **Restaurative Gerechtigkeit:**
   - Restaurative Gerechtigkeit konzentriert sich auf die Wiederherstellung von Beziehungen und Vertrauen nach einem Vorfall.

5.12 Just Culture als Wegbereiter für eine faire und lernorientierte Organisationskultur

- Es geht darum, nach einem Fehler oder einem Zwischenfall eine gerechte Behandlung der betroffenen Mitarbeitenden zu gewährleisten.
- Diese Form der Gerechtigkeit erfordert einen ausgewogenen Ansatz, der weder eine vollständige Verantwortungslosigkeit noch eine übermäßige Bestrafung für einfache Fehler bedeutet.
- Ein wesentlicher Aspekt ist der Dialog mit den Betroffenen, um ihre Bedürfnisse zu verstehen und Vertrauen wieder aufzubauen.
- Ziel ist es, durch gerechte und aufbauende Reaktionen sowohl kurz- als auch langfristig positive Auswirkungen auf die Mitarbeitenden und die Organisation zu erzielen.

Zusammenfassend geht es bei diesen 3 Formen der Gerechtigkeit darum, ein Arbeitsumfeld zu schaffen, das Fehler als Gelegenheit zum Lernen und zur Verbesserung sieht, statt sie punitiv zu behandeln. Dies fördert eine Kultur der Offenheit, des Vertrauens und der kontinuierlichen Verbesserung (Boskeljon-Horst et al. 2023).

Daneben wird Gerechtigkeit auch daran gemessen, ob leitende Mitarbeitende geeignete und kompetente Mitarbeitende wahrnehmen, wertschätzen und deren Entwicklung unterstützen oder diese befördern (Heskett und Kotter 2022).

In Bezug auf Fehler und unerwünschte Ereignisse sind damit verbundene persönliche Konsequenzen aber auch juristische Aufarbeitungen und potenzielle Entschädigungen ein relevantes Thema, insbesondere im medizinischen Bereich. Wie im Vorwort erwähnt, erfordern die rechtlichen Dimensionen einer Just Culture eine Betrachtung und Bewertung durch juristische Experten. Eine detaillierte Betrachtung der juristischen Aspekte erfolgt in diesem Buch nicht. Der entsprechende Umgang mit unerwünschten Ereignissen hat indes nicht bloß Einfluss auf die innere Wahrnehmung der Organisation, sondern prägt über eine damit einhergehende Berichterstattung auch ihr äußerliches Bild.

5.12.2 Vertrauen als Fundament erfolgreicher Teams: Die Rolle von Kompetenz, Wohlwollen und Integrität

„A team is not a group of people who work together. A team is a group of people who trust each other."

Das Zitat wird Simon Sinek und Patrick Lencioni („Die 5 Dysfunktionen eines Teams") zugeschrieben. Es betont, dass effektive Teamarbeit nicht nur durch die bloße Zusammenarbeit, sondern durch gegenseitiges Vertrauen unter den Gruppenmitgliedern entsteht. Vertrauen fördert eine Atmosphäre, in der sich jedes Mitglied wertgeschätzt und unterstützt fühlt.

Die 3 Eigenschaften – Kompetenz, Wohlwollen und Integrität –, die in der Literatur häufig als Schlüsselfaktoren für das Aufbauen von Vertrauen identifiziert werden, spielen eine entscheidende Rolle in der Entwicklung einer positiven und vertrauensvollen Beziehung sowohl auf individueller als auch auf organisatorischer Ebene.

1. **Kompetenz:**
   - Diese Eigenschaft bezieht sich auf die fachliche Expertise und Erfahrung einer Person oder einer Organisation.
   - Kompetenz wird oft durch nachgewiesene Leistungen, Fachwissen und die Fähigkeit, effektiv zu handeln und Probleme zu lösen, demonstriert.
   - In einer Organisation fördert die Wahrnehmung von Kompetenz das Vertrauen in die Fähigkeiten der Mitarbeitenden und der Organisation insgesamt.

2. **Wohlwollen:**
   - Wohlwollen ist gekennzeichnet durch Sympathie, Wertschätzung, guten Willen und eine positive Erwartungshaltung gegenüber anderen.
   - Dies impliziert, dass Handlungen und Entscheidungen im Interesse anderer und nicht nur zum eigenen Vorteil getroffen werden.
   - In einem organisatorischen Kontext bedeutet Wohlwollen, dass die Organisation die Interessen und das Wohlergehen seiner Mitarbeitenden berücksichtigt.

3. **Integrität:**
   - Integrität bezieht sich auf die Ehrlichkeit und moralische Grundsätze einer Person oder einer Organisation.
   - Dies schließt Konsistenz in Worten und Taten, Zuverlässigkeit und die Einhaltung ethischer Standards ein.
   - Die Berücksichtigung individueller Bedürfnisse und nicht deren Unterordnung unter das Funktionieren der Organisation ist ein Ausdruck von Integrität. Dies zeigt, dass die Organisation ihre Werte und ethischen Grundsätze ernst nimmt und in ihren Entscheidungen und Handlungen konsequent umsetzt.

Indem eine Organisation diese 3 Eigenschaften pflegt, kann sie eine starke Vertrauensbasis sowohl intern unter ihren Mitarbeitenden als auch extern mit Patienten und anderen Stakeholdern aufbauen. Vertrauen ist entscheidend für den Erfolg und die Nachhaltigkeit einer Organisation, da es zu besserer Zusammenarbeit, höherer Mitarbeiterbindung und einer stärkeren Organisationskultur führt.

Die Gewichtung dieser jeweiligen Faktoren kann dabei variieren, alle werden jedoch als wichtige Voraussetzungen für Vertrauenswürdigkeit genannt.

Je nach Situation sind aber sowohl Ver- als auch Misstrauen hilfreich und wünschenswert. In Arbeitssituationen wie einer Operation handelt es sich idealerweise um ein Pendeln zwischen den beiden Seiten. Bei einer Operation bedingungslos auf die Fertigkeiten und Erfahrungen eines Einzelnen zu vertrauen, trägt sicher nicht zur Erhöhung des Sicherheitsniveaus bei. Ein angemessenes Misstrauen gegenüber Entscheidungen und Handlungsabfolgen anderer, ähnlich qualifizierter Teammitglieder ist für effektive und sichere Arbeit wichtig.

Angemessenes oder gesundes Misstrauen bezieht sich auf eine kritische und bewusste Haltung gegenüber Entscheidungen und Handlungen in wichtigen Arbeitssituationen, wie zum Beispiel bei einer Operation. Dabei sollten und dürfen die unterschiedlichen Disziplinen wie Anästhesie und Chirurgie einander natürlich vertrauen. Sofern mehrere Spezialisten einer Fachrichtung vertreten sind, sollten diese nicht nur blindlings auf die fachspezifischen Fertigkeiten oder Entscheidungen Anderer vertrauen, sondern diese auch hinterfragen und überprüfen. Dies soll jedoch nicht in übermäßigem Zweifel oder ständigem Infragestellen münden, sondern in einer ausgewogenen Weise geschehen, die die Sicherheit und Effektivität der Arbeit unterstützt. Ein gesundes Misstrauen fördert die Aufmerksamkeit und Sorgfalt und trägt dazu bei, Fehler und Risiken zu minimieren. Es geht darum, eine Balance zwischen Vertrauen und gesundem Misstrauen zu finden und situationsgerecht zwischen ihnen zu pendeln.

Auf interpersoneller und intragruppaler Ebene entsteht Vertrauen, wenn Individuen einer Gruppe von den gemeinsamen Fähigkeiten überzeugt sind (Brunzel 2020). Hierbei hilft es, sich die wechselseitigen Abhängigkeiten der Teammitglieder bewusst zu machen. Wenn Organisationsmitglieder einander mit Abwertung, Distanz oder Reserviertheit begegnen, wird Misstrauen bestärkt.

Allgemein wirkt Vertrauen leistungssteigernd und beeinflusst eine offene Kommunikation (Covey et al. 2022). Außerdem gehen mit einem Vertrauen fördernden Verhalten bessere soziale Beziehungen und ein erhöhter Zusammenhalt einer (Möller 2012).

5.12.3 Psychologische Sicherheit: Der Schlüssel zu effektiver Teamarbeit und Just Culture

Während Vertrauen auf interpersoneller Ebene, also zwischen 2 Personen oder auch zwischen einer Organisation und einer Person entsteht, handelt es sich bei psychologischer Sicherheit um ein intragruppales, in einer Gruppe vorhandenes, Phänomen (Edmonson 1996). Psychologische Sicherheit ist neben Vertrauen ein wesentlicher Faktor für eine funktionierende Just Culture (Groeneweg et al. 2018). Wenn sich Mitarbeitende trotz der Bitte um Unterstützung, des Eingeständnisses eines Fehlers oder der Ausübung von Kritik bei ihrer Arbeit wohlfühlen, wird von psychologischer Sicherheit gesprochen (Edmonson 1996). Außerdem wird psychologische Sicherheit als eine gemeinsame Überzeugung beschrieben, sich in einer Umgebung zu befinden, in der zwischenmenschliche Risiken eingegangen werden können (Edmondson 1999). So können beispielsweise Probleme, Unklarheiten oder Fragen angesprochen werden, ohne dass eine betroffene Person damit Angst, Scham oder Herabsetzung in Verbindung bringt.

Trotz einer offenen Kommunikation über Herausforderungen, Unklarheiten oder Fehler gibt es keine formellen oder informellen punitiven Konsequenzen durch andere Mitarbeitende oder die Organisation.

Dabei haben individuelle Faktoren, interpersonelle Beziehungen, Gruppendynamik und die Organisationskultur einen Einfluss auf die psychologische Sicherheit. Leitende Mitarbeitende können die psychologische Sicherheit durch Sichtbarkeit, Zugänglichkeit und Verfügbarkeit positiv beeinflussen (Edmondson 2019). Ziel ist, den Mitarbeitenden das Gefühl zu geben, dass sie wahrgenommen, wertgeschätzt und einbezogen werden. Die wahrgenommene Offenheit von leitenden Mitarbeitenden gegenüber anderen Mitarbeitenden hat außerdem einen Einfluss auf die psychologische Sicherheit im Team.

Eine niedrige psychologische Sicherheit beeinflusst die Qualität der Kommunikation und Teamarbeit negativ und erhöht auf diese Weise organisationale Belastungen zusätzlich.

> „Fearless communication is a vital input into making complex decisions." (Edmondson 2019)

Wie oben beschrieben bedeutet angstfreie Kommunikation, dass Mitglieder eines Teams oder einer Organisation sich frei fühlen, ihre Meinungen, Ideen, Bedenken oder Fragen ohne Angst vor negativen Konsequenzen zu äußern. Dies ist besonders wichtig in Situationen, in denen Entscheidungen komplex sind und von vielen Faktoren abhängen. Insbesondere komplexe Entscheidungen in der dynamischen Arbeitsumgebung eines Krankenhauses verstärkten das Bedürfnis der Mitarbeitenden nach psychologischer Sicherheit am Arbeitsplatz. Um psychologische Sicherheit erfolgreich und organisationsweit zu erreichen, muss diese auf allen Ebenen priorisiert werden. Neben einer Selbstverpflichtung von leitenden Mitarbeitenden werden Training, Feedback-Instrumente und ein Mindset, welches von kontinuierlichem Lernen geprägt ist, benötigt. Für das Lernen neuer Einstellungen und Verhaltensweisen ist das sogenannte *Unfreezing* alter Einstellungen oder auch *Unlearning* alter Verhaltensweisen von hoher Relevanz. Nur mit ausreichendem Schutz in der Gruppe und ohne Angst können neue Verhaltensweise ausprobiert und erfolgreich adaptiert werden.

Neueste Untersuchungen mit über 10.000 medizinischen Mitarbeitenden zeigen, dass sich hohe psychologische Sicherheit in Teams oder Abteilungen insbesondere auf neue Mitarbeitende positiv auswirkt. Kommen neue Mitarbeitende in ein Team mit hoher psychologischer Sicherheit, steigt die initial vorhandene psychologische Sicherheit eines neuen Mitarbeitenden weiter an. Dahingegen fällt sie bei Mitarbeitenden, die in ein Team mit niedriger psychologischer Sicherheit kommen, in den ersten Jahren rapide ab, und das initiale Level wird eigentlich nie wieder erreicht (Bransby et al. 2024). Anhand der Ergebnisse wird deutlich, wie wichtig eine hohe psychologische Sicherheit für die Sozialisation neuer Mitarbeitender ist, bei der Einstellungen zu zwischenmenschlichen Risiken durch eine bestimmte Organisations- und Teamkultur neu kalibriert werden.

5.12.4 Aufbau einer von Gerechtigkeit, Vertrauen und psychologische Sicherheit geprägten Organisationskultur: Schlüssel zur effektiven Teamarbeit

Für effektive Zusammenarbeit und Kommunikation, insbesondere im Hinblick auf den Umgang mit Fehlern und erwünschten Ereignissen, sind ein gerechtes, vertrauensvolles und psychologisch sicheres Arbeitsumfeld entscheidend:

5.12 Just Culture als Wegbereiter für eine faire und lernorientierte Organisationskultur

- **Gerechter und vertrauensvoller Umgang im Team:** Ein gerechtes und vertrauensvolles Arbeitsumfeld ermöglicht es den Mitarbeitenden, sich gegenseitig zu unterstützen und offen zu kommunizieren, was für die Erkennung und Lösung von Problemen entscheidend ist.
- **Psychologische Sicherheit und ihre Auswirkung auf die Kommunikation:** Psychologische Sicherheit bedeutet, dass Teammitglieder sich frei fühlen, ihre Beobachtungen und Bedenken ohne Angst vor negativen Konsequenzen zu äußern. Dies ist besonders wichtig, wenn es darum geht, auf Fehler oder potenzielle Probleme hinzuweisen.
- **Situative Aufmerksamkeit in Teamarbeit:** Situative Aufmerksamkeit bezieht sich auf die Fähigkeit der Teammitglieder, kontinuierlich die Situation zu beobachten und zu bewerten. Dies hilft dem Team, ein gemeinsames mentales Modell zu entwickeln, in dem alle über dieselben Informationen verfügen und verstehen, was vor sich geht.
- **Wichtigkeit des Mitarbeiter-Feedbacks für die Identifizierung von Schwachstellen:** Die Belegschaft in einer Organisation dient als effektives Frühwarnsystem. Ihre Erfahrungen und Kenntnisse im jeweiligen Arbeitsumfeld ermöglichen es ihnen, Probleme frühzeitig zu erkennen und anzusprechen.
- **Sicherheit für Mitarbeitende bei der Meldung von Problemen:** Es ist wesentlich, dass Mitarbeitende sich sicher fühlen, Probleme zu melden, ohne befürchten zu müssen, selbst zu Problemen gemacht zu werden. Insbesondere bei unbeabsichtigten, systembedingten Fehlern dürfen sie nicht bestraft werden.

Diese Aspekte unterstreichen, wie wichtig eine Kultur der Offenheit, des Vertrauens und der psychologischen Sicherheit in Organisationen ist. Sie fördert nicht nur eine effektivere Problemlösung und eine bessere Zusammenarbeit, sondern trägt auch zur kontinuierlichen Verbesserung der Organisation bei.

5.12.5 Speak-Up im Krankenhaus: Förderung offener Kommunikation zur Verbesserung der Sicherheit und Effizienz

Im Gegensatz zu Kindern bekommen Erwachsene den erhobenen Zeigefinger vor dem geschlossenen Mund nur noch selten zu sehen. Umso erstaunlicher ist es, dass manche Team- und Organisationskulturen genau nach diesem Prinzip funktionieren. So sind beispielsweise Briefings oder andere Besprechungen häufig noch davon geprägt, dass hierarchisch höher gestellte Mitarbeitende etwas mitteilen, ohne die anderen miteinzubeziehen.

Speak-Up beschreibt angstfreie Kommunikation über Berufsgruppen und Hierarchiestufen hinweg. Der Vorteil, der sich daraus ergibt, liegt darin, dass durch eine frühzeitige Kommunikation auch früher reagiert werden kann, falls die Sicherheit von Patienten oder Mitarbeitenden betroffen ist. Gerade in einem komplexdynamischen Umfeld wie dem Krankenhaus hat dies einen unschätzbaren Wert, da das früher oder später einer Reaktion großen Einfluss auf den notwendigen Korrekturaufwand haben kann.

„Voice is mission critical." (Edmondson 2019)

Für Edmonson sind die Stimmen aller Teammitglieder für eine effiziente und sichere Arbeit und Patientenversorgung entscheidend. Es ist essenziell, dass sich Mitarbeitende trauen, die eigene Stimme zu erheben, Erkenntnisse zu teilen und im Zweifelsfall auf Missstände oder Fehler hinweisen.

Im Zusammenhang mit Speak-Up ist besonders die Reaktion, ob verbal oder nonverbal, von (leitenden) Mitarbeitenden entscheidend. Diese Reaktion, das Listen-Up, ist ebenfalls von großer Bedeutung. Zurechtweisungen, abfällige Bemerkungen oder auch das Ignorieren von Bedenken, incentiviert Schweigen. Mitarbeitende trauen sich in diesem Fall nicht, Themen anzusprechen, obwohl sie diese für relevant halten. Durch Schweigen werden Bedenken, Fragen oder potenziell wichtige Informationen bewusst zurückgehalten. Dabei spielen vielfache soziale Interaktionsprozesse eine Rolle, die dazu führen, dass das wahrgenommene Risiko als weniger riskant eingeschätzt wird, als womöglich etwas Falsches anzusprechen. Schweigen vermag für das eigene Wohlbefinden zunächst sicherer und befriedigender erscheinen, da auf diese Weise keine unerwünschte Reaktion zu erwarten ist. Ebenfalls entscheidend ist ein wertschätzender Umgang mit Einwänden hierarchisch niedrigerer Teammitglieder, wenn diese sich im Nachhinein als unbegründet herausstellen.

Amy Edmonson stellt außerdem fest, dass eine leise Organisation gefährlich ist. Wenn Missstände oder Bedenken nicht geäußert werden, können diese auch nicht behoben werden und erhöhen das Risiko. Für Teams und Organisationen kann dieses Verhalten im Zweifelsfall aber katastrophale Auswirkungen haben. Eines der schwersten Unglücke in der Zivilluftfahrt, der Zusammenstoß zweier Boeing 747 in den 1970er-Jahren auf Teneriffa, ist neben weiteren Faktoren besonders auf mangelnde Interventionen von Besatzungsmitgliedern im Cockpit zurückzuführen. Es erfolgte zwar ein Adressieren von Bedenken aber das Ansprechen von Bedenken hatte sein Ziel verfehlt. Es haben sich 2 erfahrene und kompetente Mitarbeitenden aufgrund der damaligen Team- und Organisationskultur nicht getraut, ihre Bedenken wiederholt mit der erforderlichen Dringlichkeit zu artikulieren.

Speak-Up dient einerseits der Prävention und andererseits der schnellen Behebung von Fehlern. In diesem Zusammenhang unterscheidet man 2 Arten von Speak-Up: Bei dem Äußern von Ideen und Vorschlägen wird von lösungsorientiertem Speak-Up gesprochen. Aus Sicht von General Charles Brown, Stabschef der US-Streitkräfte und für seine herausragenden Art und Weise von Leadership bekannt, haben gute Ideen keinen Rang („good ideas have no rank"). Der Hinweis auf einen Fehler oder das Benennen von Problemen wird als unterbindendes Speak-Up bezeichnet wird.

Wichtig ist, dass sich jede Person, unabhängig von der (hierarchischen) Position, traut Fehler, Missstände oder auch Vorschläge ohne Angst zu kommunizieren. Im Zweifelsfall kann in einer akuten Situation wie folgt kommuniziert werden: „Ich mache mir Sorgen und fühle mich unwohl. Aus meiner Sicht stimmt etwas nicht und das beeinflusst unsere Sicherheit". Auf diese Weise kann es gelingen die eigene Stimme mit der erforderlichen Dringlichkeit zu erheben. Außerdem kann dem Äußern eines subjektiven Gefühls, das Ansprechen von persönlichen Sorgen und Gefühlen nicht widersprochen werden. Eine ungerechte Behandlung oder Bestrafung durch Zurechtweisung wird dadurch unwahrscheinlicher.

Fehlendes Speak-Up kann für ein Krankenhaus als Organisation zu einem großen Problem werden, weil wichtige Informationen zurückgehalten werden. Verschiedene Untersuchungen zeigen, dass zwei Drittel aller Probleme durch das Team zwar identifiziert, aber nicht angesprochen werden (St.Pierre et al. 2012). Es wird als problematisch gesehen, dass das Schweigen im Vergleich zu Speak-Up im Krankenhaus überwiegt (Kolbe und Grande 2016).

Auch aus diesem Grund muss Speak-Up durch das Krankenhaus unterstützt werden, da der organisationsseitige Nutzen den personellen Nutzen überwiegt. Speak-Up ist in der hochkomplexen Umgebung eines Krankenhauses wichtig. Dass Mitarbeitende sich trauen, ihre Stimme zu erheben, ist aber nicht nur für Hochrisikoorganisationen, sondern mittlerweile gleichermaßen für alle Organisationen relevant. Die heutige Komplexität und Schnelllebigkeit können nur als Team bewerkstelligt werden und dafür ist angstfreie Kommunikation essenziell. Nur wenn sich alle beteiligten Teammitglieder trauen, ihre individuellen Fähigkeiten und Fertigkeiten sowie ihr Wissen einzubringen, kommen diese Aspekte dem Team und der Organisation zugute. Dabei lohnt es sich, Speak-Up durch entsprechende Trainings sowie in gemeinsame Besprechungen, Briefings oder auch Morbiditäts- und Mortalitätskonferenzen gezielt zu unterstützt.

5.12.6 Lern- und Berichtsysteme im Krankenhaus: Ein entscheidender Schritt zur Förderung von Qualität und Sicherheit

Da sich Fehler und unerwünschte Ereignisse in Organisationen nie gänzlichen vermeiden lassen, ist eine entsprechende Gestaltung der Organisationskultur, um aus Fehlern und Vorkommnissen zu lernen, notwendig.

Funktionierendes Speak-Up wirkt unmittelbar und lokal, wohingegen andere Werkzeuge viele Mitarbeitende und idealerweise die gesamte Organisation erreichen. Nach einem unerwünschten Ereignis (er)kennen Mitarbeitende oft einzelne beitragende Faktoren, da sie im Alltag erlebt wurden. Mithilfe eines Lern- und Berichtsystems können Faktoren, die einzelnen Mitarbeitenden bekannt sind, systematisch analysiert werden.

Aufgrund einer Anpassung des fünften Sozialgesetzbuches und einer Richtlinie des Gemeinsamen Bundesausschusses sind Krankenhäuser dazu verpflichtet im Rahmen des Qualitätsmanagements ein Lern- und Berichtsystem (CIRS) zu betreiben. Ein solches System ist essenzieller Bestandteil des Risikomanagements und wichtig, um ein höheres Sicherheitsniveau zu erreichen (Subbe und Barach 2020). Die Aufgabe eines solchen System besteht darin, Daten und Informationen zu sicherheitsrelevanten Ereignissen zu sammeln und systematisches Lernen zu ermöglichen.

> „The real crime is not that failures of care happened but that they are unnoticed for a long period of time. The real crime is not ordinary human error but failing to learn from it and failing to support clinicians to be open enough to undertake that learning." (Dekker et al. 2022)

Dabei ist zu betonen, dass die Nutzung eines solchen Systems nur den erwünschten Mehrwert mit sich bringt, wenn über Fehler, Zwischenfälle, kritische Ereignisse oder Beinahe-Schäden berichtet wird, diese analysiert und auch entsprechend genutzt und kommuniziert werden (Bartz 2015). Den Mitarbeitenden wird durch ein CIRS auch dahingehend Verantwortung übertragen, das Krankenhaus durch entsprechende Berichte mitzugestalten, weiterzuentwickeln und zu verbessern. Ein CIRS kann aber nur durch einen gerechten und vertrauensvollen Umgang mit Berichten und den Mitarbeitenden funktionieren. Letztendlich ist eine lebendige Just Culture Voraussetzung für ein effektives CIRS.

Die Nutzung und Bedeutung eines Lern- und Berichtsystems spiegelt sich ebenfalls in der Organisations- und Sicherheitskultur wider.

Von einrichtungsintern bis allgemein: Die Bandbreite der Lern- und Berichtsysteme

Das Gesundheitssystem in Deutschland nutzt verschiedene Lern- und Berichtssysteme, um die Qualität der Patientenversorgung und die Sicherheit im Gesundheitswesen zu verbessern. Diese Systeme ermöglichen es, aus Fehlern zu lernen und Risiken zu minimieren. Hier eine detaillierte Erläuterung der verschiedenen Arten von Systemen:

1. **Einrichtungsinternes Lern- und Berichtsystem:**
   - Diese Systeme werden innerhalb einzelner Gesundheitseinrichtungen wie Krankenhäusern, Kliniken oder Pflegeheimen eingesetzt.
   - Sie ermöglichen es den Mitarbeitenden, sicherheitsrelevante Ereignisse, Beinahe-Zwischenfälle oder Fehler intern zu melden und aus diesen zu lernen.
   - Ziel ist es, Prozesse zu verbessern und ähnliche Vorfälle in der Zukunft zu verhindern. Solche Systeme fördern auch eine Kultur der Offenheit und des Lernens innerhalb der Einrichtung.

2. **Fachspezifisches Lern- und Berichtsystem (zum Beispiel CIRSmedical Anästhesie – CIRS-AINS):**
   - Fachspezifische Systeme wie CIRS-AINS sind auf bestimmte medizinische Fachbereiche oder Disziplinen ausgerichtet.
   - Im Fall von CIRS-AINS liegt der Fokus auf der Anästhesiologie. Solche Systeme ermöglichen es Fachkräften, Ereignisse zu melden, die spezifisch für ihr Fachgebiet sind, und von den Erfahrungen anderer Fachkollegen zu lernen.
   - Diese Systeme tragen dazu bei, fachspezifisches Wissen zu sammeln und die Sicherheit in speziellen medizinischen Bereichen zu verbessern.

3. **Allgemeines Lern- und Berichtsystem (zum Beispiel CIRSmedical):**
   - Allgemeine Lern- und Berichtssysteme wie CIRSmedical sind nicht auf eine spezifische Einrichtung oder ein Fachgebiet beschränkt. Sie sind branchenübergreifend konzipiert und für alle medizinischen Bereiche zugänglich.
   - Diese Systeme sammeln Berichte über sicherheitsrelevante Ereignisse aus einer Vielzahl von Quellen und bieten eine Plattform zum Austausch von Erfahrungen und besten Praktiken.
   - Sie tragen zur Verbesserung der Patientensicherheit bei, indem sie ein breites Spektrum an Daten und Informationen bereitstellen, die für die gesamte Gesundheitsbranche relevant sind.

Die einrichtungsinternen und fachspezifischen Lern- und Berichtsysteme haben in der Regel eine Schnittstelle zum CIRSmedical und bilden so das CIRS-Netzwerk. CIRSmedical wird von einem Fachbeirat mit 54 Experten aus verschiedenen Fachgesellschaften und Berufsverbänden betreut. CIRSmedical richtet sich an Mitarbeitende des Gesundheitswesens und wird durch die Bundesärztekammer organisiert. Über das Internet erhalten alle im Gesundheitswesen tätigen Mitarbeitende und andere Interessenten einen offenen Zugang. Die vielfältigen Meldungen werden analysiert und einzelne Fälle aufbereitet. Diese werden beispielsweise als „Fall des Monats" oder „interessanter Fall" veröffentlicht. Auf diese Weise kann jede Person die Berichte lesen und unter anderem auch beitragende Faktoren zu unerwünschten Ereignissen einsehen.

Neben Einträgen zu organisatorischen Faktoren (zu wenig Personal, Standards, Arbeitsbelastung, Abläufe, etc.) gehören persönliche Faktoren (Müdigkeit, Gesundheit, Motivation, etc.), Kommunikation (im Team, mit Patienten, mit anderen Ärzten, etc.) und Teamfaktoren (Zusammenarbeit, Vertrauen, Kultur, Führung, etc.) zu den häufigsten Einträgen. Unter Teamfaktoren fallen beispielsweise Hierarchie, interdisziplinäre Zusammenarbeit, unklare Zuständigkeitsregelungen sowie die Missachtung von Standards oder definierten Prozessen. Unter Kommunikation finden sich fehlender Austausch notwendiger Informationen, Missverständnisse, Kommunikation im Team, Unklarheit und Unsicherheit. Letztlich betreffen alle Meldungen und Berichte auch die Organisationskultur einer Einrichtung.

Die verschiedenen Lern- und Berichtssysteme sind zentrale Instrumente im Risikomanagement und in der Qualitätssicherung im Gesundheitswesen. Sie können helfen, systematische Probleme zu identifizieren, Lösungsansätze zu entwickeln und die Patientensicherheit kontinuierlich zu verbessern.

Von der Früherkennung zur Prävention: Die transformative Rolle von Lern- und Berichtsystemen
Mit Hilfe eines Lern- und Berichtsystems können auch kleinere Probleme erkannt werden, die potenziell zu großen Problemen werden. Idealerweise wird sogar aktiv nach Informationen gesucht. Je mehr Informationen und Daten vorliegen, desto besser wird auch eine entsprechende Einordnung gelingen. Auf dieser Weise lassen sich bei vergleichbaren unerwünschten Ereignissen bestimmte Muster und Ursachenfaktoren erkennen. Hier zeigt sich ein großer Wert für die jeweilige Orga-

nisation, da schwerwiegenden Ereignissen oft ein vielfaches Auftreten von kleineren Problemen vorausgeht. Dabei bietet die Identifikation von Risiken über ein Lern- und Berichtsystem einen besseren Blick auf die Organisation als die nachträgliche Untersuchung von Zwischenfällen und Unfällen.

Das Ignorieren oder Vertuschen von Hinweisen auf Probleme kann fatal sein. Bei bewusster Ignoranz, im englischen wird von *wilful blindness* gesprochen, könnten Organisationen die notwendigen Informationen, um Schäden zu vermeiden, gehabt haben. Hinweise auf Probleme müssen wahrgenommen, idealerweise verstärkt und bei Dringlichkeit eskaliert werden.

Sofern kein Vertrauen in das einrichtungsinterne Lern- und Berichtsystem gegeben ist, können auch fachspezifische oder allgemeine CIRS genutzt werden. Diese Systeme können nicht nur für Meldungen, sondern auch zum einrichtungsinternen Lernen genutzt werden. Es kann beispielsweise ein bereits analysierter „Fall des Monats" oder „interessanter Fall" genutzt werden, welcher einem internen Ereignis ähnelt oder ähneln könnte. Diese Fälle können in gemeinsamen Besprechungen, Morbiditäts- und Mortalitätskonferenzen (M&MK) oder internen Weiterbildungsveranstaltungen genutzt werden. Ein CIRS-Fall ist aufgrund der systematischen Aufarbeitung inklusive Beleuchtung einer Vielzahl von Perspektiven immer eine wertvolle Ergänzung für Teambesprechungen jeglicher Art.

Über Fehler hinaus lernen: Resilience Engineering und proaktive Verantwortlichkeit durch Lern- und Berichtsysteme
Ein Lern- und Berichtsystem ist für die Förderung und Unterstützung der Mitarbeitenden und die Weiterentwicklung der Organisation essenziell (Bartz 2015). Es geht nicht nur darum, ursächliche oder begünstigende Faktoren für einen Fehler zu identifizieren. Oft folgt auf ein vorliegendes Problem eine bestimmte Reaktion: Menschen oder ein Team improvisieren und finden neue Wege, um das eigentliche Ziel zu erreichen. Komplexe Organisationen wie Krankenhäuser sind darauf angewiesen, dass Menschen Kompromisse eingehen und Anpassungen vornehmen. Die menschliche Kreativität und Anpassungsfähigkeit ist für eine effektive und sichere Versorgung von Patienten essenziell.

In diesem Zusammenhang sollen über Lern- und Berichtsysteme auch Handlungen und Ursachen identifiziert werden, die einen positiven Ausgang mit sich bringen. Das so genannte *Resilience Engineering* konzentriert sich auf das Verständnis erfolgreicher Ereignisse. Das Verständnis, wie diese Ereignisse bewältigt wurden, birgt wertvolle Erkenntnisse für die Verbesserung der Sicherheit. Diese hilfreichen menschlichen Handlungen und Systembedingungen zu identifizieren, gewährleistet auf diesem Weg ebenfalls eine sichere Arbeit und Patientenversorgung (Subbe und Barach 2020). In diesem Kontext wird auch von proaktiver Verantwortlichkeit gesprochen, da eine Organisation verantwortungsbewusst mitgestaltet wird. Von den Mitarbeitenden werden Vorschläge eingebracht, um ein gemeinsam definiertes Ziel zu erreichen (Santomauro et al. 2014). Auf diese Weise kann eine medizinische Organisation den täglichen Herausforderungen proaktiv und bei sorgfältiger Analyse sogar prädiktiv begegnen.

Zwischen Vorschrift und Praxis: Die Realität von Lern- und Berichtsystemen in Krankenhäusern
Eine Studie aus 2023 hat die Rahmenbedingungen von Lern- und Berichtsystem in weltweit 27 verschiedenen Ländern untersucht (Gil-Hernández et al. 2023). Während in über 85 % der Länder entsprechende Systeme verankert sind, fokussieren sich nur 37 % auf das systematische Lernen aus Fehlern und Vorkommnissen. So gibt eine Mehrheit der Befragten an, dass ein vorhandenes CIRS der Erfüllung gesetzlicher und formeller Vorgaben dient und nur selten darauf abzielt, aus Erfahrungen zu lernen, um ähnliche Vorfälle in Zukunft zu vermeiden. Dekker und Nyce habe festgestellt, dass ein vertrauensvoller und gerechter Umgang mit Fehlern unerlässlich ist. Wenn die Mitarbeitenden kein Vertrauen in den Umgang mit Fehlern haben, wird die Bereitschaft sinken, diese anzusprechen oder Sicherheitsprobleme zu melden (Dekker und Nyce 2013).

Laut der Anfang 2023 veröffentlichten KHaSiMiR-Studie steht in 95 % der deutschen Krankenhäuser ein Lern- und Berichtsystem zur Verfügung und im Mittel werden darüber 54 kritische Ereignisse pro Jahr und Krankenhaus gemeldet. Im Durchschnitt wird pro Krankenhaus also ein Bericht pro Woche verfasst. Im Vergleich zur Anzahl von unerwünschten Ereignissen sind das erstaunlich wenig Berichte. Es lässt den Rückschluss zu, dass die Systeme zwar vorhanden sind, aber nicht wirklich in der Organisations- und Sicherheitskultur eines Krankenhauses verankert sind. Das Vorhandensein eines krankenhausinternen CIRS, die bloße Sammlung von Berichten ohne eingehende Analyse oder eine marginale Nutzung, führt nachvollziehbar nicht zu einem höheren Sicherheitsniveau.

Eine hohe Anzahl von freiwilligen Berichten weist auf eine starke Vertrauenskultur hin, welche in vielen Fällen anscheinend nicht gegeben ist. Die Zahlen zeigen, das bei den Voraussetzungen für eine effektive Nutzung noch großes Verbesserungspotenzial besteht, denn durch ein Lern- und Berichtsystem ergibt sich ein wertvoller Datenstrom für die Organisation. Durch eine systematische Analyse vieler Fälle kann die Patientensicherheit und die Sicherheit der Mitarbeitenden durch organisatorisches Lernen erhöht werden.

Wie lassen sich Lern- und Berichtsysteme im Krankenhaus effektiv nutzen?
Die obigen Abschnitte zeigen, dass die richtige Kategorisierung und Fehleranalyse sowie ein einheitlicher Umgang mit Fehlern eine herausragende Rolle spielen. Im Sinne der prozeduralen Gerechtigkeit sind transparente, faire und immer gleiche Analyseprozesse wichtig. Auf diese Weise können eine möglichst objektive Bewertung und Klassifizierung vorgenommen sowie ein gerechter Umgang mit betroffenen Mitarbeitenden sichergestellt werden. Aus diesem Grund spielt das sogenannte London-Protokoll für die erfolgreiche Einführung und Nutzung eines CIRS eine wichtige Rolle (Vincent 2000, 2003). Das London-Protokoll ist ein

Rahmenwerk, das entwickelt wurde, um die Analyse von unerwünschten Ereignissen im Gesundheitswesen zu unterstützen. Es hilft dabei, Vorfälle systematisch und gerecht zu analysieren, indem es folgende Schritte und Prinzipien vorsieht:

- **Keine voreiligen Schlussfolgerungen:** Statt direkt nach einem Schuldigen zu suchen, liegt der Fokus darauf, den gesamten Vorfall zu verstehen. Dies schließt die Analyse der beteiligten Systeme, Prozesse und Umstände ein.
- **Umfassende Ereignisanalyse:** Das Protokoll fördert eine gründliche Untersuchung aller relevanten Faktoren, die zu einem Vorfall beigetragen haben könnten. Dazu gehören menschliche Faktoren, Teamdynamiken, Arbeitsumgebung, organisatorische und kulturelle Aspekte sowie technische und externe Einflüsse.
- **Systemansatz statt Schuldzuweisung:** Fehler werden als Möglichkeit gesehen, zu lernen und Systeme zu verbessern, anstatt Einzelpersonen zu bestrafen. Das London-Protokoll betont, dass Fehler meistens aus problematischen Systemen und Prozessen resultieren.
- **Einbindung aller Beteiligten:** Die Analyse von Vorfällen erfolgt unter Einbeziehung der beteiligten Personen und anderer relevanter Stakeholder. Dieser inklusive Ansatz hilft dabei, ein vollständiges Bild des Vorfalls zu erhalten und fördert ein gemeinsames Verständnis der zugrunde liegenden Probleme.
- **Erstellung von Handlungsempfehlungen:** Basierend auf der Analyse werden konkrete Schritte zur Verbesserung der Sicherheit und zur Verhinderung zukünftiger Vorfälle vorgeschlagen. Dies kann Schulungsmaßnahmen, Änderungen in den Arbeitsabläufen oder technische Anpassungen umfassen.

Zusammenfassend lässt sich sagen, dass das London-Protokoll einen wertvollen Rahmen für die Untersuchung und Analyse von unerwünschten Ereignissen bietet, während der Erfolg von CIRS von einer Reihe weiterer Faktoren abhängt:

- **Organisationskultur:** Eine Kultur, die Sicherheit priorisiert und Berichten offen gegenübersteht, ist entscheidend. Dies beinhaltet die Förderung einer Just Culture und die Schaffung eines systematischen Lern- und Berichtssystems, um das Vertrauen der Mitarbeitenden zu gewinnen und die aktive Teilnahme zu fördern.
- **Führungsverantwortung:** Die Unterstützung und das Engagement des oberen Managements sind für die Einführung und Aufrechterhaltung eines effektiven CIRS unerlässlich. Die Führungsebene muss eine Berichtskultur unterstützen und fördern (viele Berichte sind positiv und zeugen von einer gerechten und vertrauensvollen Organisationskultur).
- **Schulung und Ausbildung:** Die Ausbildung und Sensibilisierung des klinischen Personals sind wichtig, um das Bewusstsein für Patientensicherheit und Sicherheit der Mitarbeitenden gleichermaßen zu erhöhen und das Personal zur Nutzung des CIRS zu motivieren.
- **Feedback und Kommunikation:** Regelmäßiges Feedback über die Ergebnisse und Maßnahmen, die aus den Berichten resultieren, ist wichtig, um das Vertrauen in das System zu stärken und kontinuierliches Lernen und Verbesserungen zu fördern.

- **Einfachheit und Zugänglichkeit des Systems:** Das Lern- und Berichtsystem sollte leicht zugänglich, verständlich und einfach zu bedienen sein, um die Hürden für die Meldung von Vorkommnissen zu minimieren.
- **Anpassung und Flexibilität:** Das System sollte an die spezifischen Bedürfnisse und Gegebenheiten des Krankenhauses angepasst sein und flexibel genug, um sich weiterzuentwickeln und zu verbessern.
- **Interdisziplinäre Zusammenarbeit:** Eine aktive Beteiligung verschiedener Berufsgruppen, insbesondere von medizinischem Personal, ist entscheidend, um eine umfassende Perspektive auf Sicherheitsfragen zu gewährleisten.

Diese Faktoren tragen dazu bei, eine Organisations- und Sicherheitskultur zu schaffen, in der CIRS als wertvolles Werkzeug für die Verbesserung der Sicherheit von Patienten und Mitarbeitenden angesehen wird. Hervorzuheben ist, dass die erfolgreiche Implementierung von CIRS eine fortlaufende Anstrengung erfordert, um die Einbeziehung aller Beteiligten und die ständige Anpassung an sich ändernde Bedingungen zu gewährleisten (Koike et al. 2022).

5.13 Mehr als Richtlinien: Die Rolle der Gerechtigkeit und des Vertrauens in der Sicherheitskultur

Eine effektive Sicherheitskultur beinhaltet Einstellungen und Verhaltensweisen von Individuen und Gruppen, die bei ihrer Tätigkeit die Bedeutung von Sicherheit berücksichtigt. Sie umfasst beobachtbare Verhaltensweisen und zugrunde liegende Werte, Überzeugungen und Annahmen.

> „A safety culture involves observable behaviors and underlying values, beliefs, and assumption. Employees in a safety culture are more than just a group of individuals enacting a set of safety guidelines. They are guided in their behavior by an organization-wide commitment to safety which is premised on trust and the shared understanding that every member upholds safety norms and supports other members to that end." (Helmreich und Merritt 2009)

Als Teil der Sicherheitskultur sind Mitarbeitende mehr als nur eine Gruppe von Einzelpersonen, die sich an Sicherheitsrichtlinien hält. Es gibt vielmehr ein organisationsweites Engagement für Sicherheit, welches das Verhalten der Mitarbeitenden beeinflusst. Diese Orientierung an Sicherheit basiert auf einem gemeinsamen Verständnis davon, was sicheres Verhalten für den beruflichen Alltag bedeutet und dem Vertrauen, das jeder Mitarbeitende bestimmte Sicherheitsnormen einhält und andere Mitarbeitende dabei unterstützt.

Die Sicherheitskultur ist Bestandteil der Organisationskultur. Da die Art und Weise von Leadership Einstellungen und Verhaltensweisen der Organisationskultur beeinflusst, gilt gleiches für die Sicherheitskultur. Auf diese Weise werden die Aspekte einer Just Culture zu Schlüsselkomponenten einer effektiven Sicherheitskultur. Insbesondere der organisationsinterne Umgang mit Fehlern und unerwünschten Ereignissen spielen bei der Sicherheitskultur eine zentrale Rolle. Sofern die Organisationskultur bezüglich des Umgangs mit berichteten Problemen oder Fehlern von den Mitarbeitenden als ungerecht empfunden wird, kann eine Organisation nicht wirklich sicher sein (Forster et al. 2019). Anders formuliert: Ohne einen gerechten und vertrauensvollen Umgang untereinander und seitens der Organisation, kann und wird es keinen effektiven und lernenden Umgang mit Fehlern und unerwünschten Ereignissen geben.

5.14 Example. Über die Technik hinaus: Psychologische Sicherheit und Teamdynamik als Schlüssel zum Erfolg in der Kardiologie

In dem Forschungsartikel *Speeding Up Team Learning* von Amy Edmonson, Richard Bohmer und Gary Pisano wird die Bedeutung des Teamlernens beschrieben und welche Faktoren diesen Lernprozess innerhalb eines Teams unterstützen.

Bei der Einführung einer neuen Operationsmethode wurden kardiologische Teams aus 16 großen US-Krankenhäusern beobachtet. Die Besonderheit bei kardiologischen Operationsteams besteht zum einen in der multiprofessionalen Zusammensetzung vieler Spezialisten und zum anderen in der hohen Abhängigkeit von Kommunikation und Kollaboration. Für die erfolgreiche Operation bedarf es einer engen Abstimmung von pflegerischen Mitarbeitenden, einem Mitarbeitenden der Kardiotechnik für die Bedienung der Herz-Lungen-Maschine, den Mitarbeitenden der Anästhesie und dem Team der Kardiochirurgie. Die gemeinsame Arbeit findet dabei in einem hochtechnisierten Umfeld statt.

Der operationstechnische Hintergrund ist, dass zum Ende der 1990er-Jahre nach Fortschritten im technologischen Bereich minimalinvasive kardiologische Operationen eingeführt wurde. Während früher oft das Burstbein durchgetrennt werden musste, um das zu operierende Herz zu erreichen, wird durch neue Techniken eine vollständige Eröffnung des Brustkorbes vermieden. Von dieser Methode versprachen sich die Krankenhäuser eine erheblich kürzere und angenehmere Genesung der Patienten sowie wirtschaftliche Vorteile.

Für das Operationsteam erforderte die minimalinvasive Methode, welche mit einem ganz anderen visuellen und haptischen Feedback verbunden war, eine Umstellung und das Neulernen von Arbeitsschritten. Zudem war eine neue Abhängigkeit zwischen den beteiligten Akteuren entstanden und aufgrund dessen eine noch bessere Abstimmung erforderlich. Viele Parameter, die vorher direkt im Sichtfeld der Operation am Herzen ersichtlich waren, wurden nun über digitale Messwerte und Bilder dargestellt. Von einem Operateur aus einem der beobachteten Teams wurde die neue, minimalinvasive Methode aufgrund der neuen Anforderungen als eine Umverteilung der Schmerzen von den Patienten auf die Mitarbeitenden beschrieben („a transfer of pain from the patient to the surgeon").

Obwohl kein Anstieg von Komplikationen zu erkennen war, dauerten die Operationen, je nach Team, zu Beginn bis zu 3-mal länger als die bis dahin angewandte, konventionelle Methode. Natürlich wurden die Teams zunehmend schneller, aber zwischen den Teams gab es diesbezüglich erhebliche Unterschiede. Auf diese Weise

5.14 Example. Über die Technik hinaus: Psychologische Sicherheit und ...

ergab sich ein ideales Untersuchungsumfeld für die beteiligte Wissenschaft, um mehr über die Faktoren des Teamlernens herauszufinden. Dafür wurden nicht nur Daten von 660 Patienten analysiert, sondern auch qualitative Befragungen der beteiligten Mitarbeitenden durchgeführt.

Überraschenderweise hatte die kardiologische Ausbildung und auch die vorher gesammelten Erfahrungen in kardiologischen Operationen keinen besonderen Einfluss auf die Lerngeschwindigkeit der einzelnen Teams. Auch der Status des leitenden Operateurs schien keine Auswirkungen zu haben. Es wurden sogar einzelne Teams beobachtet, bei denen es leitenden ärztlichen Mitarbeitenden und sogenannten Koryphäen nicht gelang, die Adaption der neuen Vorgehensweise erfolgreich umzusetzen. Auf der anderen Seite gab es Operateure, die mit ihren Teams eine steile Lernkurve bei gleichzeitig guten Ergebnissen erreichten. Entscheidend für den Erfolg war die Zusammensetzung dieses lernenden Teams. Zufällig kombinierte Teams hatten gegenüber Teams, die gezielt ausgewählt wurden, einen Nachteil. Neben der fachlichen Kompetenz wurden bei den gezielt zusammengesetzten Teams auf die Teamfähigkeit und die Offenheit gegenüber Veränderungen geachtet. Eine konsistente, also gleiche, Zusammensetzung des Teams war ebenfalls ein relevanter Faktor, da sich so eine ganz spezifische Teamkultur ergab. Die Beteiligten kannten sich, wussten um die Kompetenzen und erzeugten auf diese Weise ein hochfunktionales, kooperatives Netzwerk. Auf diese Weise entstanden Teams mit wenigen Beziehungskonflikten, die die Leistung negativ beeinflussen würden.

Ein weiterer Punkt war das Framing des jeweiligen Teamleaders. Framing bezieht sich auf die Art und Weise der Kommunikation, wie Informationen präsentiert werden, um eine bestimmte Interpretation oder Perspektive zu fördern. Einige Teamleader hatten die neue Vorgehensweise explizit als Herausforderung dargestellt, die nur gemeinsam im Team erfolgreich bewerkstelligt werden kann. So wurde die Aufgabe nicht nur als technisch-medizinische, sondern auch soziale Herausforderung für das Team erklärt. Es ging um neue Arten der Zusammenarbeit und Kommunikation, bei der die Beteiligung aller gefordert war. Obwohl es wie beschrieben wenige Beziehungskonflikte gab, entstanden durchaus Aufgabenkonflikte. Aufgabenkonflikte bezogen sich beispielsweise auf eine bestimmte Abfolge von Handlungen im Verlauf der Operation. Aufgrund der Gedankenvielfalt wurden diese Aufgabenkonflikte konstruktiv gelöst. Gefördert durch den Teamleader zögerten die Teammitglieder nicht, unterschiedliche Perspektiven anzusprechen, gemeinsam Ideen zu besprechen und zu bewerten. Daraus entstand eine gemeinsame Lernreise und auf diese Weise eine hohe Motivation in den jeweiligen Teams. Dem jeweiligen Teamleader war es auf diese Weise gelungen, eine Umgebung der psychologischen Sicherheit im Team zu generieren. Diese höhere psychologische Sicherheit hat die Kommunikation und Kollaboration verbessert und letztendlich zu schnelleren Verbesserungsschritten geführt. Aufgrund der psychologischen Sicherheit waren die Teams in der Lage durch „*trial and error*" verschiedene Optionen auszuprobieren, diese noch während der Operation live zu reflektieren und sogenanntes „*real-time learning*" zu implementieren und zu nutzen. Im Gegensatz zur Bestätigung von Gedanken, wird so effektives Lernen ermöglicht. Auf diese Weise entstehen so genannte Challenge-Netzwerk, die in der Praxis einen hohen Wert haben. Mitarbeitende, die die Gedanken anderer infrage stellen, fordern diese heraus. Vertrauen und psychologische Sicherheit sind die Grundlage eines Challenge-Netzwerk. In diesen Teams werden Vorschläge und Bedenken ohne Angst geäußert. Durch den lebhaften Austausch aller Beteiligten können Verbesserungsvorschläge schnell umgesetzt werden und führen zu zügigen Innovationsschritten.

Entscheidend für den Erfolg und eine zügige Implementation der neuen minimal-invasiven Methode waren demnach andere, neue Leadership-Ansätze. Die medizinische Kompetenz und Erfahrung einzelner war nicht ausschlaggebend, sondern wie gut die vertrauensvolle Teamarbeit und angstfreie Kommunikation innerhalb des Teams gelang. Auf diese Weise wurden die verschiedenen Fähigkeiten und Fertigkeiten in den Teams bestmöglich genutzt.

Krankenhäuser müssen sich aufgrund einer immer komplexer werdenden medizinischen Versorgung mittlerweile schnell an neue Herausforderungen anpassen. Neue Leadership-Ansätze und das Prinzip des Teamlernens ermöglichen nicht nur eine erfolgreiche und zügige Adaption an neue Technologien oder neue Therapieverfahren, sondern verändern auf diese Weise auch Teamkulturen.

In diesem Kontext wird auch der Einfluss benachbarter Hierarchien erkennbar. Die technischen Ressourcen und das Topmanagement der jeweiligen Krankenhäuser waren weniger entscheidend. Entscheidend waren die Motivation, die soziale Interaktion und angstfreie Kommunikation sowie das daraus entstehende konstruktive Lernumfeld innerhalb der einzelnen Teams.

Literatur

Bartz, H.-J. (2015). Die systemische Fehleranalyse als zentrales Instrument des klinischen Risikomanagements. *Bundesgesundheitsblatt – Gesundheitsforschung – Gesundheitsschutz*, 58(1), 45–53. https://doi.org/10.1007/s00103-014-2073-6

Boskeljon-Horst, L., Snoek, A., & Van Baarle, E. (2023). Learning from the complexities of fostering a restorative just culture in practice within the Royal Netherlands Air Force. *Safety Science*, 161, 106074. https://doi.org/10.1016/j.ssci.2023.106074

Bransby, D., Kerrissey, M., & Edmondson, A. (2024). Paradise Lost (and Restored?): A Study of Psychological Safety over Time. Academy of Management Discoveries. https://doi.org/10.5465/amd.2023.0084

Brunzel, J. (2020). Schein, E.H., & Schein, P.A. (2018): Humble Leadership: The Power of Relationships, Openness, and Trust. Williston, VT, USA: Berrett-Koehler Publishers. *Gruppe. Interaktion. Organisation. Zeitschrift für Angewandte Organisationspsychologie (GIO)*, 51(2), 253–254. https://doi.org/10.1007/s11612-020-00513-1

Covey, S. M. R., Kasperson, D., Covey, M., & Judd, G. T. (2022). *Trust and inspire: How truly great leaders unleash greatness in others / Stephen M.R. Covey, with David Kasperson, McKinlee Covey, and Gary T. Judd.*

Croskerry, P. (2013). From Mindless to Mindful Practice—Cognitive Bias and Clinical Decision Making. *New England Journal of Medicine*, 368(26), 2445–2448. https://doi.org/10.1056/NEJMp1303712

Dekker, S. (2023). *Stop Blaming: Create a Restorative Just Culture*. Independently Published.

Dekker, S., & Breakey, H. (2016). 'Just culture:' Improving safety by achieving substantive, procedural and restorative justice. *Safety Science*, 85, 187–193. https://doi.org/10.1016/j.ssci.2016.01.018

Dekker, S., & Nyce, J. (2013). Just culture: "Evidence", power and algorithms. *Journal of Hospital Administration*, *2*(3), 73. https://doi.org/10.5430/jha.v2n3p73

Dekker, S., Oates, A., & Rafferty, J. (Hrsg.). (2022). *Restorative just culture in practice: Implementation and evaluation* (1st Aufl.). Productivity Press.

Edmondson, A. (1999). Psychological Safety and Learning Behavior in Work Teams. *Administrative Science Quarterly*, *44*(2), 350–383. https://doi.org/10.2307/2666999

Edmondson, A. (2019). *The fearless organization: Creating psychological safety in the workplace for learning, innovation, and growth*. John Wiley & Sons, Inc.

Edmondson, A. C. (2023). *The right kind of wrong* (First Atria books hardcover edition). Atria Books.

Edmonson, A. (1996). Learning from Mistakes is Easier Said Than Done: Group and Organizational Influences on the Detection and Correction of Human Error. *The Journal of Applied Behavioral Science*, *32*(1), 5–28. https://doi.org/10.1177/0021886396321001

Europäisches Parlament und Rat der Europäischen Union. (2014). *Verordnung (EU) Nr. 376/2014*.

Forster, A. J., Hamilton, S., Hayes, T., & Légaré, R. (2019). Creating a Just Culture: The Ottawa Hospital's experience. *Healthcare Management Forum*, *32*(5), 266–271. https://doi.org/10.1177/0840470419853303

Frankel, A. S., Leonard, M. W., & Denham, C. R. (2006). Fair and Just Culture, Team Behavior, and Leadership Engagement: The Tools to Achieve High Reliability. *Health Services Research*, *41*(4p2), 1690–1709. https://doi.org/10.1111/j.1475-6773.2006.00572.x

Gäbler, M. (2017). Denkfehler bei diagnostischen Entscheidungen. *Wiener Medizinische Wochenschrift*, *167*(13–14), 333–342. https://doi.org/10.1007/s10354-017-0570-6

Gil-Hernández, E., Carrillo, I., Tumelty, M.-E., Srulovici, E., Vanhaecht, K., Wallis, K. A., Giraldo, P., Astier-Peña, M. P., Panella, M., Guerra-Paiva, S., Buttigieg, S., Seys, D., Strametz, R., Mora, A. U., & Mira, J. J. (2023). How different countries respond to adverse events whilst patients' rights are protected. *Medicine, Science and the Law*, 00258024231182369. https://doi.org/10.1177/00258024231182369

Goldman, B. (2012, Januar 25). *Doctors make mistakes. Can we talk about that?* [TED-Talk]. https://www.ted.com/talks/brian_goldman_doctors_make_mistakes_can_we_talk_about_that?language=de

Graber, M. L., Franklin, N., & Gordon, R. (2005). Diagnostic Error in Internal Medicine. *Archives of Internal Medicine*, *165*(13), 1493. https://doi.org/10.1001/archinte.165.13.1493

Groeneweg, J., Ter Mors, E., van Leeuwen, E., & Komen, S. (2018). The Long and Winding Road to a Just Culture. *Day 2 Tue, April 17, 2018*, D021S016R001. https://doi.org/10.2118/190594-MS

Harrison, R., Lee, H., & Sharma, A. (2018). A Survey of the Impact of Patient Adverse Events and near Misses on Anaesthetists in Australia and New Zealand. *Anaesthesia and Intensive Care*, *46*(5), 510–515. https://doi.org/10.1177/0310057X1804600513

Hausmann, C. (2021). *Interventionen der Notfallpsychologie: Was man tun kann, wenn das Schlimmste passiert* (2., überarbeitete Auflage). Facultas.

Helmreich, R. L., & Merritt, A. C. (2009). *Culture at work in aviation and medicine: National, organizational and professional influences* (Repr). Ashgate.

Heskett, J. L., & Kotter, J. P. (2022). *Win from within: Build organizational culture for competitive advantage*. Columbia University Press.

Hugh, T. B., & Dekker, S. W. A. (2009). *Hindsight bias and outcome bias in the social construction of medical negligence: A review*. 12.

Koike, D., Ito, M., Horiguchi, A., Yatsuya, H., & Ota, A. (2022). Implementation strategies for the patient safety reporting system using Consolidated Framework for Implementation Research: A retrospective mixed-method analysis. *BMC Health Services Research*, *22*(1), 409. https://doi.org/10.1186/s12913-022-07822-9

Kolbe, M., & Grande, B. (2016). „Speaking Up" statt tödlichem Schweigen im Krankenhaus: Die entscheidende Rolle der Gruppenprozesse und Organisationskultur. *Gruppe. Interaktion. Organisation. Zeitschrift für Angewandte Organisationspsychologie (GIO)*, *47*(4), 299–311. https://doi.org/10.1007/s11612-016-0343-5

Kunz, C. (2010). Second Victim: Folgenschwere Fehler im Gesundheitswesen beeinträchtigen auch den Verursacher. *ProCare, 15*(1–2), 28–30. https://doi.org/10.1007/s00735-009-0267-1

Mandl, C. (2017). *Vom Fehler zum Erfolg*. Springer Fachmedien Wiesbaden. https://doi.org/10.1007/978-3-658-18261-8

Mira, J. J., Carrillo, I., Lorenzo, S., Ferrús, L., Silvestre, C., Pérez-Pérez, P., Olivera, G., Iglesias, F., Zavala, E., Maderuelo-Fernández, J. Á., Vitaller, J., Nuño-Solinís, R., & Astier, P. (2015). The aftermath of adverse events in Spanish primary care and hospital health professionals. *BMC Health Services Research, 15*(1), 151. https://doi.org/10.1186/s12913-015-0790-7

Möller, H. (Hrsg.). (2012). *Vertrauen in Organisationen*. VS Verlag für Sozialwissenschaften. https://doi.org/10.1007/978-3-531-94052-6

Paradiso, L., & Sweeney, N. (2019). Just culture: It's more than policy. *Nursing Management, 50*(6), 38–45. https://doi.org/10.1097/01.NUMA.0000558482.07815.ae

Reason, J. (1997). *Managing the risks of organizational accidents*. Ashgate.

Santomauro, C. M., Kalkman, C. J., & Dekker, S. (2014). Second victims, organizational resilience and the role of hospital administration. *Journal of Hospital Administration, 3*(5), 95. https://doi.org/10.5430/jha.v3n5p95

Schiechtl, B., Hunger, M. S., Schwappach, D. L., Schmidt, C. E., & Padosch, S. A. (2013). „Second victim": „Critical incident stress management" in der klinischen Medizin. *Der Anaesthesist, 62*(9), 734–741. https://doi.org/10.1007/s00101-013-2215-5

St.Pierre, M., Scholler, A., Strembski, D., & Breuer, G. (2012). Äußern Assistenzärzte und Pflegekräfte sicherheitsrelevante Bedenken?: Simulatorstudie zum Einfluss des „Autoritätsgradienten". *Der Anaesthesist, 61*(10), 857–866. https://doi.org/10.1007/s00101-012-2086-1

Subbe, C. P., & Barach, P. (2020). Safety 3.0 and the End of the Superstar Clinician. In E. Vanderheiden & C.-H. Mayer (Hrsg.), *Mistakes, Errors and Failures across Cultures* (S. 515–535). Springer International Publishing. https://doi.org/10.1007/978-3-030-35574-6_27

Vanhaecht, K., Seys, D., Russotto, S., Strametz, R., Mira, J., Sigurgeirsdóttir, S., Wu W, A., Põlluste, K., Popovici, D. G., Sfetcu, R., Kurt, S., Panella, M., & European Researchers' Network Working on Second Victims (ERNST). (2022). An Evidence and Consensus-Based Definition of Second Victim: A Strategic Topic in Healthcare Quality, Patient Safety, Person-Centeredness and Human Resource Management. *International journal of environmental research and public health, 19 (24)*. https://doi.org/10.3390/ijerph192416869

Vincent, C. (2000). How to investigate and analyse clinical incidents: Clinical Risk Unit and Association of Litigation and Risk Management protocol. *BMJ, 320*(7237), 777–781. https://doi.org/10.1136/bmj.320.7237.777

Vincent, C. (2003). Understanding and Responding to Adverse Events. *New England Journal of Medicine, 348*(11), 1051–1056. https://doi.org/10.1056/NEJMhpr020760

Wu, A. W. (2000). Medical error: The second victim. *BMJ, 320*(7237), 726–727. https://doi.org/10.1136/bmj.320.7237.726

Just Culture in der Luftfahrt   6

Die Ansätze einer Just Culture kommen aus einem anderen Hochrisikobereich, der Luftfahrt. Für den wirtschaftlichen Erfolg einer Fluggesellschaft ist Sicherheit *der* entscheidende Faktor. Natürlich spielen Zuverlässigkeit, Wirtschaftlichkeit und Kundenzufriedenheit ebenfalls eine große Rolle, aber schon ein einziger Unfall kann für Fluggesellschaften zu einem wirtschaftlichen Problem werden. Indem die Just Culture integraler Bestandteil der Sicherheitskultur in der Luftfahrt ist, hat das Konzept wesentlich zum derzeitigen Sicherheitsniveau beigetragen.

Es entstand die Erkenntnis, dass eine offene und angstfreie Kommunikation und funktionales Lernen aus Vorkommnissen und Fehlern nur durch Gerechtigkeit, Vertrauen und psychologischer Sicherheit erreicht werden kann. Auf diesem Weg können Risikofaktoren identifiziert und Risiken prädiktiv gemanagt werden.

Wie konsequent dieser Ansatz in der Luftfahrt ungesetzt wird, zeigt die Tatsache, dass nicht nur die Organisationskultur der einzelnen Fluggesellschaften davon geprägt ist. Sie kooperieren auch untereinander, obwohl sie in einem starken Wettbewerb zueinanderstehen. So werden zum Beispiel Erkenntnisse aus den jeweiligen Flugbetrieben auf gemeinsamen Treffen ausgetauscht, um gemeinsam die Sicherheit der Branche zu verbessern.

▶ Eine offene und angstfreie Kommunikation sowie effektives Lernen aus Vorkommnissen und Fehlern, wird nur durch Gerechtigkeit, Vertrauen und psychologische Sicherheit erreicht. Die Kulturaspekte einer Just Culture sind integraler Bestandteil einer effektiven Organisations- und Sicherheitskultur in der Luftfahrt.

© Der/die Autor(en), exklusiv lizenziert an Springer-Verlag GmbH, DE, ein Teil von Springer Nature 2024
J. Bresser, *Just Culture im Krankenhaus*,
https://doi.org/10.1007/978-3-662-69080-2_6

6.1 Vergleichbarkeit zwischen Luftfahrt und Medizin: Was können Krankenhäuser aufgrund der Gemeinsamkeiten und trotz der Unterschiede von Fluggesellschaften lernen?

Zu Beginn dieses Kapitels über Just Culture in der Luftfahrt ergibt sich die Frage, inwieweit Vergleiche zwischen dem Transportwesen und dem Gesundheitswesen gezogen werden können und was Krankenhäuser hinsichtlich einer Just Culture von Fluggesellschaften lernen können. Im Rahmen dieses Buches geht es dabei um den Vergleich zwischen prägenden Berufen der jeweiligen Organisations- und Sicherheitskultur – Piloten und Ärzte.

In der Luftfahrt tragen Piloten eine hohe Verantwortung für die Sicherheit des Flugzeugs, der Crew und der Passagiere. Eine vergleichbare berufliche Verantwortung liegt beim ärztlichen Personal in Bezug auf die Gesundheit und das Wohlergehen der Patienten. Diese Verantwortung und die Position in der Hierarchie der Organisation prägen jeweils spezifische Professionskulturen in beiden Bereichen, die wiederum die Organisationskulturen beeinflussen.

Trotz einiger Unterschiede spielen effektive Teamarbeit und Kommunikation in beiden Bereichen eine herausragende Rolle. In der Luftfahrt sind die Teams in einer hochstrukturierten Umgebung mit klar definierten Rollen und Verantwortlichkeiten tätig, was eine effiziente Koordination und den sicheren Flugbetrieb ermöglicht. Die Teamdynamik basiert auf diesen klar definierten Strukturen.

In der Medizin hingegen arbeiten Teams oft in komplexen, sich schnell verändernden Umgebungen, was ein koordiniertes Vorgehen unabdingbar macht. Die Teamarbeit ist entscheidend, da Fachkräfte aus verschiedenen Disziplinen zusammenkommen, um die bestmögliche Patientenversorgung zu gewährleisten. Die Komplexität der Fälle und die Vielfalt der Meinungen und Fachkenntnisse führen zu einer dynamischen Teamumgebung, in der intensiver Austausch notwendig ist.

Effektive, kooperative und unterstützende Denkweisen, Verhaltensmuster und Kommunikationsstile sind sowohl in der Luftfahrt als auch im Gesundheitswesen für eine effiziente und sichere Arbeitsweise unerlässlich. Eine Kultur innerhalb der Organisation, die Sicherheit und Teamarbeit fördert und gleichzeitig auf Gerechtigkeit und Vertrauen basiert, ist für langfristigen Erfolg wesentlich. Ebenso wichtig ist es, organisatorische Belastungen zu verringern und das Wohlergehen der Mitarbeitenden zu gewährleisten.

Technologische Abhängigkeit und Innovation sind in beiden Sektoren von großer Bedeutung. Fluggesellschaften sind auf moderne Flugzeugtechnik angewiesen und stehen unter dem Druck, technologisch stets auf dem neuesten Stand zu bleiben, um Konkurrenzfähigkeit und Sicherheit zu gewährleisten. Krankenhäuser setzen ebenfalls auf fortschrittliche medizinische Technologien und Entwicklungen in Diagnostik und Therapie, um Patienten effektiv und effizient behandeln zu können.

Beide Branchen zeichnen sich durch eine hohe Systemkomplexität und geringe Risikotoleranz aus. Unabhängig von der Ursache können Fehler in beiden Bereichen schwerwiegende negative Auswirkungen haben. An Bord eines Flugzeuges sind Piloten unmittelbar von Fehlern betroffen, während die Mitarbeitenden im

Krankenhaus oft zu sogenannten sekundären Opfern werden. Sicherheit ist sowohl in der Luftfahrt als auch in der Medizin von zentraler Bedeutung, wird jedoch im Gesundheitswesen aufgrund verschiedener Faktoren (wirtschaftlicher Druck, Personalmangel, komplexe Zusammenhänge, etc.) manchmal systembedingt vernachlässigt.

In der Luftfahrt herrscht ein überwiegend kontrolliertes und vorhersehbares Umfeld, geprägt von strikten Vorschriften, Verfahren und Checklisten. Obwohl Zwischenfälle und Notfälle selten sind, ist es entscheidend, dass die Crew schnell und sicher reagieren kann, insbesondere wenn sich die Situation in Notfällen dynamisch und komplex entwickelt.

Im Krankenhaus hingegen sind unvorhersehbare Ereignisse und Notfälle oft Teil des täglichen Arbeitsumfeldes. Das medizinische Personal muss über die nötigen Fähigkeiten verfügen, um effektiv und sicher auf dringende Situationen reagieren zu können. In einigen Bereichen entstehen oft hochdynamische Umgebungen, die schnelle Entscheidungen und das Management lebensbedrohlicher Situationen erfordern.

Bekanntermaßen sind im Luftfahrtbereich entwickelte Werkzeuge wie Lern- und Berichtssysteme, Standardverfahren (SOPs), Checklisten und Simulationstrainings auch im medizinischen Bereich nützlich. Besonders interessant ist, wie diese Werkzeuge in der Organisationskultur von Fluggesellschaften integriert sind und inwiefern sie eine vertrauensvolle Kultur und psychologische Sicherheit im Team sowie organisationales Lernen fördern.

Die kontinuierliche berufliche Aus- und Weiterbildung prägt maßgeblich die Kultur in der Luftfahrtbranche. Trainings in interpersonellen Kompetenzen, Teamarbeit und Kommunikation sind neben dem Erwerb und der Aufrechterhaltung von fliegerischen und technischen Fertigkeiten für Piloten von großer Bedeutung. Eine systemische Betrachtungsweise von Fehlern und unerwünschten Ereignissen sowie die damit verbundene Sozialisation der Mitarbeitenden formen ebenfalls die Organisationskultur. Grundlegende Einstellungen und Verhaltensweisen werden so manifestiert, dass eine von Just Culture geprägte Organisationskultur unterstützt wird.

Obwohl die Luftfahrtbranche kein perfektes System ist, bietet sie dennoch wertvolle Anregungen für das Gesundheitswesen, besonders in Bezug auf eine effektive Organisations- und Sicherheitskultur. Diese Anregungen lassen sich aus den Gemeinsamkeiten beider Bereiche trotz ihrer Unterschiede ableiten.

6.2 Die Unfallstatistik der Luftfahrt und Bedeutung von CIRS

Die zivile Luftfahrt gehört statistisch gesehen zu den sichersten Verkehrsmitteln der Welt. Bei weltweit über 32 Mio. Flügen kam es 2022 zu 39 Unfällen, davon 5 mit Todesfällen. Damit lag die fatale Unfallrate bei 0,16 pro eine Millionen Flügen. In den vergangenen 5 Jahren kam es im Durchschnitt zu 7 fatalen Unfällen mit 231 Toten.

Mit 86 Toten markiert das Jahr 2023 ein historisches Tief bei Unfällen und Todesfällen in der zivilen Luftfahrt. In dem 12-monatigen Zeitraum gab es nur 2 tödliche Unfälle auf Inlandsflügen und keine tödlichen Unfälle auf internationalen Flügen (Calder 2024). Die Rate der tödlichen Unfälle im Jahr 2023 lag damit bei weniger als einem pro 15 Mio. Flügen, was 3-mal besser ist als der Durchschnitt der letzten 10 Jahre.

Bei mittlerweile über 4 Milliarden Flugreisenden werden Unfälle statistisch zu Randerscheinungen und einzelne Unfälle entscheiden über ein gutes oder schlechtes Jahr. Natürlich wird dieses Sicherheitsniveau nicht ausschließlich durch eine Just Culture erreicht, aber nach Ansicht der International Air Transport Association (IATA) spielt die Organisations- und Sicherheitskultur eine, wenn nicht sogar die entscheidende Rolle bei der dem heutigen Sicherheitsniveau der Zivilluftfahrt.

Landes- und branchenweite sowie organisationsinterne Lern- und Berichtsysteme sind in der Luftfahrt wesentlicher Bestandteil einer von Just Culture geprägten Sicherheitskultur. Einige Schlüsselaspekte fördern eine effektive CIRS-Nutzung in der Luftfahrt:

- **Förderung der Meldung von Ereignissen:** CIRS ermöglicht es Flugpersonal und anderen Mitarbeitenden, kritische Vorfälle oder beinahe Zwischenfälle anonym zu melden. Eine Kultur der Gerechtigkeit und des Vertrauens ist entscheidend, um aus Fehlern zu lernen und zukünftige Vorfälle zu vermeiden.
- **Analyse und Feedback:** Nachdem ein Vorfall gemeldet wurde, wird dieser analysiert, um die Ursachen und mögliche Risikofaktoren zu identifizieren. Die Ergebnisse dieser Analysen werden oft innerhalb der Organisation geteilt, um das Bewusstsein für bestehende Risiken zu erhöhen und Präventionsmaßnahmen zu entwickeln.
- **Vermeidung von Schuldzuweisungen:** Eine Just Culture betont, dass Fehler menschlich sind und der Fokus auf Lernen und Verbesserung liegen sollte, statt auf Schuldzuweisungen. CIRS unterstützt diesen Ansatz, indem es einen sicheren Rahmen bietet, in dem Vorfälle gemeldet werden können, ohne dass mit Bestrafung oder Sanktionen zu rechnen ist.
- **Kontinuierliche Verbesserung der Sicherheit:** Die aus den CIRS-Meldungen gewonnenen Erkenntnisse tragen zur kontinuierlichen Verbesserung der Sicherheitsstandards und -verfahren bei. Dies führt zu einer stetigen Evolution der Sicherheitskultur innerhalb der Luftfahrtindustrie.
- **Training und Weiterbildung:** Informationen aus CIRS werden oft zur Schulung und Weiterbildung des Personals verwendet. Durch das Teilen von Erfahrungen und den interprofessionellen Austausch über unerwünschte Ereignisse können wertvolle Lektionen für die Zukunft gelernt werden.

Insgesamt trägt CIRS wesentlich dazu bei, eine Kultur der Gerechtigkeit, des Vertrauens und der Verantwortung in der Luftfahrt zu fördern. Gleichzeitig wird eine Just Culture mit einer höheren Anzahl von Berichten über Fehler und unerwünschten Ereignissen assoziiert. Aufgrund dessen ergibt sich eine verbesserte Analyse von Fehlern und Ereignissen bei gleichzeitiger Reduktion von Schuldzuweisungen und Bestrafungen. Außerdem haben sich insbesondere die Interaktion und Kommunikation der Besatzungen verbessert.

6.3 Mensch und Maschine im Einklang: Die Rolle der Liveware im SHELL-Modell

Das SHELL-Model (Abb. 6.1) dient dem Verständnis der Interaktion verschiedener Elemente im System der Zivilluftfahrt. Das Model geht auf den Psychologen Edwards (1972) zurück und ist ein Akronym aus **S**oftware, **H**ardware, **E**nvironment, **L**iveware und nochmal **L**iveware. Es ist ein umfassendes Rahmenwerk zur Analyse und Verbesserung der Sicherheit in der Zivilluftfahrt und besteht aus 5 Komponenten:

1. **Software:** Dies bezieht sich auf die schriftlichen Regeln und Verfahren, die in Betriebshandbüchern festgehalten sind, sowie auf die Gestaltung und den Aufbau von Trainings und Checklisten.
2. **Hardware:** Dieses Element umfasst das Flugzeug selbst, einschließlich seiner Systeme, Anzeigen und Bedienelemente.
3. **Environment:** Hierunter fallen das soziale und ökonomische Umfeld sowie verschiedene Umweltfaktoren wie große Höhen, niedrige Temperaturen und Wetterphänomene.
4. **Liveware (Mensch):** Im Zentrum des Modells steht der Mensch, anerkannt als das kritischste, flexibelste und kreativste Element im System. Dabei sind Menschen sowohl für interne (z. B. Hunger, Müdigkeit) als auch für externe Einflüsse (z. B. Arbeitsbelastung) anfällig und weniger vorhersehbar als technische Systeme.
5. **Liveware-Liveware (Interaktion zwischen Menschen):** Besonders betont wird die Bedeutung der Interaktion zwischen den Besatzungsmitgliedern, insbesondere in Notfallsituationen, wo neben der Einhaltung von Verfahren auch Teamarbeit, Kommunikation und effektive Entscheidungsfindung entscheidend sind.

Abb. 6.1 SHELL-Model

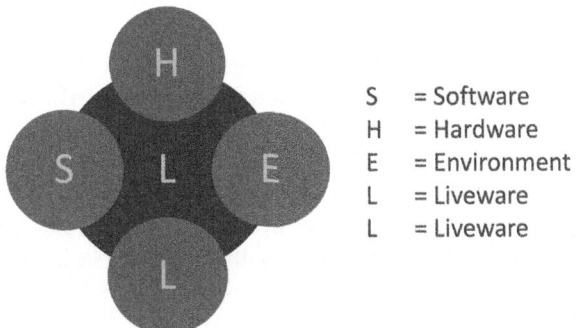

S = Software
H = Hardware
E = Environment
L = Liveware
L = Liveware

In der grafischen Darstellung des SHELL-Modells bilden die Kanten zwischen den Elementen die Schnittstellen, an denen Interaktionen und Einflüsse stattfinden. Diese Schnittstellen sind aufgrund der Variabilität der Elemente und ihrer dynamischen Beeinflussung nicht geradlinig. Durch sorgfältige Anpassung der anderen Elemente an den menschlichen Faktor können Reibungen, Spannungen und Fehler minimiert werden. In den heutigen Verkehrsflugzeugen ist der Hebel zum Ein- und Ausfahren des Fahrwerkes mit einem kleinen, drehbaren Rad versehen. Der Pilot bekommt auf diese Weise ein haptisches Feedback: Zum Ausfahren der Räder wird das kleine Rad nach unten bewegt, zum Einfahren der Räder wird das kleine Rad nach oben bewegt. Der Hebel zum Ein- und Ausfahren der Klappen hat dahingegen eine ganz andere, manchmal flügelprofilähnliche Form. Ein Verwechseln der beiden nicht gerade unwichtigen Hebel wird auf diese Weise durch optisches und haptisches Feedback unwahrscheinlicher.

Neben den technisch konstruktiven Anpassungen ist die Liveware-Liveware-Schnittstelle also die Interaktion der Besatzung von herausragender Bedeutung. Nicht nur im Routinebetrieb sind die Verhaltens- und Kommunikationsweisen der Besatzungen relevant, sondern vor allem in unvorhersehbaren Notfallsituationen. Diese Situationen können nicht allein durch fliegerische Kompetenzen oder technisches Fachwissen erfolgreich bewerkstelligt werden. Neben der Einhaltung bestimmter Verfahren und Checklisten werden dann eine adäquate Teamarbeit und präzise Kommunikation sowie eine effektive Entscheidungsfindung relevant.

Das Modell betont, dass menschliches Versagen oft als negative Folge des Liveware-Elements gesehen wird, ohne die Komplexität des dynamischen Systems zu berücksichtigen. Es unterstreicht die Unersetzlichkeit des Menschen im System und weist darauf hin, dass Menschen, unabhängig von Erfahrung und Training, fehleranfällig sind.

Studien wie die von Nakamura (2013) zeigen, dass Piloten in 20 % der Flüge eingreifen, um unerwünschtes Systemverhalten zu korrigieren. Diese Eingriffe sind ein wesentlicher Beitrag zur Sicherheit, da sie viele Flüge ohne besondere Vorkommnisse ermöglichen. Bei diesen Flügen muss es nicht zu (kritischen) Vorkommnissen oder Unfällen kommen, aber bei täglich über 100.000 Flügen, die weltweit stattfinden, gehen durch menschliche Reaktionen auf sich kontinuierliche ändernde Umstände viele Flüge ohne besondere Vorkommnisse in die Gesamtstatistik ein.

6.4 Das Puzzle der Flugsicherheit: Verstehen der multikausalen Ursachen von Unfällen

Zwischenfälle oder Unfälle, besonders in hochkomplexen Systemen wie der Luftfahrt, sind selten auf eine einzelne Ursache zurückzuführen. Stattdessen resultieren sie oft aus einer Kette von Ereignissen und Einflüssen, die sich gegenseitig verstärken oder ergänzen. Diese multikausalen Ursachen setzen sich aus verschiedenen Komponenten zusammen, die sowohl technischer als auch organisatorischer und menschlicher Natur sein können.

6.4 Das Puzzle der Flugsicherheit: Verstehen der multikausalen Ursachen von Unfällen

- **Technische Fehler:** Dies können Defekte oder Fehlfunktionen in der Hardware des Flugzeugs sein, wie Probleme mit dem Triebwerk, der Elektronik oder anderen kritischen Systemen. Oft sind diese Fehler subtil und nicht sofort offensichtlich.
- **Interpersonelle Fehler:** Diese entstehen auf der Ebene der menschlichen Interaktion. Beispiele hierfür sind Kommunikationsfehler zwischen der Crew, Missverständnisse oder unzureichende Koordination. Solche Fehler können durch Stress, Ermüdung oder unklare Verfahren noch verstärkt werden.
- **Organisatorische Mängel:** Mängel in den Strukturen und Prozessen einer Organisation können ebenfalls zu Zwischenfällen beitragen. Dazu gehören unzureichende Trainingsstandards, mangelhafte Wartungsprozesse, unklare Verantwortlichkeiten oder der Druck, unter suboptimalen Bedingungen zu operieren.

Das komplexe Zusammenspiel dieser Faktoren führt zu Situationen, in denen kleine Fehler oder Mängel sich überlagern und eskalieren können. Ein geringfügiger technischer Defekt könnte beispielsweise durch eine Fehlentscheidung der Besatzung oder durch mangelhafte Wartung verschlimmert werden.

Die Unvorhersehbarkeit, wie sich diese Faktoren gegenseitig beeinflussen, trägt zur Komplexität der Unfalluntersuchungen bei. Ein kleiner Fehler in einem Bereich kann unter bestimmten Umständen harmlos sein, aber in Verbindung mit anderen Schwachstellen oder Fehlern zu einem ernsthaften Problem führen.

Das Verständnis dieser multikausalen Natur von Unfällen ist entscheidend für die Entwicklung effektiver Sicherheitsstrategien. Es reicht nicht aus, nur einzelne Fehlerquellen zu identifizieren und zu beheben. Stattdessen müssen Sicherheitssysteme holistisch gestaltet werden, um das Zusammenspiel unterschiedlicher Faktoren zu berücksichtigen, anstatt sich auf einzelne Teile zu fokussieren. Auf diese Weise kann das Risiko eines katastrophalen Versagens minimiert werden.

Die verhängnisvolle Verkettung beim Absturz von Air France 447
Der tragische Vorfall des Air France Fluges 447, welcher im Juni 2009 auf dem Weg von Rio de Janeiro nach Paris über dem Atlantik abstürzte, markiert das schwerste Unglück in der Geschichte von Air France mit 228 Todesopfern. Jahre später konnten die entscheidenden Flugdatenschreiber aus den Tiefen des Atlantiks geborgen werden, was zu einer langwierigen juristischen und analytischen Aufarbeitung bis ins Jahr 2023 führte. Die Untersuchung offenbarte eine komplexe Verkettung technischer und menschlicher Faktoren, die zu diesem fatalen Ereignis führten.

Durch das Swiss-Cheese-Modell (Abb. 6.2) wird veranschaulicht, wie sich verschiedene Faktoren zu einem Unfall zusammenfügen können. Dieses Modell stellt jede Sicherheitsebene als eine durchlöcherte „Käsescheibe" dar, wobei die Anzahl der Scheiben die Wahrscheinlichkeit eines Unfalls verringert. Der Air France Flug 447 demonstriert jedoch, wie sich selbst bei mehreren Sicherheitsebenen Schwachstellen übereinander ausrichten können, um einen Unfall zu verursachen.

Dieser Flug begegnete über dem Äquator hohen Gewitterwolken, ein normales Phänomen für diese Region. Die ausgedehnten Wolken machten ein komplettes Um-

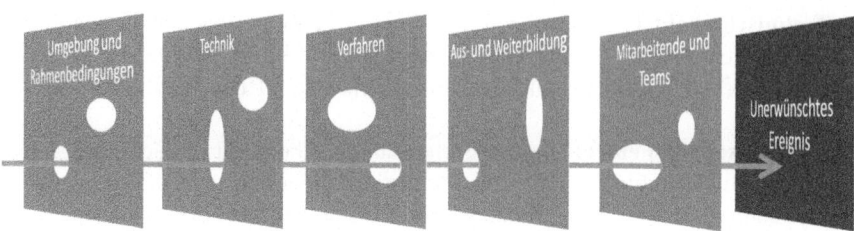

Abb. 6.2 Swiss-Cheese-Modell

fliegen unmöglich. In diesen Wolken führten Eiskristalle zu einer Vereisung aller 3 Geschwindigkeitssensoren, was eine kritische Fehlerkette auslöste. Da die am Flügel anliegende Luftströmung für den Auftrieb entscheidend ist, sind die Geschwindigkeitsanzeigen in allen großen Verkehrsflugzeugen doppelt redundant ausgelegt. Systembedingt schaltet sich der Autopilot bei 3 voneinander abweichenden Messwerten ab, da dieser den richtigen Wert nicht mehr ermitteln kann. Auch im hier beschriebenen Fall schaltete sich der Autopilot nach entsprechenden Warnhinweisen ab und gleichzeitig erfolgten unterschiedliche akustische und visuelle Warnungen über eine zunächst überhöhte und dann zu geringe Geschwindigkeit. Eine Reihe von Warnungen führte die Crew in eine falsche Handlungsweise. Die Kombination aus unzureichendem Training, fehlerhafter Interpretation der Warnsignale und mangelhafter Kommunikation führte zu einem Steigflug mit reduzierter Triebwerksleistung – in dieser Höhe eine fatale Entscheidung. Da der sogenannte Anstellwinkel für diese Höhe deutlich zu groß war, nahm die Geschwindigkeit zügig ab und die Warnungen wegen überhöhter Geschwindigkeit endeten. Aufgrund eines sich dann entwickelnden Strömungsabrisses an den Tragflächen, sackte das Flugzeug jedoch ab und verlor rasch an Höhe. Dies macht das Flugzeug letztlich manövrierunfähig und führte zu einem Absturz mit hoher vertikaler Geschwindigkeit.

Die Vereisung der Geschwindigkeitssensoren, ein damals für einen bestimmten Hersteller bekanntes Phänomen, wurde sowohl dem Hersteller als auch der Airline zum Vorwurf gemacht. Wenn sich nach Zulassung eines Flugzeuges eine Mangelhaftigkeit ergibt, kann der Hersteller eine sogenannte Lufttüchtigkeitsanweisung für die Betreiber eines bestimmten Flugzeugmodells herausgeben. Eine solche Lufttüchtigkeitsanweisung sah vor, Geschwindigkeitssensoren unterschiedlicher Hersteller zu verwenden und entsprechende Modifikationen innerhalb eines bestimmten Zeitrahmens vornehmen zu müssen.

Obwohl die Sensoren nach nur 29 Sekunden wieder funktionierten, führten die zuvor getroffenen Entscheidungen und Aktionen bereits zum unaufhaltsamen Absturz. Wären Triebwerksleistung und Anstellwinkel in dieser Zeit konstant geblieben, wäre durch „einfaches" Beibehalten vorheriger Parameter vermutlich nichts passiert. Eine Erkenntnis, die sich so aber erst im Nachhinein, nach Vorliegen aller relevanten Fakten und Daten, ergibt.

Dieser Fall zeigt deutlich, wie das Zusammenspiel verschiedener Faktoren – von Umwelteinflüssen über technische Probleme bis hin zu menschlichen Reaktionen – zu einem tragischen Ende führte. Fehlendes Training, verwirrende akustische Warnungen, Unklarheiten bei der Rollenaufteilung und Kommunikationsprobleme sowie Stress haben alle Abwehrmechanismen auf den unterschiedlichen Ebenen zusammenbrechen lassen. Der abschließende Untersuchungsbericht bestätigte, dass der Absturz auf eine bisher unerfahrene Kombination von Faktoren zurückzuführen war (Bureau d'Enquêtes et d'Analyses & pour la sécurité de l'aviation civile 2012).

6.5 Vom Propellerzeitalter zur Jet-Ära: Von High-Risk-Organisations zu High-Reliability-Organisations

In den Anfängen der zivilen Jetfliegerei in den 1960er-Jahren sah sich die Branche mit einer steigenden Anzahl von Unfällen konfrontiert. Dies änderte sich in den 1970er-Jahren mit dem Aufschwung der kommerziellen Luftfahrt und der Einführung von Großraumjets, die lange Strecken nonstop bewältigen konnten. Fliegen wurde zunehmend erschwinglicher, was zu einem stetigen Anstieg der Passagierzahlen führte. Im Vergleich zu den früheren Propellerflugzeugen bot die Jetfliegerei bereits deutliche Verbesserungen in der technischen Zuverlässigkeit. Ebenso erreichte die Entwicklung von Standard Operating Procedures (SOP) und Checklisten, welche präzise Handlungsabläufe für die Piloten definieren, ein hohes Niveau, wodurch eine ergonomische und sichere Bedienung des Flugzeuges ermöglicht wurde.

Die Luftfahrtindustrie konzentrierte sich zunehmend darauf, die Schnittstellen zwischen Menschen (Liveware) und Maschine (Hardware sowie Software) zu optimieren, um Fehlbedienungen zu minimieren. Ein Beispiel für diese intuitive Benutzerführung ist der mit einem kleinen Rad versehene Fahrwerkshebel, der neben dem visuellem auch haptisches Feedback zur Position des Fahrwerks bietet.

Mit fortschreitender technischer Entwicklung und Digitalisierung in der Luftfahrt unterlagen auch die Flugzeug- und Triebwerksgenerationen sowie die Software kontinuierlichen Veränderungen. Moderne Autopilotsysteme können heutzutage in einigen Flugzeugmodellen bei einem Druckverlust in der Kabine selbstständig einen Notsinkflug einleiten oder nach Aktivierung des Traffic Alert and Collision Avoidance Systems (TCAS) eigenständig Ausweichmanöver durchführen. Diese Innovationen stellen jedoch neue Herausforderungen an das Training der Piloten dar. Die Komplexität der Flugzeugtechnologie und -bedienung hat inzwischen ein Niveau erreicht, bei dem die Ergonomie, die Anpassung an den Menschen, zunehmend wichtiger wird. Gleichzeitig birgt jede technische Erweiterung potenziell neue Sicherheitsrisiken.

Während das Fliegen mit funktionierenden Systemen einfacher geworden sein mag, erfordern Notfallsituationen ein profundes Systemverständnis und eine effektive Teamarbeit innerhalb der Crew. Flexibilität und Kreativität sind gefragt, da nicht alle denkbaren Szenarien vorab trainiert werden können. In diesem Kontext spielen auch die spezifische Teamkultur sowie die Organisations- und Sicherheitskultur einer Fluggesellschaft eine entscheidende Rolle. Eine von Vertrauen und psychologischer Sicherheit geprägte Zusammenarbeit kann maßgeblich dazu beitragen, die Wahrscheinlichkeit von Zwischenfällen oder Unfällen zu reduzieren, indem sie die Größe der „Löcher" im Swiss-Cheese-Modell verringert. Durch angstfreie und effektive Teamarbeit und Kommunikation wird es wahrscheinlicher, dass Fehler auf anderen Ebenen frühzeitig erkannt und entsprechende Gegenmaßnahmen eingeleitet werden.

6.6 Jenseits der Unfälle: Die Bedeutung von Zwischenfällen in der Sicherheitsanalyse der Luftfahrt

Die Analyse der Sicherheit in der Verkehrsluftfahrt wird durch die geringe Anzahl an Unfällen erschwert, da diese keine statistisch signifikanten Datenmengen liefern. Um ein präziseres Sicherheitsbild zu erhalten, empfiehlt es sich, neben Unfällen auch Zwischenfälle und unerwünschte Vorkommnisse zu untersuchen, um potenzielle Sicherheitsrisiken frühzeitig zu identifizieren.

Die Unfallpyramide nach Frank Bird (Abb. 6.3), basierend auf Erkenntnissen aus der Unfallforschung, veranschaulicht diese Zusammenhänge treffend. An der Basis der Pyramide befindet sich eine Vielzahl von Ereignissen und Vorkommnissen, die meist aus unsicheren Handlungen resultieren, jedoch ohne weitere Folgen bleiben. Aus dieser Menge an Ereignissen entwickeln sich kritische Vorfälle mit konkreten Auswirkungen wie Verletzungen. Schließlich führen ähnliche Kombinationen von Ursachenfaktoren bei einer bestimmten Anzahl dieser kritischen Ereignisse zu Unfällen mit tödlichem Ausgang. Dies verdeutlicht, dass durch die Analyse und das Beheben von Faktoren, die Zwischenfälle und kritische Ereignisse begünstigen, auch Unfälle vermieden werden können.

Eine umfassende Studie der Lufthansa aus dem Jahr 1999, in der zahlreiche Zwischenfälle und Vorkommnisse untersucht wurden, identifizierte durch die Klassifizierung verschiedener Fehler spezifische Risikobereiche. Es zeigte sich, dass ein negatives soziales Klima und eine problematische Teamkultur sich wie ein Katalysator für Unfälle auswirken können. Rund 80 % aller Vorkommnisse er-

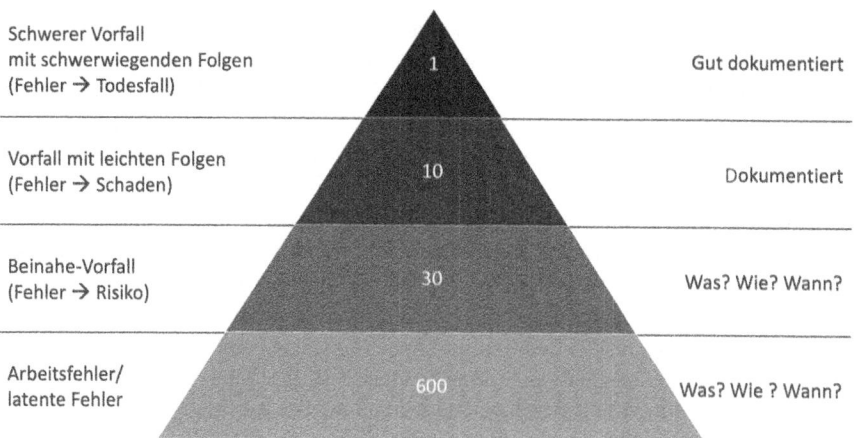

Abb. 6.3 Unfallpyramide nach Frank Bird (Bird-Model)

eigneten sich in einer gestörten Arbeitsatmosphäre und offenbarten Mängel in Führung und Zusammenarbeit, während in über 50 % der Fälle Kommunikationsprobleme auftraten (Scheiderer et al. 2011). Die Schlussfolgerung daraus ist, dass viele unerwünschte Vorkommnisse, bei denen menschliche Fehler eine Rolle spielen, durch eine positive und effektive Teamkultur verhindert werden können. Ähnliche Erkenntnisse wurden auch in Studien des National Transportation Safety Boards (NTSB) und von Boeing bestätigt (Boeing Company 1993; National Transportation Safety Board 1994).

6.7 Crew Resource Management: Schlüssel zur Verbesserung der Teamarbeit und Kommunikation in der Luftfahrt

Die effektive Zusammenarbeit und Kommunikation innerhalb von Flugzeugbesatzungen spielen eine entscheidende Rolle für die Gewährleistung der Flugsicherheit. In den 1970er-Jahren wurde als Antwort auf diese Erkenntnis das Crew Resource Management (CRM) entwickelt. Als Trainingsformat zielt CRM darauf ab, die vorhandenen Fähigkeiten, Kompetenzen und Erfahrungen innerhalb eines Teams optimal zu nutzen, um so gemeinsam effizient und sicher Ziele zu erreichen. Der Schwerpunkt liegt dabei auf der Stärkung der Interaktionen innerhalb der Flugzeugcrew, also der Schnittstelle zwischen den Menschen an Bord.

CRM wird heute als ein ganzheitlicher Ansatz verstanden, der sämtliche verfügbaren Ressourcen nutzt, um eine effiziente und sichere Flugdurchführung zu gewährleisten. Es geht darum, das kollektive Wissen, die Erfahrungen und die Fertigkeiten der gesamten Besatzung einzusetzen, um so einen sicheren und effizienten Flugbetrieb sicherzustellen. CRM wird somit als eine entscheidende Komponente im Kampf gegen Fehler und als effektives Instrument zur Steigerung der Flugsicherheit betrachtet. Die Internationale Zivilluftfahrtorganisation (ICAO) unterstreicht die Wichtigkeit des menschlichen Beitrags innerhalb des komplexen Luftfahrtsystems und hebt hervor, dass es oft die menschliche Beteiligung ist, die wichtige Sicherheitsbarrieren und Quellen für die Bewältigung von Risiken bietet.

> „Throughout the aviation system, people are both the source of some risks and an integral part of identifying and managing all risks. Within a complex system, it is the human contribution that often provides the important safety barriers and sources of recovery." (ICAO 2021)

6.7.1 Von Tragödie zu Transformation: Wie der Teneriffa-Unfall das Crew Resource Management zum Leben erweckte

Im März 1977 ereignete sich auf dem Flughafen Teneriffa die tragischste Katastrophe in der Geschichte der Zivilluftfahrt, gemessen an der Zahl der Todesopfer. Es kollidierten 2 Boeing 747, eine von KLM und die andere von Pan Am, auf der einzigen Start- und Landebahn des Flughafens Los Rodeos. Eigentlich sollten beide Flüge in Las Palmas landen, doch eine Bombenexplosion führte zur Schließung des dortigen Flughafens, sodass die Flugzeuge auf Ausweichflughäfen umgeleitet werden mussten, darunter der kleine Flughafen Los Rodeos.

Die Kollision im dichten Nebel führte zum Tod von 583 Menschen und wurde durch eine Kette von Faktoren verursacht. Neben der schlechten Sicht trugen Kommunikationsfehler zwischen der Flugsicherung und den Piloten sowie Fehleinschätzungen und Fehler der Besatzungen beider Fluggesellschaften zum Unglück bei. Der KLM-Kapitän leitete den Start ohne ordnungsgemäße Genehmigung der Flugsicherung ein, während das Pan Am-Flugzeug eine Abzweigung verpasste und die Landebahn nicht rechtzeitig verlassen konnte, um die Kollision zu vermeiden. Während der Kapitän von KLM glaubte, eine korrekte Startfreigabe erhalten zu haben, handelte es sich lediglich um die Streckenfreigabe für eine bestimmte Flugroute zurück zum Flughafen nach Amsterdam. Der Kopilot des KLM-Jumbos hatte dies auch so verstanden und den bevorstehenden Start in Frage gestellt. Diese verbale Nachricht war beim Kapitän jedoch nicht angekommen oder missinterpretiert worden und eine weitere Intervention folgte nicht. Der auch im Cockpit sitzende Flugingenieur hatte ebenfalls explizit nachgefragt, ob denn die Pan Am-Maschine die Startbahn verlassen habe. Mit einem falschen mentalen Bild im Kopf, wurde diese Frage durch den Kapitän bejaht und der Start fortgeführt. Aufgrund eines steilen Hierarchiegefälles erfolgten keine weiteren Interventionen seitens des Kopiloten und des Flugingenieurs. Obwohl in diesem Fall 3 gut ausgebildete Besatzungsmitglieder im KLM-Cockpit saßen, wurde die Entscheidung den Start zu Beginnen nicht weiter angezweifelt und offensichtliche Fehler nicht mit der notwendigen Dringlichkeit kommuniziert. Schlechte Kommunikation und Missverständnis, letztendlich dysfunktionales bzw. fehlendes CRM führten zur Kollision zweier technisch intakter Maschinen. An diesem Beispiel zeigt sich, wie wichtig in diesem dynamischen Ereignis die Perspektive und ein entsprechendes Speak-Up aller Besatzungsmitglieder gewesen wäre. Es erfolgte nicht nur keine Intervention, sondern der Kapitän hatte durch das damalige Selbstverständnis (Ich als Kapitän sehe alles und weiß alles! Das erwartet man von mir!) auch keine Chance sein falsches mentales Bild von anderen korrigieren zu lassen.

Neben diesem katastrophalen Ereignis führten weitere Unglücke in dieser Zeit zu grundlegenden Änderungen in den Flugsicherheitsprotokollen, darunter Verbesserungen in den Kommunikationsverfahren und der Einführung standardisierter Phrasen für die Kommunikation mit der Flugsicherung. Ebenso trug es dazu bei, dass sich das Bewusstsein für die Fehlbarkeit von Piloten und die Notwendigkeit des CRM verstärkte. Auch aufgrund der Tatsache, dass Piloten aufgrund einer distinktiven Professionskultur die eigene Fehlbarkeit damals nicht akzeptierten, entwickelte sich ein notwendiges Momentum in der Entwicklung des CRM. Ursprünglich auf Cockpitbesatzungen beschränkt, wurde das CRM-Training später auf Kabinenbesatzungen und andere Bereiche innerhalb einer Fluggesellschaft ausgedehnt.

6.7.2 Überwindung des negativen Fehlerkreislaufes: CRM als Schlüssel zur Fehlerprävention in Teams

Aus rechtlichen Gründen hat ein Kapitän an Bord eines Flugzeuges die finale Entscheidungshoheit. Im Rahmen der nautischen Gewalt ist er für die sichere Flugdurchführung verantwortlich. Die sogenannte Bordgewalt überträgt weitere, auch hoheitliche Befugnisse, um die Sicherheit zu gewährleisten. In diesem Zusammenhang ist es jedoch Bestandteil von CRM, dass sich Besatzungsmitglieder an notwendigen Entscheidungen situativ beteiligen. Entscheidend dafür ist psychologische Sicherheit innerhalb der Besatzung und „Listen-Up", die Offenheit des Kapitäns. Für erfolgreiches CRM ist es essenziell, dass Bedenken, Fragen und Unklarheiten unabhängig von der Position oder dem Status innerhalb eines Teams mit der gebotenen Dringlichkeit und Klarheit kommuniziert werden. Voraussetzung dafür, ist die in der Just Culture verankerte psychologische Sicherheit. Diese kann in diesem Zusammenhang durch eine offene Kommunikation gefördert werden, bei der jegliche Unstimmigkeiten zeitnah angesprochen und gelöst werden. Der Führungsansatz und eine angespannte Arbeitsatmosphäre können die psychologische Sicherheit negativ beeinträchtigen und zu einer negativen Leistungsspirale führen (Abb. 6.4).

Ebenso wichtig ist die unmittelbare Kommunikation von Fehlern, um einen negativen Fehlerkreislauf zu verhindern. Fehler können emotional belastend sein und das Stressniveau erhöhen, was wiederum die Wahrscheinlichkeit weiterer Fehler steigert. Diese negative Fehlerdynamik gilt es frühzeitig zu unterbrechen. Dafür ist neben dem ebenfalls in der Just Culture verankerten Vertrauen erneut die psychologische Sicherheit der Teammitglieder entscheidend, die eine angstfreie Kommunikation ermöglicht.

Jedes Teammitglied sollte sich ermutigt fühlen, offen und ohne Angst zu kommunizieren. Nur durch diese unvoreingenommene und klare Kommunikation von Unklarheiten, Besonderheiten oder Fehlern können potenzielle Probleme effektiv

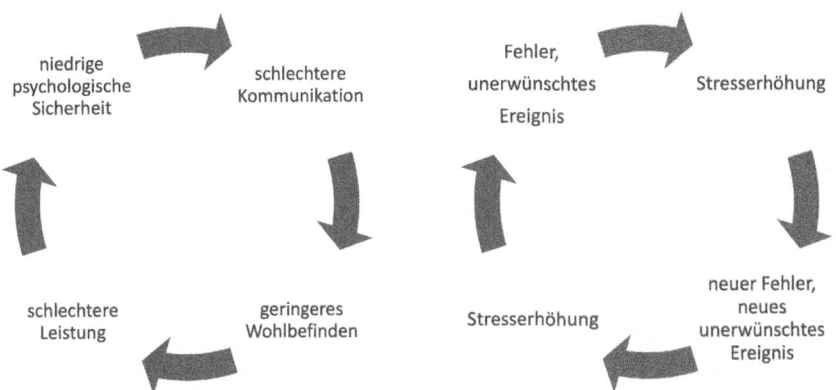

Abb. 6.4 Negative Leistungsspirale und negativer Fehlerkreislauf

angegangen und gegebenenfalls notwendige Maßnahmen schnell eingeleitet werden. Auch das Teilen von unklaren Bedenken und/oder Bauchgefühlen spielt eine wichtige Rolle. Ein seltsames Bauchgefühl kann eine Person nicht nur ablenken, sondern auch auf etwas hinweisen, was (noch) nicht bewusst wahrgenommen wurde. Wenn sich jemand unwohl fühlt, weil beispielsweise ein Geräusch oder Geruch als ungewöhnlich wahrgenommen wird, ist es wichtig, dieses Gefühl mit dem Team zu teilen und zu überprüfen. So können Bedenken ausgeräumt oder bestätigt werden. Geschieht dies nicht, können Unwohlsein oder Angst durch die Bindung mentaler Ressourcen die Leistungsfähigkeit des Einzelnen und des gesamten Teams beeinträchtigen. Eine frühzeitige Kommunikation und der Abgleich mit anderen Teammitgliedern sind daher entscheidend, um die Effektivität und Sicherheit des gesamten Teams zu gewährleisten.

Die Vermutung, dass im Rahmen des CRM die Autorität des Kapitäns infrage gestellt wird, trifft nicht zu. Aus rechtlichen Gründen muss eine definierte Person die finale Entscheidungshoheit haben. Kapitäne sind für die Sicherheit verantwortlich, können sich jedoch auf eine Vielzahl von Inputs durch die Besatzung verlassen. Diese Unterstützung und Kooperation innerhalb des Teams ermöglichen effektive und sichere Entscheidungen.

6.7.3 Von fliegerischen Fertigkeiten zu interpersonellen Kompetenzen: CRM-Training in der Luftfahrt

Das Training nichttechnischer und nichtfliegerischer Fertigkeiten im Rahmen des CRMs ist heutzutage für alle Besatzungsmitglieder verpflichtend und unterliegt einer ständigen Weiterentwicklung. Die Trainings, die in interprofessionellen Teamkonstellationen stattfinden, beinhalten simulierte Notfallszenarien als auch Wissensvermittlung. Es geht darum die Kooperation, situative Aufmerksamkeit, Führungsverhalten und Entscheidungsfindung zu verbessern. Dabei geht es nicht nur ums Verstehen und Anwenden, sondern auch um die Reflektion des eigenen Verhaltens und der Teamleistung.

In verschiedenen Notfallsituationen ist die klare Aufgabenteilung und Abstimmung innerhalb der Crew für eine effektive Bewältigung von essenzieller Bedeutung. Obwohl viele Abläufe im Routinebetrieb sowie in Notfällen durch Vorschriften und Standard Operating Procedures (SOPs) definiert sind, reicht die bloße Einhaltung dieser Vorgaben allein nicht aus, um einen effizienten und sicheren Flug zu gewährleisten. CRM hat zu einem Paradigmenwechsel und einer Neuausrichtung der Teamkulturen geführt. Durch den Fokus auf die im Team vorhandene Vielfalt der Ressourcen, welche durch eine effektive Kommunikation mobilisiert werden, sowie das gemeinsame, kontinuierliche Lernen wurde auch eine Transformation der Organisationskultur bewirkt. Dabei spielen soziale Beziehungen nicht nur eine entscheidende Rolle für die Motivation, sondern auch für die Arbeitsleistung. Dies unterstreicht die große Bedeutung der Durchführung und Verankerung von CRM-Trainings und zeigt auf, welch großes Potenzial Fluggesellschaften in diesem Bereich für Verbesserungen (genutzt) haben. Auch in Zukunft, bei zunehmender Modernisierung und Automatisierung von Flugzeugen, bleibt die Notwendigkeit zur kontinuierlichen Weiterentwicklung der zwischenmenschlichen Interaktion und Kommunikation, der Liveware-Liveware-Schnittstelle, bestehen.

6.8 Förderung der Flugsicherheit: Die Rolle regulatorischer Vorgaben bei der Etablierung einer Just Culture

Bereits im Jahr 1951 versammelten sich Luftfahrtexperten aus verschiedenen Ländern, um den Anhang 13 zur Chicagoer Konvention über die internationale Zivilluftfahrt zu verfassen. Das Dokument zielte darauf ab, die Untersuchung von Flugzeugunfällen unter den Mitgliedstaaten der ICAO zu standardisieren. In Anhang 13 ist festgelegt, dass der primäre Zweck einer Untersuchung darin besteht, zukünftige Unfälle zu vermeiden. Auf diese Weise wird die Prävention über die Suche nach Schuldigen gestellt und schon hier wurde eine Grundlage für die spätere Just Culture gelegt. Die Grundprinzipien und Regelungen der Konvention sind für die Mitgliedstaaten bindend und verpflichtet diese ihre Luftfahrtgesetze mit den Bestimmungen der Konvention in Einklang zu bringen.

Die Etablierung einer Just Culture in der Luftfahrtindustrie wurde so schon früh auf regulatorischer Ebene vorangetrieben. In diesem Kontext haben Regulierungsbehörden spezifische Richtlinien entwickelt und implementiert, die den Aufbau einer Just Culture unterstützen. Die Fluggesellschaften waren und sind dafür verantwortlich, dass das Konzept einer Just Culture nicht nur theoretisch bleibt, sondern auch als praktische Maßnahme zur Verbesserung der Flugsicherheit im operativen Betrieb implementiert wird.

Eine europäische Richtlinie, die zunächst nur für Organisationen im Bereich der Flugsicherung galt, wurde durch eine spätere Erweiterung auf die gesamte Zivilluftfahrt ausgedehnt. Dadurch wurde das Just Culture-Konzept regulatorisch auch für Fluggesellschaften verankert. Artikel 16 Absatz 11 in Verbindung mit Artikel 16 Absatz 9 der EU-Verordnung Nr. 376/2014 verpflichtet Luftfahrtorganisationen, eine Just Culture zu etablieren und zu gewährleisten, dass Mitarbeitende für das Übermitteln meldepflichtiger und freiwilliger Meldungen keine Nachteile erfahren. Eine Ausnahme bildet lediglich vorsätzliches oder grob fahrlässiges Handeln.

Im Rahmen dieser Verordnung muss jede Organisation interne Regeln festlegen, um die Prinzipien einer Just Culture zu gewährleisten und umzusetzen. Dabei ist eine ausgewogene Herangehensweise bei der Untersuchung von Fehlern und den damit verbundenen Vorfällen von großer Bedeutung.

Das Ziel dieser Verordnung ist es, die Flugsicherheit zu verbessern, indem sichergestellt wird, dass sicherheitsrelevante Informationen gemeldet, erfasst, gespeichert, geschützt, ausgetauscht, verbreitet und analysiert werden. Dank dieser regulatorischen Unterstützung und der verpflichtenden Einführung einer Just Culture in der zivilen Luftfahrt, trägt sie wesentlich dazu bei, dass die zivile Verkehrsluftfahrt zu einem der sichersten Transportmittel der Welt zählt.

6.9 Herausforderungen in der Luftfahrt: Die ungleichmäßige Implementierung einer Just Culture

Trotz signifikanter Fortschritte befindet sich das Luftfahrtsystem noch ein gutes Stück von einer idealen Just Culture entfernt. Eine der größten Herausforderungen innerhalb von Fluggesellschaften ist die unterschiedliche Wahrnehmung und Akzeptanz von Einstellungen und Verhaltensweisen, die eine Just Culture fördern. Auffällig sind dabei altersbedingte Unterschiede in der Wahrnehmung der Wichtigkeit einer Just Culture, wobei sowohl jüngere als auch ältere Mitarbeitende dieser weniger Bedeutung beimessen. Dies könnte darauf zurückzuführen sein, dass jüngere Mitarbeitende das Konzept möglicherweise nicht vollständig verstehen, während ältere durch ihre Erfahrungen enttäuscht sein könnten.

Die direkte Betroffenheit von kritischen Ereignissen oder Unfällen lässt sicherheitsrelevante Verhaltensweisen für Mitarbeitende im operativen Bereich – direkt am und im Flugzeug – anders erscheinen als für Bodenpersonal in Bereichen wie Verwaltung, Technik oder Catering. Daher sind weitere Schulungs- und Sensibilisierungsmaßnahmen notwendig, da das Verhalten und die Kommunikation jedes Einzelnen für eine sichere Organisation essenziell sind. Entscheidungen und Prozesse, die in Büros getroffen beziehungsweise entwickelt werden, legen ebenfalls die Grundlagen für einen sicheren Flug. Eine von Gerechtigkeit, Vertrauen und psychologischer Sicherheit geprägte Kultur ist demnach nicht nur für den operativen Bereich, sondern für die gesamte Organisation wichtig.

Die Wahrnehmung einer Just Culture in der eigenen Organisation ist entscheidend. Nur durch ein kollektives Bewusstsein für Gefahren, realistische und praktikable Normen und Regeln sowie kontinuierliche Reflexion durch Analyse- und Feedback-Systeme kann eine lebendige Just Culture einen echten Mehrwert bieten.

Eine Forschungsarbeit aus den Niederlanden zeigt, dass die Wahrnehmung und Priorisierung einer Just Culture in westlichen Fluggesellschaften variiert. Während die Mehrheit der Piloten und Manager angibt, dass ihre Organisationen eine Just Culture verankert haben, bleibt die Herausforderung bestehen, das Management von der Bedeutung der Sicherheit zu überzeugen. Die Safety-Managerin Maria Kovasoca schreibt im Hindsight-Magazin von Eurocontrol, dass es eine Herausforderung bleibt, wenn einem neuen Management, die Bedeutung von Sicherheit nicht einleuchtet. Sie berichtet davon, dass es noch immer CEOs gäbe, die lediglich ein 30-minütiges Briefing über Just Culture einfordern und das Thema damit abhaken (Kovasoca 2023).

Die niedrige Berichtsrate bestimmter Berufsgruppen (Techniker, Flugdienstberater) im Vergleich zu anderen (Piloten) deutet darauf hin, dass die Just Culture nicht gleichmäßig über alle Bereiche einer Organisation verankert ist. Der Pilot und Safety-Experte James Norman bestätigt dies, indem er feststellt, dass eine Just Culture von verschiedenen Berufsgruppen einer Fluggesellschaft sehr unterschiedlich wahrgenommen wird. Nach seiner Ansicht ergeben sich dadurch erhebliche blinde

Flecken im Risikomanagement, da Teile der Belegschaft Lern- und Berichtsysteme beispielsweise sehr viel weniger nutzen (Norman 2023). Dabei spricht eine hohe Rate von Berichten für eine starke Just Culture. Im Aviation Safety and Reporting System (ASRS**Error! Bookmark not defined.**), einem landesweiten Lern- und Berichtsystems in den USA, gingen 2022 monatlich gut 4700 Berichte von Piloten, etwa 200 von Mitarbeitenden der Technik und 160 von Flugdienstberatern ein. Flugdienstberater steuern die Einsätze von Flugzeugen und Besatzungen, erstellen Flugpläne und beraten Besatzungen vor und während des Fluges. Verglichen mit der Gruppengröße liegt die Berichtsrate bei Flugdienstberatern 32 % niedriger und bei der Technik 96 % niedriger. Die niedrige Rate bei der Technik könnte damit zusammenhängen, dass über 50 % der technischen Dienstleistungen an externe Dienstleister vergeben werden. Zudem arbeiten bei manchen Wartungsereignissen manchmal einige Dutzend Personen an einem Flugzeug. Letztendlich wird das Flugzeug aber nur von wenigen Personen für den nächsten Flug freigegeben.

Die European Cockpit Association (ECA) fordert daher ein breiteres Konzept zur Gestaltung der Organisationskultur, das einen psychologisch sicheren Arbeitsplatz für alle Berufsgruppen schafft. Der Just Culture-Experte Dekker betont ebenso die Wichtigkeit, eine Just Culture in der gesamten Organisation zu verankern.

6.10 Example. Southwest Airlines: Eine effektive Organisationskultur garantiert keine effektive Sicherheitskultur

Mit einer konsequenten Orientierung der Organisationskultur an den Mitarbeitenden gehört Southwest Airlines weltweit zu den erfolgreichsten Fluggesellschaften. Die Organisationskultur wird als Kernelement des langanhaltenden Erfolgs der Fluggesellschaft gesehen. Bis 2020 wurde in 44 aufeinanderfolgenden Jahren Gewinne erwirtschaftet, im Airlinebusiness mit niedrigen Gewinnmargen ein beachtliches Ergebnis. Gleichzeitig gehört Southwest auch zu den sichersten Airlines, obwohl die Sicherheitskultur in der Vergangenheit erheblich in der Kritik stand. Anhand dieses Beispiels wird die voneinander abweichende Wahrnehmung und Priorisierung von Sicherheit in unterschiedlichen Abteilungen deutlich.

Bei der Integration von neuen Flugzeugen in die Flotte wurden notwendige Zertifizierungen der zuständigen Federal Aviation Administration (FAA) unterlassen. Aufgrund dieser Tatsache waren nicht korrekt zertifizierte Flugzeuge bei über 150.000 Flügen im Einsatz und haben in dieser Zeit gut 17 Mio. Fluggäste transportiert (Chokshi 2020). Außerdem wiesen 24 Flugzeuge in der Flotte nicht dokumentierte oder nicht konforme Reparaturen auf.

Ergänzend wurden teilweise falsche Flugzeuggewichtsdaten für die Besatzungen bereitgestellt (Chokshi 2020). Aufgrund von falsch hinterlegten Gewichtsdaten für die betroffenen Flugzeuge, kam es bei der Berechnung von Startdaten zu fehlerhaften Ergebnissen.

Mit variablen Parametern wie Luftdruck, Temperatur und Windgeschwindigkeit, den Gewichtsdaten für einen speziellen Flug (Kerosin, Fluggäste, Gepäck, Catering) und im System hinterlegten Gewichts- und Trimmdaten des leeren Flugzeuges sowie der Länge der Startbahn werden 3 unterschiedliche Geschwindigkeiten berechnet. Bei der ersten handelt es sich um die so genannte Entscheidungsgeschwindigkeit, bis zu der ein Start auf der verbleibenden Startbahn noch abgebrochen werden kann. Bei der zweiten handelt es sich um die Rotationsgeschwindigkeit, bei der begonnen wird, den Anstellwinkel der Tragflächen zu erhöhen, um abzuheben. Beim Erreichen dieser Geschwindigkeit wird das Flugzeug mit Hilfe des Höhenruders um seine Hochachse rotiert. Die dritte Zahl ist die Geschwindigkeit, mit der das Flugzeug den initialen Steigflug durchführt. Hierbei ist ein bestimmter Puffer zur Geschwindigkeit eines Strömungsabrisses vorgeschrieben. Falsch eingegebene oder falsch hinterlegte Daten führen zu einer falschen Berechnung von Geschwindigkeiten. Bei einem Startabbruch kann es dann beispielsweise passieren, dass das Flugzeug über die verbleibende Startbahn hinausrollt und es zu Schäden sowie Verletzungen kommen kann. Für jeden Start und jede Landung müssen verschiedenste Berechnungen, beispielsweise für unterschiedliche Start- und Landebahnen, durchgeführt werden.

Bei vielen tausend Flügen am Tag kommt es auf diese Weise zu einer Vielzahl von potenziell falschen Berechnungen mit einem erhöhen Sicherheitsrisiko.

Bei Southwest Airlines stellten die Besatzungen irgendwann Unstimmigkeiten in den Berechnungen fest und es kam zu internen und auch externen Untersuchungen durch das Verkehrsministerium. Im nachfolgenden Untersuchungsbericht wird von Spaltung, Ablenkung und Machtausübung gesprochen (Chokshi 2020). Die Zertifizierung von neu erworbenen Flugzeugen hätte erhebliche Zeit in Anspruch genommen. Aus diesem Grund wurde teilweise erheblicher Druck ausgeübt und einzelne Zertifizierungsschritte übergangen. Diese nicht unerheblichen Probleme innerhalb der eigenen Sicherheitskultur betreffen vorwiegend die Interaktion des Managements mit der zuständen Behörde. Dabei hatte die Behörde ebenfalls versäumt, Bedenken ihrer eigenen Mitarbeitenden im Hinblick auf die Sicherheitskultur von Southwest nachzugehen. Die Anweisungen und Zertifizierungsanforderungen sind den verantwortlichen Mitarbeitenden bekannt und behördeneigene Mitarbeitende hatten auf die Missstände hingewiesen.

Auch wenn es aufgrund der Probleme bisher keinen Unfall gegeben hat, ist eine solche Vorgehensweise gefährlich. Southwest Airlines schreibt selber, dass der Erfolg der Organisation auf einer sicheren Operation beruht (Kelly und Van de Ven 2016). Auch das Konzept der Just Culture ist in einem *Safety & Security Commitment* als Teil der Sicherheitskultur veröffentlicht (Jordan und Watterson 2023).

Als Reaktion wurde unter anderem die Einhaltung des eigenen Safety and Security Commitments revidiert. Die Verantwortlichkeiten wurden höher im Management verankert und es wurde die hohe Bedeutung einer proaktive Sicherheitskultur durch die Identifikation und das Berichten über Risiken mit möglichen Auswirkungen auf die sichere Operation erwähnt (Jordan und Watterson 2023).

Es ist nachvollziehbar, dass die Sicherheitskultur von Southwest Airlines nach den aufgedeckten Vorkommnissen derart kritisiert wurde. Gleichzeitig sind die Ereignisse für Southwest verwunderlich, da die Organisationskultur für ihre starke Orientierung an den Mitarbeitenden bekannt ist. In zahlreichen Publikationen wird Southwest diesbezüglich als Best-Practice-Beispiel erwähnt (zum Beispiel in dem Buch „The Southwest Airlines Way – Using the Power of Relationships to Achieve

High Performance"). Auch Edmonson, die wegweisende Forschungsarbeit zu psychologischer Sicherheit geleistet hat, bezeichnete die Fluggesellschaft als psychologisch sicheren Arbeitsplatz, indem Humor und Verantwortung kombiniert werden (Razzetti 2020).

Das Southwest-Beispiel zeigt, dass die Sicherheitskultur auch bei einer angesehenen, effektiven und an den Mitarbeitenden orientierten Organisationskultur kein Selbstläufer ist. Eine effektive Sicherheitskultur muss kontinuierlich und aktiv auf einem hohen Niveau gehalten werden. Das erfordert den gemeinsamen Einsatz aller Mitarbeitenden: Kultur geht alle an. Vom Management bis hin zu operativ und fliegerisch tätigen Mitarbeitenden sind alle gefordert eine Sicherheitskultur durch ihre Einstellungen und durch ihr Handeln mit Leben zu füllen. Das Versagen in einzelnen Bereichen können andere Bereiche manchmal, aber nicht immer kompensieren. Bei Southwest waren die Alarmglocken aufgrund von Auffälligkeiten laut genug, um einen fatalen Unfall zu vermeiden.

6.11 Wachsende Herausforderungen in der Luftfahrt: Anpassung der Sicherheitskultur an neue Realitäten

In der Luftfahrt kann ein Strömungsabriss an den Tragflächen schwerwiegende Konsequenzen haben. Ein frühzeitiges Erkennen und Gegensteuern, indem der Anstellwinkel verringert und die Geschwindigkeit erhöht wird, ermöglicht es, die Kontrolle über das Flugzeug zurückzugewinnen. Ähnlich ist es mit der Organisations- und Sicherheitskultur in der Luftfahrt: Organisationen dürfen sich nicht auf dem erreichten Status quo ausruhen. Eine Just Culture verlangt die permanente Aufmerksamkeit und kontinuierliche Weiterentwicklung, Verbesserung and Anpassung an die jeweiligen Herausforderungen. Die Luftfahrtindustrie hat bereits einen langen Weg hin zu einer effektiven Sicherheitskultur zurückgelegt, doch es gibt weiterhin Raum für Verbesserungen.

Aufgrund des zu erwartenden Wachstums müssen die Anstrengungen für das Aufrechterhalten des derzeitige Sicherheitsniveaus auch in der Luftfahrt zunehmen. Mehr Verkehr führt zu einer weiter zunehmenden Komplexität, einer höheren Auslastung der Infrastruktur und insgesamt auch zu einer Zunahme von Zwischenfällen und unerwünschten Ereignissen. Gleichzeitig führen klimatische Veränderungen in manchen Regionen der Erde zu mehr Extremwetterereignissen. Auf diese Weise finden teilweise fundamentale Veränderungen im Umweltbereich, der immer auch Auswirkungen auf den Luftverkehr hat, statt.

Durch die Auswertung von Berichten und vielfältigen Daten können im Rahmen einer prädiktiven Sicherheitskultur, also vor dem Auftreten von Zwischenfällen und Unfällen, Risiken identifiziert werden. Durch entsprechende Rückschlüsse können Verfahren geändert, Trainings angepasst oder neue technische Systeme an den Menschen angepasst werden. Dies erfordert neben der Analyse einer Vielzahl an Daten auch weiter die aktive Einbindung der Menschen, die im Zentrum eines sicheren Luftverkehrssystems stehen. Mittlerweile deutet sich an, dass eine künstliche Intelligenz (KI) auch die Crews im Arbeitsalltag unterstützen und bei Entscheidungen beraten kann. Beim sogenannten „Co-Piloting" führen Menschen und KI gemeinsam. Eine KI assistiert als Kopilot und der Mensch bleibt als Kapitän verantwortlich. In diesem Zusammenhang weist der Psychologe Niels Van Quaquebeke allerdings darauf hin, dass Menschen dazu tendieren den Empfehlungen der KI zu folgen. Inwiefern sich Empfehlungen eines Algorithmus in der Luftfahrt bewähren, wird sicherlich Bestandteil zukünftiger Forschung sein.

Unabhängig von den zukünftigen KI-Entwicklungen gibt es Bestrebungen seitens der Flugzeughersteller, die Anzahl der Piloten im Cockpit zu reduzieren. Bei entsprechender technischer Ausstattung ist beispielsweise angedacht, die Anzahl der Piloten bei langen Flügen auf 2 Personen zu reduzieren. Durch technologische Entwicklungen, wie einem automatischen Notsinkflug oder automatischen Ausweichmanövern, kann sich der Anteil notwendiger Systemeingriffe durch Piloten reduzieren. Im Reiseflug überwacht dann nur noch eine Person den Flugverlauf, die Funktion des Autopiloten, die technischen Systeme und übernimmt gleichzeitig die Kommunikation mit der Flugsicherung, Fluggesellschaft und Kabinenbesatzung. Vor dem Hintergrund, dass eine effektive Teamkultur durch Variabilität, Flexibilität und Adaptivität viele auftretende Probleme lösen kann, ist das aus heutiger Sicht ein fragwürdiger Ansatz. Sofern alle möglichen Probleme und alle erdenklichen Problemkombinationen definiert sind und es keine unerwarteten äußere Einflussfaktoren gibt, können technologische System korrekt funktionieren. Aus Sicht der Autoren eines Whitepapers zu Safety 2 erfüllen Menschen in soziotechnischen Systemen wie der Luftfahrt aber immer auch eine Pufferfunktion für eine Absorption von exzessiver Variabilität der Technologie. Vor diesem Hintergrund wäre es für eine Beibehaltung und Steigerung des Sicherheitsniveaus nicht hilfreich Menschen aus dem System zu entfernen.

Literatur

Boeing Company. (1993). *Accident Prevention Strategies: Removing Links in the Accident Chain.* https://trid.trb.org/view/532446

Bureau d'Enquêtes et d'Analyses & pour la sécurité de l'aviation civile. (2012). *Final Report on the accident on 1st June 2009 to the Airbus A330-203 registered F-GZCP operated by Air France flight AF 447 Rio de Janeiro—Paris.* https://bea.aero/docspa/2009/f-cp090601.en/pdf/f-cp090601.en.pdf

Calder, S. (2024). *Air safety 2023: Accidents and fatalities at record low.* https://www.independent.co.uk/travel/news-and-advice/air-safety-accidents-record-low-2023-b2471757.html#

Chokshi, N. (2020). F.A.A. Failed to Assure Southwest Airlines Safety, Report Says. *The New York Times.* https://www.nytimes.com/2020/02/11/business/faa-southwest-airlines-inspection.html

International Civil Aviation Organization. (2021). *Doc 10151: Manual on Human Performance (HP) for Regulators.* https://www.icao.int/safety/OPS/OPS-Section/Documents/Advance-unedited.Doc.10151.alltext.en.pdf

Jordan, B., & Watterson, A. (2023). *Southwest Safety & Security Commitment.*

Kelly, G., & Van de Ven, M. (2016). *Southwest Safety & Security Commitment.* Southwest. https://www.southwest.com/assets/pdfs/corporate-commitments/Safety-Security-Commitment-2.1-2021.pdf?clk=7396032

Kovasoca, M. (2023, September 1). Implementing Just Culture in Practice: The „JC11" Methodology. *Hindsight, 35,* 33–34.

Nakamura, D. (2013, September 5). Final Report of the Performance-based operations Aviation Rulemaking Committee/Commercial Aviation Safety Team Flight Deck Automation Working Group Nakamura. https://nbaa.org/wp-content/uploads/aircraft-operations/safety/Final_Report_Recommendations.pdf

National Transportation Safety Board. (1994). *NTSB/SS-94/01 Safety Study*. https://www.ntsb.gov/safety/safety-studies/Documents/SS9401.pdf

Norman, J. (2023, September 1). Whether Report? Understanding Just Culture through Safety Reporting. *Eurocontrol Hindsight, 35*. https://skybrary.aero/sites/default/files/bookshelf/34372.pdf

Razzetti, G. (2020, Januar 12). *Southwest Airlines Culture Design Puts Employees First*. https://www.fearlessculture.design/blog-posts/southwest-airlines-culture-design-canvas#:~:text="People%20feel%20their%20voice%20is,voices%20are%20valued%20and%20welcome

Scheiderer, J., Ebermann, H.-J., & Vereinigung Cockpit (Hrsg.). (2011). *Human Factors im Cockpit: Praxis sicheren Handelns für Piloten*. Springer.

Auswirkungen einer Just Culture 7

Die Einführung einer Just Culture ist ein zunehmend diskutiertes Thema im Gesundheitswesen. In diesem Kapitel wird beleuchtet, welche Auswirkungen eine Just Culture auf die Mitarbeitenden, die Organisation und die Patienten hat.

Zunächst ist es wichtig, die gegenwärtigen Risiken und Herausforderungen zu verstehen, mit denen Krankenhäuser konfrontiert sind. Diese Herausforderungen reichen von finanziellen Engpässen bis hin zu personellen Ressourcenproblemen. Der Gesundheitsunternehmer Heinz Lohmann, bekannt für seine prägnanten Analysen, hebt im Rahmen des jährlichen Gesundheitswirtschaftskongresses hervor, dass die herkömmlichen Lösungen – mehr Geld und mehr Personal – nicht mehr ausreichend seien. Er weist auf eine „gewaltige Ressourcenverschwendung im medizinischen Bereich" hin, ein Problem, das die Gesellschaft sich nicht mehr leisten könne.

In diesem Kontext kann die Implementierung einer Just Culture eine vielversprechende Alternative bzw. Ergänzung bieten. Eine Just Culture kann zur Lösung der aktuellen Probleme beitragen, indem sie eine Kultur der Gerechtigkeit, Verantwortlichkeit und des kontinuierlichen Lernens fördert. Dies wiederum kann zu einer verbesserten Patientenversorgung, effizienteren Prozessen und einer nachhaltigeren Nutzung der Ressourcen führen. Indem die Prinzipien der Just Culture in den Vordergrund gestellt werden, können Krankenhäuser in einem sich schnell wandelnden Gesundheitswesen bestehen und gedeihen.

Mit einer Betrachtung von realen Fallbeispielen und empirischen Daten werden die vielfältigen Auswirkungen einer Just Culture im Krankenhausumfeld besonders deutlich.

© Der/die Autor(en), exklusiv lizenziert an Springer-Verlag GmbH, DE, ein Teil von Springer Nature 2024
J. Bresser, *Just Culture im Krankenhaus*,
https://doi.org/10.1007/978-3-662-69080-2_7

7.1 Herausforderungen und Risiken im Krankenhaus

Mitarbeitende in Krankenhäusern stehen zahlreichen Herausforderungen gegenüber, die ihre Fähigkeit, hochwertige medizinische Dienstleistungen anzubieten, beeinträchtigen. Medizinische Risiken, wie Diagnosefehler, Medikationsfehler, Komplikationen bei medizinischen Eingriffen oder Infektionen, sind eng mit der Kernaktivität von Krankenhäusern verknüpft. Darüber hinaus führen stark leistungs- oder fallbasierte Finanzierungsmodelle, hohe Betriebskosten bei niedrigen Erträgen und ineffiziente Strukturen zu finanziellen Risiken. Personalrisiken entstehen durch den Mangel an qualifiziertem Fachpersonal, Arbeitsüberlastung und hohe Fluktuation. Krankenhäuser müssen sich daneben mit regulatorischen Risiken auseinandersetzen, da Verstöße gegen Vorschriften und Gesetze zu Sanktionen, Strafen und Reputationsverlust führen können. Haftungs- und Rechtsrisiken werden ebenfalls regelmäßig in den Geschäftsberichten von Krankenhäusern aufgeführt, oft verbunden mit rechtlichen Auseinandersetzungen aufgrund medizinischer Behandlungen.

Diese Risiken beeinflussen auch die Organisations- und Sicherheitskultur in Krankenhäusern. Einstellungen, Verhaltens- und Kommunikationsweisen der Mitarbeitenden wirken sich auf medizinische, finanzielle, regulatorische und personelle Risiken aus. So wirken sich mangelhafte Führung und Kommunikation, fehlendes Vertrauen und interne Konflikte als Belastungen innerhalb der Organisation aus, welche die Motivation und das Engagement der Mitarbeitenden negativ beeinflussen.

Ähnlich wie der „Global State of Patient Safety 2023"-Bericht des Imperial College London sieht das Aktionsbündnis Patientensicherheit (APS) in der Sicherheitskultur deutscher Krankenhäuser deutliches Verbesserungspotenzial (Illingworth et al. 2023). Jenseits des Atlantiks ergibt sich ein ähnliches Bild. Im amerikanischen Gesundheitssystem empfinden laut einer Studie von Aiken et al. (2023) 21 % der ärztlichen Mitarbeitenden und 23 % des Pflegepersonals die Sicherheitskultur in den sogenannten Magnet-Krankenhäusern, die für höhere Patientensicherheit stehen, als unzureichend. Es ist davon auszugehen, dass die Situation in nichtzertifizierten Krankenhäusern noch problematischer ist, mit häufigeren Sicherheitsmängeln sowohl für Patienten als auch für das Personal.

Je nach Reife der Sicherheitskultur kann die Einführung einer Just Culture als effektive Maßnahme zur Bewältigung bestehender Risiken dienen. Auch die OECD hebt hervor, dass zur Bewältigung der wachsenden Komplexität in der medizinischen Versorgung eine verstärkte Konzentration und Investition in die jeweilige Organisations- und Sicherheitskultur notwendig sind, um eine sichere und effektive Versorgung sicherzustellen.

7.1.1 Belastung durch Sicherheitsmängel: Ein Vergleich mit großen Krankheitsbildern

Sicherheitsdefizite in Krankenhäusern stellen nicht nur für einzelne Einrichtungen, sondern auch für das gesamte Gesundheitssystem und die Gesellschaft eine erhebliche Belastung dar. Patientenschäden zählen weltweit zu den 14 häufigsten

Krankheitsursachen und stehen auf einer Ebene mit Krankheiten wie Tuberkulose und Malaria. Obgleich ein Großteil dieser Belastung Entwicklungsländer betrifft, ist die gesundheitliche Beeinträchtigung durch unerwünschte Ereignisse in OECD-Ländern vergleichbar mit der Belastung durch chronische Krankheiten wie multiple Sklerose und Gebärmutterhalskrebs.

Die Studie „The Economics of Patient Safety" weist darauf hin, dass in OECD-Ländern 15 % der Krankenhausausgaben auf die Folgen von Sicherheitsverstößen entfallen. Sicherheitsverstöße beziehen sich auf Ereignisse, die zu vermeidbaren Schäden oder Verletzungen bei Patienten während ihrer medizinischen Behandlung führen können. Diese Zahl wird als vorsichtige Schätzung angesehen, zu der noch volkswirtschaftliche Schäden hinzukommen. Dazu zählen körperliche und seelische Beeinträchtigungen von Patienten und Mitarbeitenden sowie damit verbundene Produktivitätseinbußen, die auf einen jährlichen volkswirtschaftlichen und sozialen Kostenfaktor in Höhe von mehreren Billionen Dollar geschätzt werden. Um diese Zahl in einen Kontext zu setzen: Die Gesamtausgaben für Gesundheit in den OECD-Ländern beliefen sich im Jahr 2019 auf etwa 8,8 % ihres Bruttoinlandsprodukts (BIP). Wenn 15 % der Krankenhausausgaben auf Sicherheitsverstöße entfallen, stellt dies einen signifikanten Anteil der Gesundheitsausgaben dar. Zusätzliche Diagnostik, Behandlungen und verlängerte Krankenhausaufenthalte aufgrund vermeidbarer Fehler sind nicht nur kostspielig, sondern binden auch unnötig Personalressourcen. Diese Verschwendung finanzieller Mittel und die Bindung von Personal, das ohnehin in allen Bereichen des Gesundheitswesens knapp ist, verdeutlichen die weitreichenden Auswirkungen von Sicherheitsmängeln in Krankenhäusern.

7.1.2 Kostenanalyse im Gesundheitssektor: Von Gesamtausgaben bis zu den Auswirkungen von Medikationsfehlern

Im Jahr 2021 erreichten die Gesundheitsausgaben in Deutschland nach Angaben des Statistischen Bundesamtes eine Höhe von gut 474 Mrd. €. Diese Summe setzt sich aus Zahlungen von Krankenkassen, Renten-, Unfall- und Pflegeversicherungen, staatlichen Beiträgen, Arbeitgeberleistungen sowie privaten Ausgaben zusammen. Mit einem Anteil von 13,2 % am Bruttoinlandsprodukt (BIP) spiegeln diese Ausgaben den hohen Anteil und die Priorität des Gesundheitssektors in der deutschen Wirtschaft wider.

Für das Jahr 2022 wurden eine weitere Steigerung der Gesundheitskosten auf nahezu 500 Mrd. € prognostiziert. Diese Ausgaben sind auf verschiedene Bereiche aufgeteilt, wobei pflegerische und therapeutische Maßnahmen mit 30 % den größten Anteil ausmachen. Ärztliche Leistungen folgen mit 25 %, und auf Arznei- und Hilfsmittel entfallen 20 % der Ausgaben. Hinzu kommen weitere Kosten für Verwaltungsleistungen, Unterkunft und Verpflegung sowie andere medizinische Bereiche.

Ein spezifischer Aspekt der Gesundheitsausgaben sind die Kosten, die durch Medikationsfehler verursacht werden. Eine bundesweite Hochrechnung aus dem

Jahr 2008, durchgeführt von Rottenkobler et al. (2012), zeigte, dass die Behandlungskosten aufgrund von Medikationsfehlern über 1 Mrd. € betrugen. Diese Summe entsprach damals knapp 2 % der gesamten Krankenhauskosten. Diese Zahl unterstreicht die finanzielle Belastung, die durch vermeidbare Fehler im Gesundheitswesen entsteht, und weist auf die Notwendigkeit hin, in präventive Maßnahmen zur Vermeidung solcher Fehler zu investieren. Dies ist besonders relevant vor dem Hintergrund des allgemeinen Trends steigender Gesundheitsausgaben und der Notwendigkeit, die Effizienz und Sicherheit im Gesundheitswesen zu erhöhen.

Effektivität von Präventionsmaßnahmen: Potenziale und Herausforderungen
Aktuell machen Präventionsmaßnahmen und Gesundheitsschutz lediglich 3,3 % der Gesundheitsausgaben in Deutschland aus, was einem Betrag von 15,6 Mrd. € entspricht. Dieser geringe Anteil steht im Kontrast zu den potenziellen Einsparungen und Verbesserungen, die durch präventive Maßnahmen zur Erhöhung der Sicherheit von Mitarbeitenden und Patienten erzielt werden könnten.

Das Zitat „If you think safety is expensive, try an accident", oft dem britischen Sicherheitsexperten Trevor Kletz zugeschrieben, unterstreicht die Wichtigkeit von Sicherheitsmaßnahmen und Prävention. Der Satz bringt zum Ausdruck, dass die Investition in Sicherheit – obwohl sie zunächst kostspielig erscheinen mag – im Vergleich zu den potenziellen Kosten und Folgen eines Unfalls oder Vorfalls gering ist.

Die Botschaft ist klar: Die Kosten für vorbeugende Maßnahmen sind, selbst wenn sie breit entwickelt und angewendet werden, oft geringer als die direkten und indirekten Kosten, die durch seltene Unfälle entstehen. Diese Kosten können Verlust von Menschenleben oder Gesundheit, finanzielle Verluste, Schäden an Ausrüstung oder Eigentum sowie weitere Konsequenzen umfassen. Dies spiegelt den Ansatz in anderen Hochrisikobranchen wider, in denen die Ausfallkosten routinemäßig auf rationale und evidenzbasierte Weise mit den Präventionskosten verglichen werden. Aufgrund der Komplexität des Gesundheitswesens, der Variabilität medizinischer Fälle, einer Unterberichtserstattung und unzureichender Datenerfassung sowie fehlenden (internationalen) Standards, gibt es leider hierzu im medizinischen Bereich nur wenige vergleichbare Daten und Zahlen. Da aber auch hier der entsprechende Zusammenhang offensichtlich ist, gibt es Bestrebungen, bessere Daten und Analysesysteme zu etablieren und die Kosten von Sicherheitsverstößen besser zu verstehen. Es besteht ein wachsendes Bewusstsein dafür, dass die Investition in präventive Maßnahmen nicht nur die Patientensicherheit erhöht, sondern auch langfristig wirtschaftlich sinnvoll ist, was anhand von dem folgenden Beispiel erkennbar wird.

Durch bessere Richtlinien und Praktiken sowie deren effektiver Verankerung in der Organisationskultur können nosokomiale Infektionen und venöse Thromboembolien, beide gehören zu den häufigsten unerwünschten Ereignissen, systematisch reduziert werden. Damit verbundene Präventionsprogramme und die systematische Verbesserung der Sicherheit haben in den USA zwischen 2010 und 2015 schätzungsweise 28 Mrd. Dollar eingespart (Slawomirski et al. 2017). Hierbei handelte es sich um Zahlen aus den sogenannten Medicare-Krankenhäusern, bei denen es sich um von der staatlichen Krankenversicherung zertifizierte Krankenhäuser handelt.

Andere Studien zeigen, dass bis zu 17 % aller Krankenhausaufenthalte durch Fehler oder unerwünschte Vorkommnisse beeinflusst werden, wobei der potenziell vermeidbare Anteil je nach Studie und Land zwischen 30 und 70 % liegt (Slawomirski et al. 2017). Eine hypothetische Reduktion vermeidbarer Sicherheitsmängel um 50 % könnte in Ländern wie Australien und England zu einer Freisetzung von etwa 500.000 Krankenhaustagen führen. In Spanien und Schweden würden entsprechend 154.000 bzw. 129.000 Krankenhaustage eingespart, was den Druck auf die Krankenhäuser erheblich verringern und zusätzliche Kapazitäten für die Patientenversorgung schaffen könnte.

Für den Ausgleich eines einmalig hohen Schadens gibt es Versicherer. Aber auch Versicherer sehen in der Prävention durch eine effektive Sicherheitskultur eine wirksame Methode, um verschiedenen Risiken nachhaltig zu begegnen. Im Risikopanorama Deutschland 2023 von Relyens, einer europäische Versicherungs- und Risikomanagementgruppe mit Fokus auf dem Gesundheitssektor, wird neben dem Einsatz technischer, unterstützender Systeme auch die kontinuierliche Weiterentwicklung einer Sicherheitskultur sowie damit verbunden, eine Weiterentwicklung von effektiven Handlungs- und Teamkompetenzen der Mitarbeitenden empfohlen (Relyens Mutual Insurance 2024).

7.1.3 Personalrisiken: Fehlende und abwandernde Mitarbeitende

Die Asklepios-Gruppe, einer der größten Klinikbetreiber in Deutschland, identifiziert in ihrer Geschäftsanalyse verschiedene Risikofaktoren. Interessant ist dabei, dass der Mangel an Fachkräften und der Verlust von Schlüsselpersonal, zusammen mit der Entwicklung der Personalkosten, zu den größten Risiken zählen (Asklepios Kliniken GmbH & Co. KGaA 2023). Diese Personalrisiken haben handfeste Konsequenzen, indem sie sich negativ auf die Ertrags-, Finanz- und Vermögenssituation des Unternehmens auswirken. Insbesondere die Personalkosten stellen eine Herausforderung dar, da deren jährliche Steigerungen die Anpassungen von DRGs bei Weitem übertreffen. Der hohe Anteil an Personalkosten von um die 70 % an den Gesamtkosten zwingt Krankenhäuser dazu, nach Effizienzsteigerungen zu streben.

Dabei sind die Personalkosten nur das eine Problem. Überhaupt ausreichend qualifiziertes Personal zu gewinnen und zu halten, stellt ein weiteres Problem dar. In verschiedenen Ländern und Studien wird deutlich, dass ein beträchtlicher Anteil der Krankenhausmitarbeitenden ihre aktuelle Tätigkeit aufgeben möchte. In einer zuletzt veröffentlichten Querschnittsstudie gibt etwa ein Drittel von über 18.000 ärztlichen Mitarbeitenden aus 15 akademischen Krankenhäusern an, moderate bis starke Absichten zu haben, den Beruf zu verlassen (Ligibel et al. 2023). Wie in der Studie ebenfalls angegeben, sind Kündigungen häufig auf eine toxische Arbeitsumgebung innerhalb einer dysfunktionalen Organisationskultur zurückzuführen. Dabei erfüllen viele Mitarbeitende ihre eigentliche Aufgabe – Menschen im Team zu helfen – sehr gerne. Dies wirft die Frage auf, ob der Personalengpass eher auf einen Mangel an Krankenhäusern mit unterstützender und effektiver Organisationskultur zurückzuführen ist. Entstandene Lücken mit einer zunehmenden Arbeitsbelastung des verbleibenden Personals zu kompensieren, führt nur kurzfristig zu einer Verbesserung der Geschäftstätigkeit. Mittel- bis langfristig hat dies schwerwiegende Konsequenzen. Die von der OECD festgestellten Kosten in Höhe von 15 % aufgrund patientenbezogener Schäden berücksichtigen noch nicht die Auswirkungen auf das Personal, wie physische und psychische Erkrankungen, Fehlzeiten, Kündigungen und ein verringertes Engagement. Eine Studie in Magnet-Krankenhäusern zeigte, dass selbst in diesen Einrichtungen 32 % des ärztlichen Personals und 47 % des Pflegepersonals unter Burnout leiden (Aiken et al. 2023).

7.1.4 Auswirkungen der Führungs- und Organisationskultur auf das Engagement der Mitarbeitenden: Erkenntnisse aus dem Gallup Engagement Index

Die Gallup Organization, ein Markt- und Meinungsforschungsinstitut, erhebt und analysiert seit 2001 jährlich den Gallup Engagement-Index, der die Führungs- und Organisationskultur im Land bewertet. Der Engagement-Index gilt als zentraler Indikator für die Qualität der Führungs- und Organisationskultur in Deutschland. Die Umfrage ist zwar nicht spezifisch auf den medizinischen Bereich ausgerichtet, aber die Ergebnisse sind repräsentativ für die arbeitende Bevölkerung über 18 Jahre. Es kann sein, dass aufgrund der hohen intrinsischen Motivation und des Engagements des medizinischen Personals die Bewertung der Kultur in Krankenhäusern etwas positiver ausfällt.

Der Bericht für 2022, der die Ergebnisse seit 2001 umfasst, zeigt, dass die emotionale Bindung der Mitarbeitenden an ihre Arbeitgeber und damit ihr Engagement und ihre Motivation bei der Arbeit auf dem niedrigsten Niveau seit 2012 sind (Gallup Inc 2023). Für die meisten Befragten ist die Arbeit nicht mit einer besonderen Motivation oder besonderem Engagement verbunden. Etwa ein Fünftel fühlt sich emotional gar nicht mehr mit dem Arbeitgeber verbunden, was dazu führt, dass nur noch gut die Hälfte bei ihrem aktuellen Arbeitgeber bleiben möchte. Demgegenüber stehen 13 % mit starker emotionaler Bindung, die mit hoher Motivation und besonderem Engagement verbunden ist.

Gallup sieht die Qualität der Führungs- und Organisationskultur als entscheidend für die emotionale Bindung der Mitarbeitenden an. Schlechte Organisations- und Teamkulturen führen demnach zu dem Wunsch der Mitarbeitenden, den Arbeitgeber zu wechseln, was in erhöhten Kündigungsraten resultiert. Gerade im hochqualifizierten Bereich, wie im medizinischen Sektor, bedeutet dies den Verlust wertvoller Erfahrung und Expertise. Die Einarbeitungszeit neuer Mitarbeiter kann Monate, bei hoher Spezialisierung auch Jahre in Anspruch nehmen.

Gallups Metaanalyse zeigt ähnliche Ergebnisse wie das Kultur-Profit-Modell und andere wissenschaftliche Studien. Emotionale Bindung, Motivation und Engagement der Mitarbeitenden sind entscheidend für die Wettbewerbsfähigkeit und den Erfolg von Organisationen. Mitarbeitende mit hoher emotionaler Bindung weisen weniger Abwesenheitstage, geringere Fluktuation, weniger Arbeitsunfälle und eine höhere Produktivität auf. In Zeiten des Fachkräftemangels werden motivierte und engagierte Mitarbeitende zu wichtigen Multiplikatoren, da 64 % ihren Arbeitgeber weiterempfehlen würden, während nur 14 % der Mitarbeitenden ohne emotionale Bindung dies tun würden (Gallup Inc 2023).

Gallup identifiziert Vertrauen, Gerechtigkeit und psychologische Sicherheit als entscheidende Aspekte der Organisationskultur. Auch Mitgefühl, die Berücksichtigung der Bedürfnisse der Mitarbeitenden, die Kommunikation eigener Fehlbarkeit sowie die Sichtbarkeit und Verfügbarkeit von Führungspersonal spielen eine wichtige Rolle. Diese Aspekte spiegeln Merkmale von Transformational sowie Humble Leadership und den Prinzipien einer Just Culture, wie in den vorangehenden Kapiteln beschrieben, wider.

7.1.5 VUCA im Krankenhaus: Navigieren durch Volatilität, Unsicherheit, Komplexität und Ambiguität

Lange bevor der Begriff VUCA (Volatility = Volatilität, Uncertainty = Unsicherheit, Complexity = Komplexität und Ambiguity = Ambiguität) nach dem Kalten Krieg durch das amerikanische Militär geprägt wurde, waren diese Aspekte bereits für Krankenhäuser charakteristisch. Heutzutage wirken diese VUCA-Elemente im Krankenhausumfeld noch verstärkt, fast wie durch ein Brennglas betrachtet:

- **Volatilität (Volatility):**
  - Schwankender Bedarf an Ressourcen: Krankenhäuser erleben häufig plötzliche und unvorhersehbare Veränderungen im Bedarf an Personal, Ausrüstung und Betten, insbesondere während Gesundheitskrisen wie der COVID-19-Pandemie oder bei starken saisonalen Schwankungen wie sie durch Grippewellen entstehen können.
  - Veränderungen in der Patientennachfrage: Die Anzahl und Art der Patientenfälle kann schnell variieren, was Anpassungen in der Personalplanung und Ressourcenzuweisung erfordert.
- **Unsicherheit (Uncertainty):**
  - Unvorhersehbarkeit von Krankheitsverläufen: Jeder Patient ist einzigartig, und Krankheitsverläufe können sich unerwartet entwickeln, was Diagnose und Behandlung erschwert.
  - Veränderungen in Gesundheitspolitik und -finanzierung: Regelmäßige Änderungen in Gesundheitsrichtlinien, Versicherungsleistungen und Finanzierungsmodellen erhöhen die Unsicherheit.
- **Komplexität (Complexity):**
  - Vielschichtige Patientenbedürfnisse: Die Versorgung von Patienten mit multiplen, oft miteinander verbundenen Gesundheitsproblemen erfordert eine komplexe Koordination von Behandlungen und Dienstleistungen.
  - Zusammenarbeit mehrerer Disziplinen: Krankenhäuser bestehen aus vielen verschiedenen Abteilungen und Spezialgebieten, deren effektive Zusammenarbeit oft komplex ist.

- **Ambiguität (Ambiguity):**
    - Unklarheit in klinischen Entscheidungen: Ärzte und Pflegepersonal sehen sich oft mit Situationen konfrontiert, in denen keine klaren, eindeutigen Richtlinien oder Beweise für die beste Behandlungsstrategie vorliegen.
    - Schneller medizinischer Fortschritt: Die ständige Entwicklung neuer Behandlungsmethoden und Technologien führt zu Mehrdeutigkeit hinsichtlich der besten Praktiken.

Diese VUCA-Umgebung führt zu einer permanent hohen Belastung aller Mitarbeitenden. Zwei Drittel des Personals fühlt sich daneben durch das aktuelle Datenvolumen innerhalb eines Krankenhauses überfordert und sieht in der fortschreitenden Digitalisierung zunächst eine weitere Belastungssteigerung (Subbe et al. 2020).

Dabei bleibt es Krankenhäusern nicht erspart, sich fortlaufend an Veränderungen wie Digitalisierung, Veränderungen der Arbeitswelt und zunehmender Komplexität in der medizinischen Versorgung anzupassen. Durch ihre Anpassungsfähigkeit und Kreativität sind Mitarbeitende prinzipiell in der Lage, sich Veränderungen anzupassen und neue, effektive Arbeitsmethoden zu entwickeln. In diesem Zusammenhang sind Fehler aber unvermeidlich und organisationales Lernen ist essenziell. Durch funktionale Lern- und Berichtssysteme sowie durch eine offene Kommunikationskultur können (häufige) Fehler identifiziert und Sicherheitsebenen gestärkt werden. Dabei zeugt ein reger Austausch über Fehler und unerwünschte Vorkommnisse nicht von Problemen, sondern von einer Kultur des Vertrauens und der Verantwortungsübernahme innerhalb der Organisation. Auf diese Weise wird nicht nur die Sicherheit, sondern auch ein effektives und effizientes Arbeiten innerhalb einer VUCA-Umgebung gefördert.

7.2 Die positive Wirkung von Just Culture in Hochrisikoorganisationen

In verschiedenen Hochrisikobereichen, einschließlich Krankenhäusern, die eine Just Culture etabliert haben, sind die positiven Auswirkungen auf die gesamte Organisation erkennbar. Just Culture verbessert die Qualität der Arbeitsumgebung und steigert die Zufriedenheit und das Wohlbefinden der Mitarbeitenden, welche wesentliche Bestandteile der Organisationskultur sind. Eva Doherty, Direktorin für das Training in Human Factors und Patientensicherheit am Royal College of Surgeons in Ireland (RCSI), betont die Bedeutung des Mitarbeiterwohlbefindens für die Prägung der menschlichen und sozialen Faktoren in einer medizinischen Organisation. Zu diesen Faktoren zählen Kommunikationsweisen, Teamdynamiken, Führungsstile, die Arbeitsmoral sowie die individuellen Einstellungen und Werte. Sie beeinflussen, wie Mitarbeitende miteinander und mit der gesamten Organisation interagieren, was wiederum das Arbeitsumfeld, die Kollaboration, Entscheidungsprozesse und schlussendlich die Gesamteffektivität der Organisation prägt.

Zusätzlich unterstützt eine effektive Organisationskultur die Bindung von qualifiziertem Personal, wie Aiken et al. (2023) festgestellt haben. Kulturfaktoren wie Vertrauen, Verantwortung, Gerechtigkeit und Lernen tragen zur Attraktivität der Organisation für die Mitarbeitenden bei. Weniger Personalwechsel und motivierte, gesunde Mitarbeitende sind insgesamt produktiver, was durch mehrere Studien belegt wurde (Forster et al. 2019; Heskett 2022; Kaur et al. 2019). Eine Querschnittsstudie zeigt außerdem, dass die Verbesserung der Organisationskultur eine wirtschaftlich vorteilhafte Maßnahme zur Erhöhung der Patientensicherheit darstellt (Aiken et al. 2012). Untersuchungen zur Rentabilität der Einführung einer Just Culture ergaben keine negativen Auswirkungen auf die Produktivität. Stattdessen führte die dadurch verbesserte Teamarbeit und Kommunikation zu einem Ausgleich des zeitlichen Aufwands (Brommundt 2020). Weitere 2 Metastudien kommen zu dem Ergebnis, dass medizinische Teams, die ihre Zusammenarbeit und Leistung reflektieren und daraus verbesserte Prozesse ableiten, sogar produktiver, effektiver und innovativer sind (Schippers et al. 2015; Widmer et al. 2009).

7.2.1 Kultur als Kapital: Wie eine effektive Sicherheitskultur Krankenhäuser wirtschaftlich stärken kann

Der finanzielle Wert einer starken Sicherheitskultur wurde bereits Ende der 1980er-Jahre vom damaligen CEO von Alcoa, Paul O'Neil, erkannt und betont. Alcoa, heute einer der größten Aluminiumhersteller weltweit, betrachtet die Sicherheit seiner Mitarbeitenden und eine ausgeprägte Sicherheitskultur für langfristigen Unternehmenserfolg als entscheidend. Laut Scace (2019) lassen sich O'Neils Erkenntnisse wie folgt zusammenfassen:

- Produktivität und Sicherheit gehen Hand in Hand: Die produktivsten Unternehmen sind oft auch die sichersten.
- Sicherheit ist ein zentraler Bestandteil von operationeller und finanzieller Exzellenz.
- Die Annahme, dass Sicherheit teuer ist, ignoriert die tatsächlichen Kosten von Unfällen, mangelnder Mitarbeitermoral und verlorenen Kundenbeziehungen.
- Sicherheit wird von Führungskräften geprägt und ist eine gemeinsame Verantwortung aller Mitarbeitenden.

Die positiven Auswirkungen einer effektiven Sicherheitskultur auf den finanziellen Erfolg von Organisationen wurde in einer Querschnittsstudie von knapp 830 Unternehmen in 29 europäischen Ländern bestätigt (Bautista-Bernal et al. 2024). Die gleichen Erkenntnisse treffen auch in der Luftfahrtindustrie zu, wobei Sicherheit insbesondere ein ökonomischer Faktor ist. Der hohe Sicherheitsstandard in der zivilen Luftfahrt zahlt sich wirtschaftlich aus, da Zwischenfälle und Unfälle nicht nur direkte finanzielle Folgen haben, sondern auch das Kundenvertrauen beeinträchtigen können. Für Fluggesellschaften ist Sicherheit daher ein entscheidender Erfolgsfaktor.

Ähnlich verhält es sich in der Medizin. Ein starker Fokus auf Patienten- und Mitarbeitersicherheit ist finanziell vorteilhaft, auch wenn die finanziellen Auswirkungen einer effektiven Organisations- und Sicherheitskultur oft erst auf den zweiten Blick erkennbar sind. Die regelmäßige Wartung des technischen Inventars ist eine Investition, die langfristig positive Auswirkungen zeigt. Gleichzeitig ist nicht sofort ersichtlich ist, ob und in welchem Umfang Fehlfunktionen oder Ausfälle vermieden werden. Trotz der abstrakten Natur der Probleme oder Gefahren, die von mangelnder Wartung ausgehen, wird die Notwendigkeit von Investitionen in die Wartung technischer Geräte allgemein anerkannt. In diesem Zusammenhang bleibt die Frage, warum Investitionen in eine bessere Organisations- und Sicherheitskultur oft vernachlässigt werden.

7.2.2 Über den weichen Faktor hinaus: Die finanzielle Bedeutung einer effektiven Organisationskultur in Krankenhäusern

Obwohl Krankenhäuser mit begrenzten finanziellen Mitteln operieren, sind bislang keine umfassenden Bemühungen erkennbar, um die Auswirkungen einer effektiven Organisations- und Sicherheitskultur in quantitativen Zahlen zu erfassen. Wie Heskett (2022) feststellt, sehen CEOs zwar häufig einen Zusammenhang zwischen Kultur und finanzieller Leistung, doch fehlt es oft an einem klaren Verständnis, wie sich dieser Zusammenhang manifestiert. Zudem wird der Einfluss der Kultur auf die finanzielle Performance häufig unterschätzt.

Eine effektive Organisations- und Sicherheitskultur in Krankenhäusern sollte jedoch nicht nur anhand weicher Faktoren bewertet werden, sondern muss auch mit konkreten Zahlen belegt werden. Um die Auswirkungen einer effektiven Kultur zu quantifizieren, kann ein sogenanntes Kultur-Profit-Modell genutzt werden. Die Verbindung zwischen einer starken Organisationskultur und dem Engagement der Mitarbeitenden ist zentraler Bestandteil des Kultur-Profit-Modells. Das Engagement wirkt sich direkt auf verschiedene Aspekte der Organisation und letztlich auf deren finanzielle Performance aus.

- **Produktivitätssteigerung:** Engagierte Mitarbeitende sind in der Regel produktiver. Sie sind motivierter und fokussierter, was zu effizienterem Arbeiten führt. Eine starke Kultur, die Mitarbeitende fördert und wertschätzt, erhöht das Engagement und damit direkt die Produktivität. Diese Produktivitätssteigerung hat unmittelbare Auswirkungen auf die finanziellen Ergebnisse.
- **Qualitätsverbesserung und Fehlerreduktion:** Engagierte Mitarbeitende neigen dazu, qualitativ hochwertigere Arbeit zu leisten und sind aufmerksamer gegenüber potenziellen Fehlern. Im Krankenhauskontext kann dies eine geringere Häufigkeit von Behandlungsfehlern bedeuten, was nicht nur die Patientensicherheit verbessert, sondern auch Kosten für Korrekturmaßnahmen und rechtliche Auseinandersetzungen reduziert.
- **Patientenbindung:** In einem Krankenhaus ist die Patientenpflege eng mit dem Engagement der Mitarbeitenden verbunden. Engagierte Mitarbeitende bieten in der Regel ein besseres „Servicegefühl", was zu einer höheren Patientenzufrieden-

7.2 Die positive Wirkung von Just Culture in Hochrisikoorganisationen

heit führt. Zufriedene Patienten sind eher bereit, die Einrichtung weiterzuempfehlen, was die Reputation des Krankenhauses stärkt und langfristig zur finanziellen Stabilität beiträgt.

- **Reduzierte Fluktuation:** Engagierte Mitarbeitende neigen weniger häufig dazu, die Organisation zu verlassen. Da die Einstellung und Einarbeitung neuer Mitarbeitender teuer sind, führt eine geringere Fluktuation zu direkten Kosteneinsparungen. Eine starke Kultur, die das Engagement fördert, hilft somit, diese Kosten zu senken.
- **Innovationsförderung:** Engagierte Mitarbeitende bringen oft innovative Ideen und Verbesserungsvorschläge ein. Eine Kultur, die Offenheit und Kreativität fördert, kann zu neuen, effizienteren und kosteneffektiveren Verfahren und Prozessen führen, die letztendlich den finanziellen Erfolg der Organisation steigern.

Um den Einfluss der Kultur auf das Engagement zu quantifizieren, können Organisationen Messinstrumente wie Mitarbeiterumfragen, Leistungsindikatoren und Feedback-Systeme einsetzen. Diese Instrumente können helfen, den direkten Zusammenhang zwischen einer verbesserten Kultur, erhöhtem Mitarbeiterengagement und finanziellen Vorteilen zu belegen.

Insgesamt führt ein höheres Mitarbeiterengagement, gefördert durch eine starke Organisationskultur, zu einer Reihe von Vorteilen, die sich direkt und indirekt auf die finanzielle Leistung einer Organisation auswirken. Das Kultur-Profit-Modell hilft dabei, diese Verbindungen zu erkennen und zu nutzen, um sowohl das Wohlergehen der Mitarbeitenden als auch den finanziellen Erfolg zu steigern.

Angesichts der Tatsache, dass etwa zwei Drittel der Krankenhauskosten aus Personalkosten bestehen, könnten verstärkte Bemühungen im Bereich der Organisationskultur erhebliche finanzielle Entlastungen nach sich ziehen. Anhand des Kultur-Profit-Models wird der Zusammenhang zwischen Organisationskultur, Engagement und höherem Profit sichtbar (Abb. 7.1).

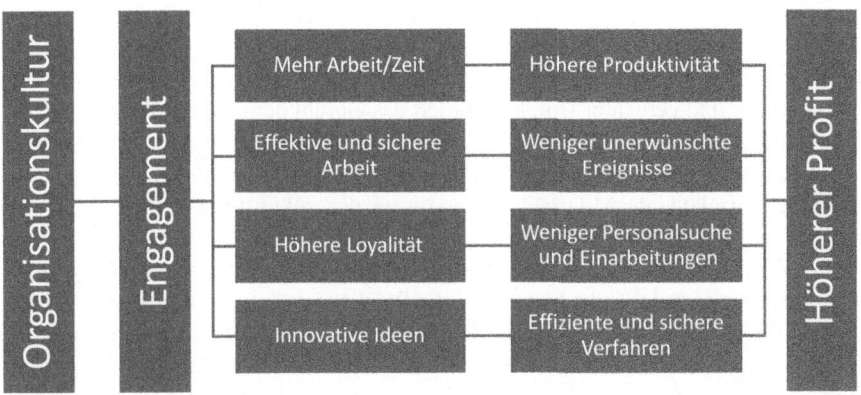

Abb. 7.1 Kultur-Profit-Model

7.2.3 Stärkung der Teams durch Just Culture: Gesundheit und Wohlbefinden der Mitarbeitenden

Seit 1938 führt die Harvard University die weltweit längste Entwicklungsstudie durch, bekannt als die „Harvard Study of Adult Development". In dieser wegweisenden Studie beobachten Forscher das Leben von über 700 Personen. Die Teilnehmenden werden regelmäßig zu verschiedenen Aspekten ihres Lebens befragt, darunter Familienleben, Arbeit, Freundschaften sowie zu ihren Erfolgen und Misserfolgen. Diese Befragungen werden durch umfassende medizinische Untersuchungen ergänzt. Ein zentrales Ergebnis dieser Studie ist die Erkenntnis, dass gute soziale Beziehungen einen entscheidenden Faktor für das menschliche Wohlbefinden darstellen. Diese Schlussfolgerung wird auch durch andere ähnlich angelegte Studien gestützt. Es zeigt sich, dass gute Beziehungen – sei es im privaten oder beruflichen Kontext – nicht nur zur Steigerung des Glücksgefühls beitragen, sondern auch einen wesentlichen Einfluss auf die Gesundheit haben. Menschen mit starken, positiven sozialen Verbindungen tendieren dazu, ein höheres Maß an Lebenszufriedenheit und eine bessere psychische sowie physische Gesundheit zu erleben. Die Studien unterstreichen somit die immense Bedeutung von zwischenmenschlichen Beziehungen für das allgemeine Wohlergehen des Menschen.

7.2.4 Die sozialpsychologischen Auswirkungen einer Just Culture in Organisationen

Aus sozialpsychologischer Perspektive beeinflusst eine Just Culture sowohl individuelle psychische Prozesse als auch das Zusammenspiel zwischen Individuen und Gruppen positiv (Forster et al. 2019; Frankel et al. 2006; Kaur et al. 2019). Durch die Förderung von Vertrauen, psychologischer Sicherheit, Verantwortung, Gerechtigkeit und Lernen werden grundlegende psychologische Bedürfnisse wie Autonomie, Kompetenz und soziale Zugehörigkeit gestärkt. Die Erfüllung dieser Bedürfnisse trägt zum Wohlbefinden der Mitarbeitenden bei (Ryan und Deci 2000).

Mitarbeitende, die Verantwortung übernehmen und in einer vertrauensvollen Atmosphäre arbeiten, empfinden ein Gefühl von Autonomie und Kompetenz. Ein respektvoller und gerechter Umgang fördert das Gefühl der sozialen Zugehörigkeit. Die Wertschätzung von Vorschlägen und Berichten für die kontinuierliche Verbesserung der Organisation bestärkt ebenfalls das Gefühl der Kompetenz, Autonomie und Zugehörigkeit, da Mitarbeitende aktiv an der zukünftigen Entwicklung beteiligt sind.

In einem Arbeitsumfeld, das von Vertrauen und Gerechtigkeit geprägt ist, verbessern sich die psychologische Sicherheit, die Resilienz und das Wohlbefinden der Individuen (Oosthuizen 2020). Soziale Unterstützung verbessert die Zusammenarbeit und Kommunikation auf der interindividuellen Ebene. Vertrauen stabilisiert soziale Beziehungen, stärkt den Zusammenhalt und fördert die Kommunikation (Möller 2012).

7.2 Die positive Wirkung von Just Culture in Hochrisikoorganisationen

Laut des Harvard Business Review Artikels „The Neuroscience of Trust" berichten Mitarbeitende aus Organisationen mit starker Vertrauenskultur über weniger Stress, mehr Energie bei der Arbeit, höhere Produktivität, stärkeres Engagement und größere Zufriedenheit sowie weniger Burnout (Zak 2017). Gute Kommunikation, gegenseitige Unterstützung und die Berücksichtigung individueller Fähigkeiten fördern zudem die mentale Gesundheit (Dóra et al. 2019). Diese interindividuellen Prozesse wirken sich positiv auf die intrapsychischen Prozesse aus. Intrapsychische Prozesse sind Vorgänge, die innerhalb des psychischen Apparats eines Individuums stattfinden. Sie umfassen eine Vielzahl von mentalen und emotionalen Aktivitäten, die das Denken, Fühlen, Wahrnehmen und Verhalten einer Person beeinflussen.

Verbesserungen auf der intra- und interindividuellen Ebene haben dabei auch positive Auswirkungen auf die Interaktionen innerhalb und zwischen Gruppen. Gedanken, Gefühle, Emotionen und Motivationen finden sich innerhalb eines Individuums, auf intraindividueller Ebene. Die interindividuelle Ebene betrifft Beziehungen und Interaktionen zwischen Individuen und beinhaltet die Art und Weise, wie kommuniziert und zusammengearbeitet wird sowie wie Beziehungen aufgebaut werden. Durch gesteigertes Wohlbefinden, eine höhere Affiliation und verbesserte Koordination erhöhen sich die Teamleistung und die interdisziplinäre Kooperation. Dies reduziert das häufig vorherrschende Silodenken und die starren Hierarchien, wie es beispielsweise das Ottawa Hospital in Kanada bestätigt (Forster et al. 2019). Dieses kanadische Krankenhaus begann 2015 eine Transformation in Richtung Just Culture.

7.2.5 Safety 2 im Krankenhaus: Just Culture als Schlüssel zu höherer Patienten- und Mitarbeitersicherheit

Effektives Sicherheitsmanagement erfordert es, nicht nur zu gewährleisten, dass möglichst wenige Dinge falsch laufen, sondern auch, dass möglichst viele Dinge richtig laufen. In den rund 1900 Krankenhäusern in Deutschland mit etwa 16 Mio. Fällen werden täglich tausende Patienten behandelt. Obwohl unbestritten unerwünschte Vorfälle und Unfälle auftreten, verlaufen die meisten Behandlungen dank der erfolgreichen Anpassungen des medizinischen Personals an die jeweiligen Bedingungen und vielfältigen Herausforderungen gut. Der Safety 2-Ansatz stellt die Ursachen für überwiegend positive Behandlungsergebnisse in den Mittelpunkt, um die Sicherheit der medizinischen Versorgung im Krankenhaus weiter zu verbessern.

In den Jahren zwischen 1960 und 1980, als die Komplexität in vielen Bereichen noch wesentlich geringer war, entwickelte sich zunächst der Safety 1-Ansatz. Dabei wurde Sicherheit als Nichtvorhandensein von unerwünschten Vorfällen oder Unfällen verstanden. Der Safety 1-Ansatz, auch als „Protective Safety" bekannt, konzentriert sich hauptsächlich auf die Analyse von Vorfällen und Unfällen, um deren Ursachen zu ermitteln und Maßnahmen zur Verhinderung abzuleiten. Erik Hollnagel, Professor für Sicherheitswissenschaften und Experte in Risikomanagement und Sicherheitskultur, vertritt die Ansicht, dass das Lernen aus Fehlern allein nicht ausreicht, um das vorhandene Sicherheitsniveau aufrechtzuerhalten oder zu verbessern.

Eine ausschließliche Konzentration auf Zwischenfälle gibt lediglich einen begrenzten Einblick in die allgemeine Leistungsfähigkeit. Wenn nur die Ereignisse betrachtet werden, bei denen etwas schiefgeht, wird damit nicht die Sicherheit des Systems gemessen, sondern vielmehr der Mangel an Sicherheit.

In diesem Zusammenhang ist die Vorstellung, dass keine Fehler auftreten, solange sich Mitarbeitende an vorgegebene Abläufe halten, irreführend. Wenngleich festgeschriebene Verfahren und SOPs wertvoll sind, kann das strikte Befolgen ohne Anpassung an spezifische Situationen in einigen Fällen gefährlich sein.

Es ist entscheidend, sich auf die Realität im Krankenhaus zu konzentrieren, nicht auf ideale Vorstellungen. In diesem Zusammenhang ist es essenziell, die realen Arbeitsbedingungen der Mitarbeitenden zu verstehen. Ein Krankenhaus funktioniert effektiv, wenn Mitarbeitende situationsabhängig flexibel und anpassungsfähig agieren können. Im Zweifelsfall kann dies auch bedeuten, dass nach Absprache im Team von festgelegten Verfahren abgewichen wird, da es sich bei der Abweichung um eine effektivere oder sicherere Vorgehensweise handelt.

Der Safety 2-Ansatz ist eng mit dem Konzept des „Resilience Engineering" verknüpft. Dieser multidisziplinäre Ansatz fokussiert sich auf die Resilienz von Systemen, also ihre Fähigkeit, flexibel auf unvorhergesehene Ereignisse, Störungen und Veränderungen zu reagieren, ohne dass es zu katastrophalen Folgen oder gravierenden Fehlfunktionen kommt. Safety 2 beschreibt dabei die Kapazität eines Systems, unter verschiedenen Bedingungen erfolgreich zu funktionieren, wobei das Ziel ist, die Zahl der gewünschten und akzeptablen Ergebnisse zu maximieren.

Beim Safety 2-Ansatz, der auch als „Productive Safety" bezeichnet wird, liegt der Fokus vorrangig auf dem normalen Arbeitsalltag, in dem vieles gut funktioniert. Dabei sind Reflexionen über die alltägliche Arbeit wichtig.

Der Austausch von positiven Arbeitserfahrungen gelingt effektiv in einer Organisationskultur, die auf den Prinzipien einer Just Culture basiert. Die Anwendung der beschriebenen Leadership-Ansätze ist entscheidend, um positive Aspekte sowohl im Team als auch auf organisationaler Ebene zu fördern. Statt sich auf einzelne, seltene unerwünschte Ereignisse zu konzentrieren, sollten Teams positive Interaktions- und Kommunikationsmuster verstärken. Hierbei ergänzt der Safety 2-Ansatz den Safety 1-Ansatz. Je nach Organisationskultur, persönlichen Erfahrungen und spezifischen Aufgabenstellungen kombinieren Mitarbeitende im Arbeitsalltag oft unbewusst Elemente beider Safety-Ansätze. Eine von Just Culture geprägte Organisationskultur unterstützt die ganzheitliche Betrachtung und das Ziehen von Schlüssen aus beiden komplementären Ansätzen und hat somit direkten Einfluss auf die Sicherheit von Mitarbeitenden und Patienten.

Es kann kosteneffizienter sein, Fehler und unerwünschte Ereignisse durch eine effektive Organisations- und Sicherheitskultur zu verhindern, als Fehler und ihre Konsequenzen zu korrigieren.

Auf kultureller Seite besteht die Herausforderung darin, dass hier oft der direkte Nachweis fehlt, welche bestimmten Maßnahmen tatsächlich verhindert haben, dass ein unerwünschtes Ereignis eintritt. Dies führt häufig zu einer Verzerrung in der Kostenkalkulation, die zu einer Verringerung der Investitionen in Sicherheitsmaßnahmen neigt.

Der Vorteil einer Investition in den Safety 2-Ansatz ist, dass er als Investition in die Produktivität angesehen wird. Denn der Kerngedanke von Safety 2 ist es, sicherzustellen, dass möglichst viele Abläufe gut funktionieren. Selbst wenn durch eine solche Investition keine Reduktion unerwünschter Ereignisse erfolgen, verbessert sich dadurch die alltägliche Leistungsfähigkeit.

Es wird deutlich, dass eine von Just Culture geprägte Sicherheitskultur für den langfristigen Erfolg einer medizinischen Organisation unerlässlich ist. Zusammenfassend lässt sich sagen, dass eine Just Culture nicht nur das Arbeitsumfeld und die Mitarbeiterzufriedenheit und -sicherheit verbessert, sondern auch einen wesentlichen Beitrag zur Patientensicherheit und zum wirtschaftlichen Erfolg einer medizinischen Organisation leistet.

7.3 Just Culture im Krankenhaus: Beispiele aus England und Kanada

7.3.1 Example: Mersey Care NHS Trust

Das folgende Praxisbeispiel konzentriert sich auf die detaillierte Betrachtung eines umfangreichen Just Culture Projektes beim Mersey Care NHS Trust. Hierbei wird untersucht, wie dieser britische Gesundheitsdienstleister die Prinzipien der Just Culture implementiert hat, um die Sicherheit, Effizienz und das Wohlbefinden sowohl von Patienten als auch von Mitarbeitenden zu verbessern. Dieses Beispiel veranschaulicht, welche Auswirkungen eine gezielte Förderung einer gerechten und verantwortungsbewussten Organisationskultur im Gesundheitswesen haben kann. Es werden sowohl die Herausforderungen als auch die Erfolge betrachtet, die der Mersey Care NHS Trust bei der Transformation in Richtung Just Culture erfahren hat.

Der National Health Service (NHS)
Der National Health Service (NHS) ist die zentrale Stütze des britischen Gesundheitssystems. Dabei ist das unterfinanzierte System kein allgemeines Vorbild für Gesundheitssysteme anderer Länder. Während der NHS bei den langfristigen Behandlungserfolgen gut abschneidet, liegt die Akutversorgung von Schlaganfällen und anderen lebensbedrohlichen Erkrankungen unter dem Durchschnitt der Industrieländer. Dennoch ist der NHS aufgrund seiner allgemeinen Zugänglichkeit und der gleichen Versorgung der Bevölkerung eine der beliebtesten öffentlichen Institutionen in Großbritannien.

Während der Corona-Pandemie wurde zudem deutlich, dass Großbritannien aufgrund des NHS über einen wertvollen, zentralisierten Datenschatz verfügt. Es werden umfangreiche Daten gesammelt, die nicht nur effizient ausgewertet, sondern auch schnell für wissenschaftliche Zwecke und die Öffentlichkeit zugänglich gemacht werden. Diese Datenressourcen haben sich als besonders wertvoll erwiesen, um auf die Herausforderungen der Pandemie reagieren zu können.

Sicherheitskultur: Erkenntnisse aus dem NHS Staff Survey
Seit 2003 führt der NHS jährlich den NHS Staff Survey durch, eine freiwillige Umfrage für Mitarbeitende, an der jedoch alle NHS-Einrichtungen teilnehmen müssen. Im Jahr 2021 füllten über 600.000 Mitarbeitende aus 264 Einrichtungen den Fragebogen aus. Die 3 Aspekte der Umfrageergebnisse, die für die Organisations- und Sicherheitskultur relevant sind, sind besonders aufschlussreich (NHS Survey Coordination Centre 2023):

- 20 % der Mitarbeitenden berichten von Erfahrungen mit Mobbing, Beschimpfungen und Tyrannisieren am Arbeitsplatz durch Kollegen.
- Etwa 50 % der Befragten empfinden, dass die Teamarbeit effektiv ist und zur Erreichung gemeinsamer Ziele beiträgt.
- Ein Drittel der Mitarbeitenden hat in den letzten Monaten Fehler und kritische Vorfälle gemeldet, die potenzielle Folgen für Patienten und/oder Mitarbeitende haben könnten.

Diese Daten deuten darauf hin, dass bestimmte Einstellungen sowie Verhaltens- und Kommunikationsweisen einiger Mitarbeitender zu einem Gefühl der Unsicherheit und des Unbehagens bei anderen führen. Nur die Hälfte der Mitarbeitenden beschreibt effektive Teamarbeit, obwohl diese im Krankenhaus so entscheidend ist. Der letzte Punkt deutet darauf hin, dass Fehler und kritische Vorfälle über eine langjährige Arbeitszeit im NHS eine häufige Erfahrung in der beruflichen Laufbahn der Mitarbeitenden sind.

Ähnlich wie in anderen Ländern wird dem NHS allgemein ein Mangel an Fortschritt in Bezug auf die Sicherheitskultur vorgeworfen. In einigen NHS-Organisationen reagieren Führungskräfte auf Fehler und damit verbundene unerwünschte Ereignisse regelmäßig mit Verleumdung, Vertuschung und Ablenkung. Ungeachtet der zugrunde liegenden Ursachen werden systemische Probleme ignoriert und eine notwendige Aufarbeitung wird behindert oder verzögert. Dies führt dazu, dass systemische Probleme verborgen bleiben und nicht gelöst werden können (Kirkup und Titcombe 2023).

Mersey Care NHS Trust
NHS Trusts sind organisatorische Einheiten im britischen Gesundheitssystem, zuständig für die Verwaltung und Bereitstellung von Gesundheits- und Pflegedienstleistungen in Großbritannien. Sie umfassen eine Vielfalt an Einrichtungen wie Krankenhäuser, Kliniken und Gesundheitszentren. Jeder NHS Trust wird von einem Board of Directors geführt und ist für Finanz-, Personal- und andere Entscheidungen eigenverantwortlich. Sie kooperieren eng mit lokalen Kliniken, Hausärzten und anderen Gesundheitsdienstleistern, um eine umfassende Versorgung sicherzustellen.

Mersey Care NHS Trust, ein Mental Health Trust im Nordwesten Englands, bietet mit rund 12.000 Mitarbeitenden stationäre Behandlungen für psychische Gesundheitsprobleme, Lernbehinderungen, Suchterkrankungen und Hirnverletzungen für Patienten in der Region um Liverpool an. Insgesamt werden mehr als 1,4 Mio. Menschen in der Region und überregional versorgt.

Vor einigen Jahren hat dieser Trust eine bedeutende Transformation der Organisations- und Sicherheitskultur eingeleitet. Die Einführung einer Just Culture in den Einrichtungen von Mersey Care war im medizinischen Bereich weltweit eines der ersten und umfangreichsten Projekte seiner Art. Das Projekt wurde unter anderem vom Sozialwissenschaftler und Just Culture-Experten Sidney Dekker begleitet. In dem Buch „Restorative Just Culture in Practice" wird das Projekt aus verschiedenen Perspektiven detailliert beschrieben und zeigt zahlreiche positive Auswirkungen auf Mitarbeitende, die Organisation und die Patienten.

Die Wurzeln der Just Culture-Initiative bei Mersey Care
Die Anstöße für diesen Wandel hin zu einer Just Culture resultierten unter anderem aus den Ergebnissen des NHS Staff Survey und aus unerwünschten Ereignissen, die sowohl Mitarbeitende als auch Patienten betrafen. Der Trust sah sich infolge dieser Vorfälle gezwungen, Veränderungen in der bestehenden Organisationskultur vorzunehmen. Die Initiative zur Einführung einer Just Culture entstand aus der Erkenntnis, dass interne Meldungen über Zwischenfälle oft mit negativen Konsequenzen für die Mitarbeitenden verbunden waren. Vorfälle wurden auf individuelles Fehlverhalten zurückgeführt, ohne die komplexen systemischen Einflüsse zu berücksichtigen. Dies führte dazu, dass Mitarbeitende aus Angst vor Schuldzuweisungen und anderen negativen Konsequenzen wichtige Vorfälle nicht meldeten, was wiederum zu einer Kultur der Verschwiegenheit führte. Eine damit verbundene Kultur der Angst und Geheimhaltung behinderte eine effektive und sichere Versorgung und führte zu dysfunktionalen Beziehungen innerhalb und zwischen den Teams.

Zudem führten Selbstmorde von Patienten und punitive Reaktionen gegenüber Mitarbeitenden zu einem Umdenken. Es wurde erkannt, dass ein Austausch über unerwünschte Ereignisse und die Suche nach Verbesserungen entscheidend für die Verbesserung der Patientenversorgung sind. Die bisherige Compliance- und prozessorientierte Kultur wurde hinterfragt, da sie das Wohlbefinden und die Sicherheit der Mitarbeitenden vernachlässigte. Ein Zitat aus dem BBC-Podcast „Analysis" fasst die Problematik zusammen: „Patients and Employees were failed by an organization who ignored warning signs and put corporate self-interest and cost control ahead of patients and safety" (Heffernan o. J.).

In einer Dokumentation räumt das Führungsteam ein, eine vertrauensvolle und gerechte Organisationskultur vernachlässigt und sich zu sehr auf Zahlen und Prozesse konzentriert zu haben (*Just Culture—The Movie [Film]* 2018). Außerdem bestätigt das Board of Directors, dass sie einer idealisierte Vorstellung der Arbeit aufgesessen waren.

Das Konzept „Work-As-Imagined" bezieht sich auf eine idealistische und oft vereinfachte Sichtweise, wie Arbeit in Organisationen ausgeführt werden sollte, basierend auf formalen Richtlinien und Prozessen. Diese Sichtweise berücksichtigt jedoch nicht die Komplexität und Dynamik der realen Arbeitsbedingungen. Im Fall des Führungsteams von Mersey Care bedeutet dies, dass das Board of Directors sich stark auf formale Vorgaben und Prozesse konzentrierte. Dabei wurde außer Acht gelassen, dass eine kontinuierliche Notwendigkeit besteht, die tatsächlichen Arbeitsweisen an die sich dynamisch ändernden Umstände anzupassen. Dies führte auch dazu, dass das Wohlergehen und die Sicherheit der Mitarbeitenden vernachlässigt wurden. Zudem wurde wenig Wert daraufgelegt, aus unerwünschten Ereignissen und Zwischenfällen zu lernen und die Organisationspraktiken entsprechend anzupassen.

Wandel bei Mersey Care: Von der Problemerkenntnis zur Veränderung
Amanda Oates, Personalchefin, und Joseph Rafferty, medizinischer Direktor, erkannten die von ihnen mitverursachten Probleme an und äußerten, dass sie als Führungskräfte Unterstützung für ihre eigene Veränderung benötigten. Inspiriert von wissenschaftlichen Arbeiten und Erfahrungen aus anderen Hochrisikobereichen, zielte das Führungsteam darauf ab, die vorherrschende Angstkultur zu überwinden. Sie hatten erkannt, dass Angst, Geheimhaltung und Verschwiegenheit die Sicherheitsprobleme verstärken würden. Dekker fasst diese Erkenntnis wie folgt zusammen:

> „Fear and safety are conditions that cannot sit together side by side. Healthcare must choose one or the other." (Dekker et al. 2022)

Es galt, ein Arbeitsumfeld zu schaffen, in dem Mitarbeitende sich ermutigt fühlen, aus Fehlern und unerwünschten Ereignissen zu lernen und den Fokus von der Schuldfrage auf systemische Ursachen zu lenken. HR-Leiterin Oates betont diesbezüglich, wie entscheidend der Umgang mit Fehlern und unerwünschten Vorkommnissen für die Mitarbeitenden ist. Die echten Herausforderungen lagen in den Denk- und Verhaltensweisen und somit in der Organisationskultur sowie der Führungsweise. Diese Erkenntnis führte zur Einsicht, dass die Transformation vom Leitungsteam ausgehen muss. Der Veränderungsprozess berücksichtigte dabei das Unternehmen als ein komplexes, dynamisches und menschliches System, in dem die menschliche Komponente eine zentrale Rolle spielt. Unter Anwendung der Philosophie von Vineet Nayar, die sich im Titel seines Buches „Employees First, Customers Second" widerspiegelt, lag der Fokus auf der Wertschätzung und Förderung der Mitarbeitenden, um transformative Verbesserungen voranzutreiben.

Nayars Prinzip „every human adds human value to the company" fand bei Mersey Care insofern Anwendung, als dass der Trust begann, die Bedeutung jedes einzelnen Mitarbeitenden für die Organisation zu erkennen und zu schätzen. Durch die Transformation Richtung Just Culture wurde das Augenmerk verstärkt auf das Wohlbefinden der Mitarbeitenden gelegt. Dies führte zu einer Veränderung der Organisationskultur, wobei die Mitarbeitenden in Entscheidungsprozesse eingebunden wurden und ihre Rückmeldungen und Ideen als wichtige Ressourcen für die Verbesserung der Patientenversorgung und der Arbeitsbedingungen angesehen wurden. Dadurch wurde das Potenzial aller Mitarbeitenden als wertvoller Beitrag zur Organisation anerkannt und gefördert.

Ökonomische Vorteile: Einsparungen und Produktivitätssteigerungen
Das Just Culture-Projekt bei Mersey Care wurde seit seinem Beginn umfangreich evaluiert, wobei die Transformation wissenschaftlich untersucht und die Ergebnisse in mehreren Publikationen veröffentlicht wurden. In dem Buch „Restorative Just

Culture in Practice" wird hervorgehoben, dass neben den qualitativen auch die finanziellen Auswirkungen ein wichtiger Anreiz für die Einführung einer Just Culture sind.

In einer ersten Studie wurden Einsparungen von 1 % der Gesamtkosten bzw. 2 % der Personalkosten festgestellt (Kaur et al. 2019), die auf höhere Produktivität, weniger Fehltage, seltenere Freistellungen und Kündigungen sowie reduzierte Rechts- und Kündigungskosten zurückgeführt werden. Dabei wurde angenommen, dass die Hälfte der Einsparungen direkt auf die Einführung einer Just Culture zurückzuführen ist. Eine Langzeitstudie von 2014 bis 2020 bestätigte frühere Erkenntnisse und zeigte durchschnittliche Produktivitätssteigerungen von 3–4 % pro Jahr (Dekker et al. 2022). Bei Personalkosten von etwa 70 % ergeben sich somit jährliche Einsparungen von 1,5–2 %. Die Studie betont, dass die Vorlaufkosten und Investitionen für die Einführung einer Just Culture relativ gering sind und der Business Case deutliche ökonomische Vorteile aufzeigt.

Positive Veränderungen: Auswirkungen auf Mitarbeitende und Patienten
Neben den Produktivitätsvorteilen wurden etwa ein Jahr nach Einführung der Just Culture sowohl bei den Mitarbeitenden als auch bei den Patienten signifikante qualitative Verbesserungen festgestellt. Diese wurden durch quantitative und qualitative Erhebungen ermittelt (Dekker et al. 2022):

- **Höhere psychologische Sicherheit im Team:** Es entstand ein Umfeld, in dem sich die Mitarbeitenden sicher fühlten, Unklarheiten und Bedenken zu äußern, was zu einer verbesserten Teamdynamik führte.
- **Mehr Vertrauen zwischen verschiedenen Organisationseinheiten:** Die Just Culture förderte das Verständnis und das Vertrauen zwischen den Abteilungen und Teams innerhalb des Trusts.
- **Besseres Verständnis des Zusammenhangs zwischen psychologischer Sicherheit und Patientensicherheit:** Mitarbeitende erkannten, wie eine sichere und unterstützende Arbeitsumgebung direkt zur Sicherheit der Patienten beiträgt.
- **Verbessertes physisches und psychisches Wohlbefinden:** Die Mitarbeitenden berichteten von einer verbesserten allgemeinen Gesundheit und einem höheren Wohlbefinden.
- **Weniger Stress:** Die Einführung einer Just Culture reduzierte den Arbeitsstress und förderte ein entspannteres Arbeitsumfeld.
- **Offenere Gesprächskultur:** Die Mitarbeitenden fühlten sich ermutigt, offen zu kommunizieren und Feedback zu geben.
- **Höheres Engagement:** Es wurde eine gesteigerte Motivation und Beteiligung an der Arbeit und an Projekten beobachtet.
- **Mehr Motivation und Arbeitszufriedenheit:** Die Mitarbeitenden zeigten sich motivierter und zufriedener in ihrem Arbeitsumfeld.
- **Neue Perspektive auf Verantwortung und menschliches Versagen:** Es entwickelte sich ein besseres Verständnis für die Ursachen menschlichen Versagens und eine konstruktivere Herangehensweise an Verantwortung.
- **Effektiveres Lernen aus Vorkommnissen und Zwischenfällen:** Es gab eine Verbesserung in der Art und Weise, wie aus Fehlern und Zwischenfällen gelernt wurde, was zu einer effektiveren Problemlösung und besseren Prävention führte.

Eigene Verpflichtung zu exzellenter Gesundheitsversorgung
Mersey Care NHS Trust hat sich in einer eigenen Verpflichtung zu einer exzellenten medizinischen Versorgung verpflichtet. Diese Versorgung wird als sicher, effektiv, zeitnah, gerecht und effizient definiert. Dabei liegt der Fokus auf Zusammenarbeit und Unterstützung der Mitarbeitenden, um eine hohe Arbeitsqualität zu erreichen. Fehlervermeidung wird weniger betont als das Streben nach Exzellenz. Die Aspekte einer Just Culture sind zu integralen Bestandteilen der Organisationswerte geworden, wie in der Charta und dem Mitarbeiterversprechen festgehalten. In dieser Charta werden auch Einstellungen und Verhaltensweisen genannt, die eine Just Culture aktiv unterstützen:

- „Ich helfe dabei, psychologische Sicherheit zu schaffen, die Offenheit und Ehrlichkeit ermöglicht und andere ermutigt ihren Beitrag zu leisten".
- „Ich lerne aus Erfahrungen und nutze diese als Gelegenheit, mich weiterzuentwickeln und zu wachsen, indem ich das Gelernte mit anderen teile und positive Veränderungen herbeiführe."
- „Ich bringe Bedenken respektvoll und vorurteilsfrei zum Ausdruck."
- „Ich versuche, die Ursache von Zwischenfällen und unerwünschten (kritischen) Ereignissen ohne Schuldzuweisungen zu verstehen und ergreife Maßnahmen, um aus Vorfällen zu lernen und zu verhindern, dass sie sich wiederholen."

Auf diese Weise werden Mitarbeitende ermutigt, psychologische Sicherheit zu schaffen, aus Erfahrungen zu lernen, Bedenken respektvoll auszudrücken und Ursachen von Zwischenfällen ohne Schuldzuweisungen zu verstehen.

Auch wenn der Kulturwandel noch immer nicht abgeschlossen ist und nicht immer unkompliziert verlief, betont Amanda Oates, dass eine Just Culture nunmehr große Teile des NHS Trust durchzieht und erklärt: „Just Culture prägt mittlerweile all unsere Aktivitäten. Immer wenn wir über Änderungen von Vorschriften oder Vorgehensweise nachdenken, fragen wir uns: ‚Wäre das im Einklang mit einer gerechten und lernorientierten Kultur?', und wir motivieren unser Personal, uns dieselben Fragen zu stellen." (Dekker et al. 2022)

7.3.2 Example: The Ottawa Hospital

Das Just Culture Projekt am Ottawa Hospital (TOH) ist ebenfalls ein bedeutendes Vorhaben zur Transformation der Organisationskultur in einem der größten Krankenhäuser Kanadas. Mit über 1.100 Betten und mehr als 13.000 Mitarbeitenden, einschließlich rund 2000 Ärzten, werden am TOH jährlich rund 49.000 stationäre Behandlungen durchgeführt. Zusätzlich zu den umfangreichen ambulanten Behandlungen, die jährlich 1,2 Mio. Fälle umfassen, werden im TOH auch etwa 6500 Kinder pro Jahr geboren. Diese Zahlen unterstreichen die Größe und Bedeutung des TOH im kanadischen Gesundheitssystem und die Tragweite des Just Culture-Projekts in einem solchen Krankenhaus.

7.3 Just Culture im Krankenhaus: Beispiele aus England und Kanada 145

Zwischen Patientenerfahrung und Sicherheit: Ein neuer Fokus für das Ottawa Hospital

Im Jahr 1999 veröffentlichte das Institute of Medicine (IOM) den viel beachteten Bericht „To Err is Human: Building a Safer Health System", der auf bis zu 98.000 Todesfälle und über 1 Mio. Verletzungen aufgrund von Fehlern in US-amerikanischen Krankenhäusern hinwies. In Reaktion darauf setzte sich das Ottawa Hospital das Ziel, die Sicherheitskultur zu verbessern. Etwa 15 Jahre später wurde deutlich, dass die Fortschritte trotz der Bemühungen begrenzt waren. Ein Audit des Arbeitsministeriums enthüllte unsichere Arbeitsbedingungen und eine Umfrage offenbarte eine große Diskrepanz zwischen der Wahrnehmung der Mitarbeitenden und der Leitungsebene bezüglich der Sicherheitspriorisierung. Dies führte zur Erkenntnis, dass die Organisation im Umgang mit Fehlern selbstgefällig geworden war und der Fokus auf Patientenerfahrung (patient experience) statt auf sicherer Versorgung (patient safety) lag.

Von der Strategieentwicklung bis zur Mitarbeiterbeteiligung: Der Transformationsprozess des Ottawa Hospitals

Das Führungsteam des Ottawa Hospital entschloss sich zu einer umfassenden Transformation, die alle Bereiche der Organisation betreffen sollte. Für dieses ambitionierte Projekt holten sie David Marx an Bord, einen weiteren erfahrenen Experten für Just Culture, der bereits in verschiedenen Industrien und im Gesundheitswesen umfangreiche Erfahrungen gesammelt hatte.

Der Veränderungsprozess wurde vom Leitungsteam aktiv Top-Down eingeleitet. Anfänglich widmeten sich etwa 50 Führungskräfte, einschließlich der leitenden Ärzte, in einer 5-tägigen Klausur dem Thema Just Culture. Die dabei gewonnenen Erkenntnisse flossen in die Entwicklung einer Organisationsstrategie ein, in der die Implementierung einer Just Culture als oberste Priorität festgelegt wurde. Ein besonderer Fokus lag dabei auf der Verbesserung der Mitarbeitererfahrung. Verschiedene Stakeholder, darunter Gewerkschaften und das Joint Health and Safety Committee (JHSC), wurden frühzeitig in die Planungen einbezogen, um eine breite Unterstützung für das Projekt zu sichern. Das JHSC ist ein Gremium, das in einigen Arbeitsumgebungen eingerichtet wird, um die Sicherheit und Gesundheit am Arbeitsplatz zu fördern. Diese Komitees bestehen typischerweise aus Arbeitgeber- und Arbeitnehmervertretern sowie gegebenenfalls aus Sicherheitsbeauftragten und Fachleuten für Arbeitssicherheit. Aufgrund des frühzeitigen Austausches wurde das Vorhaben von allen unterstützt.

Ein zentraler Bestandteil der Transformation war die Einführung eines umfangreichen Trainingsprogramms für Just Culture, an dem alle Mitarbeitenden teilnahmen. Dieses Programm wurde schrittweise umgesetzt, wobei jede Führungsebene die jeweils untergeordnete Ebene schulte, angefangen bei den Direktoren, die die Manager trainierten, bis hinunter zu den Abteilungsleitern. Im ärztlichen Bereich wurden die Schulungen so gestaltet, dass sie den spezifischen Bedürfnissen und Zeitplänen von Ärzten angepasst wurden. Leitende Ärzte wurden zuerst geschult und weitere Schulungen fanden in Form von interaktiven Workshops, Online-Kursen oder integrierter Sitzungen während regelmäßiger medizinischer Meetings statt. Zusätzlich zu den umfassenden 4-stündigen Schulungen gab es kürzere 30-minütige Trainingseinheiten, die in reguläre Meetings und Weiterbildungen integriert wurden. Ergänzt wurde das Programm durch spezielle Just Culture-Trainings und ein Mentoringprogramm für neue Mitarbeitende.

Eine zusätzliche Maßnahme im Rahmen der Transformation am Ottawa Hospital war die Umbenennung des bestehenden Lern- und Berichtssystems von „Patient Safety Learning System" in „Safety Learning System". Diese Änderung spiegelt die erweiterte Zielsetzung wider, nicht nur die Patientensicherheit, sondern auch die Sicherheit der Mitarbeitenden zu unterstützen. Das System wurde dahingehend standardisiert, dass auf Berichte schneller reagiert wird, mit einer festgelegten Reaktionszeit von 48 h bei kritischen Zwischenfällen und einem Abschluss des gesamten Prozesses innerhalb von 4 Wochen. Zudem wurden sprachliche Anpassungen vorgenommen, um einen gerechten und vertrauensvollen Umgang mit Mitarbeitenden zu fördern.

Positive Auswirkungen der Just Culture: Sicherheit und Wohlbefinden von Mitarbeitenden und Patienten
Nach der Einführung neuer Verhaltens- und Kommunikationsweisen im Ottawa Hospital, insbesondere durch die Art der Führung, verbesserte sich die Sicherheit der Mitarbeitenden spürbar. Dies betraf vor allem die psychologische Sicherheit innerhalb der Teams und Organisation. Durch standardisierte Auswertungen von Berichten und einem konsistenten Ansatz im Umgang mit Vorkommnissen stieg auch das Vertrauen zwischen Führungskräften und Mitarbeitenden.

Die verbesserte Sicherheitskultur im Ottawa Hospital führte zu einer Verringerung der Mortalitätsraten, Infektionsraten und der Häufigkeit von Patientenwiedervorstellungen. Diese Verbesserungen können auf mehrere Faktoren zurückgeführt werden:

- **Verbesserte Kommunikation und Fehlermanagement:** Durch die Just Culture werden Fehler und unerwünschte Vorkommnisse offener diskutiert, was zu effektiveren Präventionsmaßnahmen und verbesserten Behandlungsstrategien führt.
- **Erhöhte Mitarbeitersicherheit und -zufriedenheit:** Ein sichereres und zufriedeneres medizinisches Personal kann sich effektiver um Patienten kümmern, was zu einer besseren Patientenversorgung beiträgt.
- **Effizientere Arbeitsabläufe:** Durch den Abbau von Silodenken und die Verbesserung des Austauschs zwischen den Abteilungen wurden Arbeitsabläufe effizienter, was sich positiv auf die Patientenversorgung auswirkt.

Diese Faktoren trugen gemeinsam dazu bei, die Qualität der Patientenversorgung zu verbessern. Zudem reduzierten sich kurze (kürzer als 2 Tage) krankheitsbedingte Abwesenheiten der Mitarbeitenden (Forster et al. 2019). Aus der Reduzierung der kurzen krankheitsbedingten Abwesenheiten der Mitarbeitenden lässt sich schließen, dass die verbesserte Sicherheits- und Organisationskultur im Ottawa Hospital das Wohlbefinden und die Gesundheit der Mitarbeitenden positiv beeinflusst hat. Die stärkere Betonung der psychologischen Sicherheit, ein besserer Austausch zwischen den Abteilungen und effizientere Arbeitsabläufe haben vermutlich zu einem weniger stressigen und gesünderen Arbeitsumfeld geführt, was die Häufigkeit kurzfristiger krankheitsbedingter Ausfälle verringert hat.

Zusammenarbeit und kontinuierliche Anstrengungen: Schlüssel zum Erfolg der Just Culture im Ottawa Hospital
Die Transformation des Ottawa Hospitals hin zu einer Just Culture, die über ein Dutzend Einrichtungen und mehr als 13.000 Mitarbeitende umfasste, stellt eine enorme Herausforderung dar, die kontinuierliches Engagement der gesamten Organisation erfordert. Nelson Mandelas Aussage „Es ist nicht unmöglich und nicht teuer, aber es braucht jeden" unterstreicht, dass (gesellschaftlicher) Wandel möglich ist, wenn alle Beteiligten zusammenarbeiten. Dieses Prinzip gilt auch für Kulturveränderungen in großen Krankenhäusern.

Neben dem Miteinbezug der Kommunikationsabteilung für eine professionelle und stringente interne Kommunikation wird betont, dass es wichtig sei, die Erwartungen den zeitlichen Erfordernissen bei einem Kulturwandel anzupassen. Ein Kulturwandel dauert seine Zeit und fühlt sich von Zeit zu Zeit langsam an, von daher müssen auch kleine Verbesserungen eine große Aufmerksamkeit bekommen. Idealerweise werden ergänzend auch objektiv gemessene Verbesserungen regelmäßig kommuniziert.

Allgemein wurde festgestellt, dass gesellschaftliche Faktoren, also die vorherrschende Sozialkultur, die Implementierung einer Just Culture im Ottawa Hospital erschwert haben. In der Gesellschaft neigt man dazu, bei Fehlern und Zwischenfällen schnell Schuldige zu suchen und zu bestrafen, anstatt sich mit den komplexeren Ursachen auseinanderzusetzen. Diese Tendenz zu schnellen Schuldzuweisungen hat den Kulturwandel zusätzlich herausgefordert.

Es wurde außerdem erkannt, dass konkurrierende Prioritäten verschiedener Projekte ein Hindernis für die Transformation darstellten. Trotz der Notwendigkeit kontinuierlicher Bemühungen, um den Kulturwandel zu festigen, wird die Initiative des Ottawa Hospitals als erfolgreich betrachtet. Besonders hervorzuheben ist der positive und weitreichendere Einfluss des Projekts auf die Sicherheit und das Wohlbefinden der Mitarbeitenden, der über die ursprünglichen Erwartungen hinausging (Forster et al. 2019).

7.4 Example: Praxisbeispiele zur Just Culture im Krankenhaus: Spannungsfelder und Lösungsansätze aus den Niederlanden

Bis auf die umfangreichen Erfahrungsberichte über die Projekte beim Ottawa Hospital und beim Mersey Care NHS Trust, ist ein Großteil der Veröffentlichungen zum Thema Just Culture in Krankenhäusern theoretischer Natur. Um diese Theorie mit weiteren Erfahrungen aus der Praxis zu ergänzen, wurden in den Niederlanden unterschiedliche Projekte zur Einführung einer Just Culture in 5 verschiedenen Gesundheitsorganisationen untersucht.

In einem Pilotprojekt wurden mehrere medizinische Einrichtungen eingeladen, die Transformation in Richtung Just Culture voranzutreiben. An dem Projekt beteiligten sich 5 Organisationen: 3 große ambulante Zentren für psychische Gesundheitsversorgung und 2 Krankenhäuser. Jede Organisation konzentrierte sich auf einen spezifischen Aspekt der Just Culture und wählte eine Aktivität, die sowohl passend als auch aktuell problematisch erschien.

Die Daten wurden durch Interviews mit Teilnehmenden und Beobachtungen von Projektgruppen in der jeweiligen Organisation gesammelt. Eine Analyse dieser Daten aus allen 5 Organisationen identifizierte 3 Hauptthemen, die für die Förderung einer Just Culture in medizinischen Einrichtungen entscheidend sind: **offene Kommunikation, Raum für Emotionen** und die **Einbindung des Managements**.

Offene Kommunikation wird als Schlüsselelement erkannt. Es ist wichtig, das gesamte Personal zu ermutigen, vorschnelle Urteile zu vermeiden, unterschiedliche Perspektiven zu akzeptieren, Schuldzuweisung zu vermeiden und gemeinsam strukturelle sowie kulturelle Aspekte zu diskutieren. Besprechungen und Reflexionen, die dazu dienen, diese Ursachen zu verstehen und daraus zu lernen, werden als wertvoll erachtet. In diesen Diskussionen wird die Bedeutung des Zuhörens und des Zurückhaltens eigener Urteile betont. Diese Momente der gemeinschaftlichen Aufarbeitung von Ereignissen stehen auch für Shared Leadership.

Die Herausforderung liegt darin, dass Offenheit über den spezifischen Kontext hinaus Konsequenzen haben kann. Jedes Ereignis in einem Krankenhaus löst auf verschiedenen organisatorischen Ebenen unterschiedliche Reaktionen aus, sei es von Mitarbeitenden derselben oder anderer Abteilungen oder möglicherweise von der Personalabteilung. Ein gerechter und angemessener Umgang mit individueller und organisatorischer Verantwortung ist entscheidend. Darüber hinaus können Ereignisse auch außerhalb des Krankenhauses Reaktionen auslösen. Obwohl offene Kommunikation als Basis für gemeinsames Lernen gilt, kann sie auch zu Spannungen führen. Innerhalb des Teams könnten Mitarbeitende zur Verantwortung gezogen werden, während außerhalb des Krankenhauses Ereignisse möglicherweise medial behandelt, von Aufsichtsbehörden untersucht oder rechtliche Konsequenzen nach sich ziehen können.

Ein **Raum für Emotionen** wird ebenfalls als entscheidend gesehen. Die Mitarbeitenden und Teams, die bereits in einer emotional aufgeladenen Umgebung arbeiten, sehen sich durch Fehler und unerwünschte Ereignisse mit zusätzlichen emotionalen Belastungen konfrontiert. Diese Emotionen benötigen angemessenen Raum und möglicherweise spezielle Unterstützung. Das Übersehen dieser Bedürfnisse kann schwerwiegende Folgen für Einzelpersonen und Teams haben. Emotionen sollten dabei nicht als Hindernis für objektive Untersuchungen gesehen werden, sondern als Beitrag zum Lernprozess in Diskussionen. So können die emotionalen Auswirkungen die Förderung einer Just Culture unterstützen.

Das Interesse der Medien und Aufsichtsbehörden kann ebenfalls emotionale Reaktionen bei beteiligten Mitarbeitenden auslösen. Häufig konzentriert sich die Aufarbeitung von Ereignissen innerhalb von Organisationen und Ermittlungsbehörden auf die sachlichen Aspekte, während emotionale Aspekte vernachlässigt werden. Obwohl die Anerkennung und Berücksichtigung emotionaler Auswirkungen eine

7.4 Example: Praxisbeispiele zur Just Culture im Krankenhaus: Spannungsfelder... 149

Just Culture unterstützen, bleibt die Verknüpfung von Emotionsbewusstsein und Faktenfokussierung eine fortwährende Herausforderung. Faktenfokussierung bezieht sich auf die Konzentration auf sachliche, objektive Informationen und Daten bei der Analyse und Aufarbeitung von Ereignissen oder Problemen. Insbesondere in der Medizin ist es üblich, sich auf konkrete Fakten, Beweise und klare Beweisführung zu stützen.

Emotionsbewusstsein hingegen bezieht sich auf das Verständnis und die Berücksichtigung der emotionalen Aspekte, die bei den beteiligten Personen während und nach einem Ereignis auftreten. Dies umfasst das Erkennen und Anerkennen der Gefühle der Mitarbeitenden, wie Stress, Angst, Trauer oder Schuld. In einer Just Culture ist es wichtig, diese emotionalen Reaktionen zu verstehen und ihnen Raum zu geben, da sie einen erheblichen Einfluss auf das Wohlbefinden der Mitarbeitenden und die allgemeine Organisationskultur haben können.

Eine effektive Verbindung beider Ansätze erfordert eine Organisationskultur, die sowohl die Wichtigkeit objektiver Faktenanalyse anerkennt als auch die emotionalen Bedürfnisse der Mitarbeitenden berücksichtigt. Dies kann durch Schulungen in emotionaler Intelligenz, die Einrichtung von Unterstützungssystemen für Mitarbeitende und die Förderung von transparenter und unbehinderter Kommunikation zwischen allen Mitarbeitenden erreicht werden, in der sowohl sachliche als auch emotionale Aspekte thematisiert werden können.

Nach Ansicht der Mitarbeitenden ist die **Einbindung des Managements** für die Förderung einer Just Culture von entscheidender Bedeutung. Hier umfasst das Management verschiedene Führungsebenen, wie zum Beispiel Teamleiter im Verhältnis zu ihrem Team, einen medizinischen Direktor im Verhältnis zum ärztlichen Personal oder einen Facharzt in Beziehung zu Pflegekräften. Jede Führungskraft kann eine von offener Kommunikation geprägte Teamkultur aktiv unterstützen. Besonders wichtig wird das Vorleben unterstützender Verhaltensweisen durch die Führungskräfte angesehen. Informelle Gespräche über die Sorgen der Mitarbeitenden und die damit verbundene Verletzlichkeit können das Vertrauen und kollektives Lernen stärken. Insbesondere soll auf die Auswirkungen von Fehlern oder unerwünschten Ereignissen auf die Mitarbeitenden geachtet werden.

Eine offene Kommunikation zwischen Führungskräften und nachgeordneten Mitarbeitenden kann jedoch durch Perspektiven auf höheren Organisationsebenen oder externe Einflüsse erschwert werden. Je höher die Position einer Person in der Hierarchie, desto empfindlicher reagiert sie oft auf externe Faktoren wie Medien oder Aufsichtsbehörden. Die höheren Ebenen der Organisation, die sensibler auf die Außenwelt reagieren, lenken die Aufmerksamkeit eher auf die Verantwortung, Schuldzuweisungen und Vergeltung des Einzelnen als auf eine Just Culture – insbesondere, wenn es um größere Fälle geht. Die Anwendung der Grundsätze einer gerechten Kultur erfordert vom Management Verantwortungsübernahme und entsprechendes Handeln, insbesondere wenn interner oder externer Druck zu Schuldzuweisungen und vergeltenden Sanktionen besteht.

Die Untersuchungen der Just Culture-Projekte veranschaulichen die Komplexität, Herausforderungen und Spannungen bei der Förderung einer Just Culture in der Praxis. Außerdem zeigen die Ergebnisse, dass die Arbeit an einer gerechten Kultur ein vielschichtiger Prozess ist, da Beziehungen in und zwischen verschiedenen Ebenen innerhalb der Organisation und mit der Außenwelt eine wichtige Rolle spielen. Insbesondere der Spagat zwischen Offenheit und Verantwortlichkeit wird als Herausforderung gesehen. Schuldzuweisungen führen zu einem Mangel an Lernen, keine Schuldzuweisungen führen zu einem Mangel an Rechenschaftspflicht. Komplexe Organisationen wie Krankenhäuser sind auf gemeinschaftliche Arbeit angewiesen. Dadurch entsteht auch eine kollektive Verantwortung und Rechenschaftspflicht: es müssen viele Perspektiven und Berichte angehört werden, um eine vertrauensvolle und gerechte Organisationskultur zu erschaffen. Nach Einbeziehung und Zuhören aller Beteiligten bleibt die Ergreifung individueller Maßnahmen ein mögliches aber seltenes Ergebnis. Insbesondere bei bewusst fahrlässigem Verhalten kann eine individuelle Verantwortung mit einer prospektiven gemeinschaftlichen Verantwortung kombiniert werden.

Die Bedeutung des Aufschiebens vorschneller Urteile und des Zuhörens werden bei den Praxisbeispielen ebenfalls deutlich. Es geht nicht nur darum, einzelne Vorfälle gemeinsam zu reflektieren, sondern auch die damit einhergehenden Spannungen oder Dilemmata zu betrachten. In manchen Fällen können Entscheidungen zu unerwünschten Ergebnissen führen, selbst wenn verschiedene Optionen scheinbar valide sind. Ein Beispiel hierfür ist die genaue Fehlerkategorisierung, die je nach gewählter Kategorie unterschiedliche, möglicherweise unerwünschte Konsequenzen haben kann.

Durch die Konzentration auf die verschiedenen Werte, die in einem Dilemma enthalten sind, kann eine umfassendere Sichtweise auf die Situation entwickelt werden. Dadurch lernen die beteiligten Mitarbeitenden, gemeinsam eine Lösung zu finden, die diesen Werten entspricht. Auf diese Weise kann ein Gleichgewicht zwischen verschiedenen Aspekten erreicht werden, wie beispielsweise zwischen Offenheit und Verantwortung, der Berücksichtigung von Emotionen und der sachlichen Prüfung von Fakten sowie zwischen dem Lernen im Team und der Berücksichtigung der externen Reputation der Organisation. Dieser Ansatz ermöglicht es, komplexe Situationen ganzheitlicher zu betrachten und effektivere, wertorientierte Lösungen zu entwickeln.

Literatur

Aiken, L. H., Lasater, K. B., Sloane, D. M., Pogue, C. A., Fitzpatrick Rosenbaum, K. E., Muir, K. J., McHugh, M. D., US Clinician Wellbeing Study Consortium, Cleary, M., Ley, C., Borchardt, C. J., Brant, J. M., Turner, B. L., Leimberger, A. E., Kozlowski, K., Coleman, B. L., Albert, N. M., Stewart, C., Steele, D., ... Whade, J. J. (2023). Physician and Nurse Well-Being and Preferred Interventions to Address Burnout in Hospital Practice: Factors Associated With Turnover, Outcomes, and Patient Safety. *JAMA Health Forum*, *4*(7), e231809. https://doi.org/10.1001/jamahealthforum.2023.1809

Aiken, L. H., Sermeus, W., Van den Heede, K., Sloane, D. M., Busse, R., McKee, M., Bruyneel, L., Rafferty, A. M., Griffiths, P., Moreno-Casbas, M. T., Tishelman, C., Scott, A., Brzostek, T., Kinnunen, J., Schwendimann, R., Heinen, M., Zikos, D., Sjetne, I. S., Smith, H. L., & Kutney-Lee, A. (2012). Patient safety, satisfaction, and quality of hospital care: Cross sectional surveys of nurses and patients in 12 countries in Europe and the United States. *BMJ, 344*(mar20 2), e1717–e1717. https://doi.org/10.1136/bmj.e1717

Asklepios Kliniken GmbH & Co. KGaA. (2023). *Asklepios Geschäftsbericht 2022*. https://www.asklepios.com/konzern/unternehmen/investors/berichte/

Bautista-Bernal, I., Quintana-García, C., & Marchante-Lara, M. (2024). Safety culture, safety performance and financial performance. A longitudinal study. *Safety Science, 172*, 106409. https://doi.org/10.1016/j.ssci.2023.106409

Brommundt, J. S. (2020). Empowerment: Error Management Through Cultural Change in Medicine. In E. Vanderheiden & C.-H. Mayer (Hrsg.), *Mistakes, Errors and Failures across Cultures* (S. 537–546). Springer International Publishing. https://doi.org/10.1007/978-3-030-35574-6_28

Dekker, S., Oates, A., & Rafferty, J. (Hrsg.). (2022). *Restorative just culture in practice: Implementation and evaluation* (1st Aufl.). Productivity Press.

Dóra, K., Péter, R., Péter, S. Z., & Andrea, C. (2019). The Effect of Organizational Culture on Employee Well- Being: Work-Related Stress, Employee Identification, Turnover Intention. *Journal of International Cooperation and Development, 2*(2), 19. https://doi.org/10.36941/jicd-2019-0010

Forster, A. J., Hamilton, S., Hayes, T., & Légaré, R. (2019). Creating a Just Culture: The Ottawa Hospital's experience. *Healthcare Management Forum, 32*(5), 266–271. https://doi.org/10.1177/0840470419853303

Frankel, A. S., Leonard, M. W., & Denham, C. R. (2006). Fair and Just Culture, Team Behavior, and Leadership Engagement: The Tools to Achieve High Reliability. *Health Services Research, 41*(4p2), 1690–1709. https://doi.org/10.1111/j.1475-6773.2006.00572.x

Gallup Inc. (2023). *Engagement Index 2022 Germany*.

Heffernan, M. (o. J.). *Just Culture*. Abgerufen 9. November 2014, von https://www.bbc.co.uk/programmes/b04n31d2

Heskett, J. (2022). *Win from Within: Build Organizational Culture for Competitive Advantage*. Columbia University Press.

Illingworth, J., Shaw, A., Fernandez Crespo, R., Leis, M., Fontana, G., Howitt, P., & Darzi, A. (2023). *Global State of Patient Safety 2023*. Imperial College London.

Just Culture—The Movie [Film]. (2018, April 16). https://www.youtube.com/watch?v=bu9yhdOegm8

Kaur, M., De Boer, R. J., Oates, A., Rafferty, J., & Dekker, S. (2019). Restorative Just Culture: A Study of the Practical and Economic Effects of Implementing Restorative Justice in an NHS Trust. *MATEC Web of Conferences, 273*, 01007. https://doi.org/10.1051/matecconf/201927301007

Kirkup, B., & Titcombe, J. (2023). Patient safety: Listen to whistleblowers. *BMJ*, p1972. https://doi.org/10.1136/bmj.p1972

Ligibel, J. A., Goularte, N., Berliner, J. I., Bird, S. B., Brazeau, C. M. L. R., Rowe, S. G., Stewart, M. T., & Trockel, M. T. (2023). Well-Being Parameters and Intention to Leave Current Institution Among Academic Physicians. *JAMA Network Open, 6*(12), e2347894. https://doi.org/10.1001/jamanetworkopen.2023.47894

Möller, H. (Hrsg.). (2012). *Vertrauen in Organisationen*. VS Verlag für Sozialwissenschaften. https://doi.org/10.1007/978-3-531-94052-6

NHS Survey Coordination Centre. (2023). *NHS Staff Survey 2022—National results briefing*.

Oosthuizen, R. M. (2020). Resilience to Emotional Distress in Response to Failure, Error or Mistakes: A Positive Psychology Review. In E. Vanderheiden & C.-H. Mayer (Hrsg.), *Mistakes, Errors and Failures across Cultures* (S. 237–258). Springer International Publishing. https://doi.org/10.1007/978-3-030-35574-6_12

Relyens Mutual Insurance. (2024). *Risikopanorama Deutschland 2023*. https://www.relyens.eu/de/wp-content/uploads/sites/6/2024/01/S0136_Risikopanorama_DEU_24A_final.pdf

Rottenkolber, D., Hasford, J., & Stausberg, J. (2012). Costs of Adverse Drug Events in German Hospitals—A Microcosting Study. *Value in Health, 15*(6), 868–875. https://doi.org/10.1016/j.jval.2012.05.007

Ryan, R. M., & Deci, E. L. (2000). Self-Determination Theory and the Facilitation of Intrinsic Motivation, Social Development, and Well-Being. *American Psychologist*, 11.

Schippers, M. C., West, M. A., & Dawson, J. F. (2015). Team Reflexivity and Innovation: The Moderating Role of Team Context. *Journal of Management*, *41*(3), 769–788. https://doi.org/10.1177/0149206312441210

Slawomirski, L., Auraaen, A., & Klazinga, N. S. (2017). The economics of patient safety. In OECD Health Working Papers. Organisation for Economic Co-Operation and Development (OECD). https://doi.org/10.1787/5a9858cd-en

Subbe, C. P., Barach, P., Vanderheiden, E., & Mayer, C.-H. (2020). Mistakes Errors and Failures across Cultures. Safety 3.0 and the End of the Superstar Clinician. *Springer International Publishing Cham*, 515–535. https://doi.org/10.1007/978-3-030-35574-6_27

Widmer, P. S., Schippers, M. C., & West, M. A. (2009). Recent Developments in Reflexivity Research: A Review. In P. Sachse (Hrsg.), *Psychology of Everyday Activity: Bd. Vol. 2* (S. 2–11). Innsbruck University Press.

Zak, P. J. (2017). The Neuroscience of Trust. *Harvard Business Review, January-February 2017*(January/February), 84–90.

Transformation der Organisationskultur 8

Das Buch „Beyond the Checklist" von Gordon und anderen Autoren aus dem Jahr 2013 hebt hervor, dass höhere Sicherheit in der Luftfahrt nicht nur durch weiterentwickelte Technik, Checklisten und standardisierte Verfahren erreicht wurde oder werden kann. Stattdessen wird betont, dass eine grundlegende Veränderung der Organisationskultur notwendig war und ist, um nachhaltige Sicherheit zu gewährleisten (Gordon et al. 2013).

Anfang 2023 wurde die KHaSiMiR 21-Krankenhausstudie präsentiert, eine vom Aktionsbündnis Patientensicherheit (APS) initiierte Untersuchung zum klinischen Risikomanagement in Krankenhäusern. Dr. Ruth Hecker, Vorsitzende des APS, betonte, dass noch erheblicher Handlungsbedarf bei der Sicherheitskultur bestehe. In den letzten Jahren seien im Krankenhaussektor zahlreiche Werkzeuge für das klinische Risikomanagement eingeführt worden, darunter Lern- und Berichtssysteme, Patientenarmbänder und Checklisten. Doch entscheidend für eine effektive Sicherheitskultur sei nicht nur die Implementierung dieser Werkzeuge, sondern vor allem deren Akzeptanz, Anwendung und Integration in den Krankenhausalltag. Trotz der erweiterten Nutzung dieser Werkzeuge bestehe weiterhin ein erheblicher Bedarf an der Entwicklung einer effektiven Sicherheitskultur, die über die reine Compliance hinausgeht. Technische Lösungen allein reichen nicht; eine tiefgreifende Veränderung der Organisationskultur sei notwendig.

Die Weltgesundheitsorganisation (WHO) hebt ebenfalls die Bedeutung einer umfassenden kulturellen Transformation für die Patientensicherheit hervor. Im globalen Aktionsplan für Patientensicherheit 2021–2030 der WHO wird betont, dass sich eine Kultur der Sicherheit in Gesundheitseinrichtungen in den Einstellungen, Werten und Handlungsweisen aller Mitarbeitenden widerspiegele. Zudem wird betont, dass politische und gesetzgeberische Initiativen ein förderliches Umfeld für diese Kultur schaffen können. Als entscheidend für die Förderung einer solchen Sicherheitskultur wird dabei das Engagement der Führungskräfte angesehen. Inhaltlich spiegelt der Aktionsplan die im Kapitel „Just Culture" beschriebenen Merkmale einer Just Culture als die Grundpfeiler für eine effektive Sicherheitskultur wider. Dazu zählen Transparenz, Wertschätzung und Vertrauen sowie die Schaffung eines psychologisch sicheren Arbeitsumfeldes für die Beschäftigten.

Dieses Kapitel diskutiert die Herausforderungen und Ansätze, um eine effektive Organisations- und Sicherheitskultur im Krankenhaus zu fördern. Die Charakteristika der medizinischen Organisationskultur und die Gründe für gescheiterte oder ausbleibende Veränderungen helfen, die Herausforderungen für eine Transformation hin zu einer Just Culture zu definieren. Ein zentraler Aspekt für die Mitarbeitenden ist, dass Just Culture nicht nur die eigene Sicherheit, sondern auch das Wohlbefinden im komplexen Arbeitsumfeld des Krankenhauses positiv beeinflusst.

8.1 Das Krankenhaus als komplexes, systemisches Gebilde: Interaktionen und Abhängigkeiten

Ein Krankenhaus aus systemischer Perspektive zu betrachten bedeutet, es als ein komplexes System zu sehen, in dem verschiedene Elemente und Akteure – wie Ärzte, Pflegepersonal, Verwaltung, Patienten und technische Ausrüstung – miteinander interagieren. Diese Elemente sind voneinander abhängig und das System ist selbstorganisierend. In selbstorganisierenden Systemen entstehen Ordnung und Organisation durch die Interaktion der Systemelemente selbst, anstatt durch Anweisungen oder Steuerung von außen. Hierbei kann jede Handlung oder Veränderung in einem Teil des Systems Auswirkungen auf das gesamte System haben.

Die Betrachtung eines Krankenhauses als selbstorganisierendes oder autopoietisches System hat Implikationen für die Transformation der Organisationskultur hin zu einer Just Culture (Maturana und Varela 2018). Hier einige Schlüsselaspekte:

- **Selbstorganisation und Anpassungsfähigkeit:** In selbstorganisierenden Systemen wie Krankenhäusern entstehen Veränderungen oft organisch und sind nicht vollständig von außen steuerbar. Das bedeutet, dass die Entwicklung einer Just Culture von der aktiven Teilnahme und dem Engagement aller Beteiligten abhängt.
- **Interne Struktur und externe Impulse:** Die Reaktion auf externe Impulse wird durch die interne Struktur des Systems bestimmt. Für eine Just Culture ist es wichtig, dass die interne Struktur – also die organisatorischen Prinzipien, Werte und Normen – offen für Veränderungen ist und eine Umgebung schafft, in der Lernen gefördert wird.
- **Vernetzung und Interdependenz:** Die Elemente innerhalb des Krankenhaussystems, wie Personal und technische Ausstattung, sind stark vernetzt und voneinander abhängig. Das bedeutet, dass die Einführung einer Just Culture einen systemweiten Ansatz erfordert, bei dem alle Teile des Systems einbezogen werden.
- **Unvorhersehbarkeit und Flexibilität:** Da Veränderungen in selbstorganisierenden Systemen oft unvorhersehbar sind, ist Flexibilität entscheidend. Bei der Etablierung einer Just Culture müssen Mitarbeitende flexibel auf Herausforderungen und unerwartete Entwicklungen reagieren können.

- **Lernende Organisation:** Ein zentraler Aspekt der Just Culture ist das Konzept der lernenden Organisation. Es müssen Mechanismen etabliert werden, die es ermöglichen, aus unerwünschten Ereignissen zu lernen und kontinuierlich Verbesserungen vorzunehmen.
- **Leadership und Partizipation:** Die Führungskräfte spielen eine Schlüsselrolle in der Gestaltung der internen Strukturen und Kultur. Gleichzeitig ist es wichtig, dass alle Mitarbeitende sich beteiligt und gehört fühlen, um eine umfassende und wirksame Kulturtransformation zu ermöglichen.

Zusammenfassend ist die Betrachtung eines Krankenhauses als selbstorganisierendes System für die Förderung einer Just Culture äußerst relevant. Diese Perspektive ermöglicht es, tiefergehende und nachhaltigere Veränderungen in der Organisationskultur zu erzielen.

8.2 Die Wechselwirkung zwischen sozialem Kontext und individuellem Verhalten: Einsichten aus der Sozialpsychologie

Um die entscheidenden Einflussfaktoren von Veränderungsprozessen innerhalb von Organisationen nicht nur besser zu verstehen, sondern auch gezielt nutzen zu können, lohnt es sich die bereits in Kap. 3 erwähnten Erkenntnisse der Sozialpsychologie nochmals genauer zu betrachten. So wird das menschliche Denken als stark vom sozialen Kontext beeinflusst betrachtet, wobei dieser Kontext wiederum durch individuelles Verhalten geformt wird. Rosenbaum (2019b) weist im New England Journal of Medicine darauf hin, dass die Auswirkungen des sozialen Kontexts auf unser Verhalten oft systematisch unterschätzt werden. Diese Tatsache verdeutlicht, wie eng und komplex individuelles Verhalten mit dem sozialen Umfeld verknüpft ist. Es zeigt auf, dass menschliches Denken, Fühlen und Handeln nicht isoliert von der sozialen Umgebung verstanden werden kann. Soziale Strukturen, Normen, Beziehungen und Interaktionen beeinflussen und formen das Verhalten der Menschen. Gleichzeitig kann individuelles Verhalten das soziale Umfeld beeinflussen und verändern. Dieses Wechselspiel ist oft subtil und wird in der alltäglichen Wahrnehmung häufig unterschätzt.

8.2.1 Die Rolle sozialer Normen: Konformität und Akzeptanz

Organisationskultur ist ein emergentes Phänomen. In der Praxis bedeutet dies, dass die Organisationskultur eines Krankenhauses nicht einfach durch das Diktieren bestimmter Werte oder Verhaltensweisen von der Führungsebene aus gestaltet werden kann. Stattdessen entsteht sie organisch aus den vielen täglichen Interaktionen und Entscheidungen innerhalb der Organisation.

Jede Organisation verfügt über soziale Normen, die akzeptable Denk- und Verhaltensweisen definieren. Diese Normen fördern eine gewisse Konformität. Dies bedeutet, dass Individuen dazu neigen, ihre Einstellungen, Überzeugungen und Verhaltensweisen an die der Mehrheit oder die vorherrschenden Normen in der Organisation anzupassen. Dies geschieht oft unbewusst, um soziale Akzeptanz zu gewinnen und das Bedürfnis nach Zugehörigkeit zu erfüllen. Aus diesem Grund passen sich neue Mitarbeitende schnell den vorherrschenden Einstellungen und Verhaltensweisen an, um ihr Bedürfnis nach Zugehörigkeit zu erfüllen. Zum einen halten sich Mitarbeitende (in aller Regel) an festgelegte Verfahren und formale Vorgaben. Zum anderen werden aber auch informale Verhaltensweisen akzeptiert und kopiert, um Teil einer Gruppe von Mitarbeitenden zu werden und zu bleiben.

In historisch gewachsenen Organisationen führt dies dazu, dass Veränderungen durch neue Generationen von Mitarbeitenden nur langsam voranschreiten. Neue Mitarbeitende können und werden nur wenig an etablierten Normen und Kulturen ändern, da sie in der Regel zunächst die existierenden Einstellungen, Verhaltens- und Kommunikationsweisen übernehmen, um sich in die Organisation einzufügen.

8.2.2 Beeinflussung von Einstellungen und Verhalten im Arbeitsumfeld

Die zuvor beschriebene Wechselwirkung zwischen Organisation und Individuum sorgt für eine Fixierung der bestehenden Strukturen. Um diese aufzubrechen, bedarf es spezifischer Interventionen, die darauf abzielen die Einstellungen der Mitarbeitenden zu verändern.

Einstellungen, die sich in Gedanken, Gefühlen und Verhaltensweisen manifestieren, sind ein zentrales Konzept der Sozialpsychologie (Allport 1935). Dabei können Einstellungen durch verschiedene Interventionen verändert werden. Die Interventionen zielen darauf ab, Wahrnehmungen und Überzeugungen zu beeinflussen und so zu einer Veränderung der Einstellungen zu führen. Einige der häufigsten Interventionen zur Änderung von Einstellungen sind:

- **Informationsvermittlung:** Durch die Bereitstellung von Fakten und Informationen können Einstellungen durch eine Erweiterung des Wissens und Verständnisses geändert werden.
- **Perspektivwechsel:** Das Ermöglichen eines Perspektivenwechsels kann dazu beitragen, dass Mitarbeitende die Sichtweise anderer verstehen und ihre Einstellungen anpassen.
- **Reduktion der kognitiven Dissonanz:** Durch die Schaffung von kognitiver Dissonanz, Unstimmigkeit zwischen bestehenden Einstellungen und neuen Informationen, können Mitarbeitende dazu motiviert werden, ihre Einstellungen anzupassen, um die Dissonanz zu reduzieren.
- **Selbstwahrnehmung und Identitätsstärkung:** Indem Mitarbeitende ihre eigene Identität und Selbstwahrnehmung stärken, können sie dazu motiviert werden, ihre Einstellungen zu überdenken und anzupassen, um mit ihren eigenen Werten und Überzeugungen in Einklang zu stehen.

- **Medien- und Kommunikationsarbeit:** Die gezielte Gestaltung von Medieninhalten und Öffentlichkeitsarbeit kann dazu beitragen, Einstellungen durch gezielte Botschaften und Darstellungen zu beeinflussen und zu ändern.
- **Praxisnahe Standardisierung:** Durch die Implementierung von Leitlinien und SOPs können Einstellungen im Hinblick auf organisationale Normen und Werte gelenkt und verändert werden.

Diese grundlegenden Interventionsprinzipien werden später in diesem Kapitel noch in Form von sogenannten Culture Hacks zur Anwendung in der Praxis konkretisiert.

Dabei zählt nicht nur, mit welcher Maßnahme interveniert wird, sondern auch wer diese wie vermittelt. So hat die Art und Weise von Leadership einen großen Einfluss auf den Erfolg des angestrebten Veränderungsprozesses.

Die Leadership-Ansätze leitender Mitarbeitenden beeinflussen durch Vorbildfunktion und sozialen Einfluss sowohl beabsichtigt als auch unbeabsichtigt die Einstellungen und damit auch das Verhalten der Mitarbeitenden.

Der erfolgreiche Basketballtrainer John Wooden, auch für seine Führungsprinzipien bekannt, unterstreicht mit einem Zitat die Wichtigkeit des persönlichen Vorbilds bei Veränderungen von Verhaltensweisen: „The most powerful leadership tool you have, is your own example". Es impliziert, dass Führungskräfte durch ihr eigenes Verhalten einen starken Einfluss auf ihre Mitarbeitende ausüben können. Wenn eine Führungskraft bestimmte Verhaltensweisen und Einstellungen vorlebt, kann dies andere dazu inspirieren und motivieren, ähnliche Verhaltensweisen anzunehmen.

8.2.3 Selbstbestimmungstheorie: Autonomie, Kompetenz und soziale Eingebundenheit als Schlüssel zur Motivation

Die Selbstbestimmungstheorie befasst sich mit der menschlichen Motivation und Persönlichkeitsentwicklung. Sie betont die Bedeutung intrinsischer Motivation und untersucht, wie das Bedürfnis nach Autonomie, Kompetenz und sozialer Eingebundenheit das Verhalten und das Wohlbefinden einer Person beeinflusst.

Wie gezeigt, hat die Organisationskultur auf die psychologischen Grundbedürfnisse einen bedeutenden Einfluss. Fehlende Autonomie, Kompetenz oder Zugehörigkeit können zu einer Störung des menschlichen Strebens nach Wohlbefinden und kontinuierlichem Wachstum führen. Eine starke Kontrolle, suboptimale Anforderungen sowie fehlende Zugehörigkeit, wie in medizinischen Organisationen oft anzutreffen, beeinflussen die natürliche Aktivität und Aufgeschlossenheit negativ (Ryan und Deci 2000). Auf diese Weise nimmt die intrinsische Motivation ab und negativer, belastender Stress nimmt zu.

Anhand dieser negativen Folgen wird deutlich, wie bedeutsam im Gegensatz dazu eine unterstützende Organisationskultur sein kann, die die beschriebenen Grundbedürfnisse aktiv fördert. Dies sollte speziell bei Veränderungsprozessen im Krankenhaus beachtet werden.

Auch hier gilt es wiederum den großen Einfluss von Leadership nicht zu vernachlässigen. In Bezug auf die Selbstbestimmungstheorie bedeutet dies, dass persönliche Beziehungen das Bedürfnis nach sozialer Eingebundenheit erfüllen können. Dies führt zu einem besseren Verständnis untereinander und unterstützt ein kollektives Mindset.

In Teams wurde festgestellt, dass Mitarbeitende den emotionalen Zustand anderer Mitarbeitenden besser wahrnehmen können und produktiver arbeiten, wenn es nicht einzelne dominierende Mitarbeitende im Team gibt (Rosenbaum 2019a). In interdisziplinären ärztlichen Teams können beispielsweise rotierende Führungsrollen, gleichberechtigte Kommunikation, eine effektive Feedback-Kultur sowie klare Rollen und Verantwortlichkeiten eine ausgeglichene und produktive Arbeitsumgebung schaffen, in der die Fertigkeiten und das Wohlbefinden jedes Einzelnen gleichermaßen berücksichtigt werden. Solche Bedingungen tragen zur Befriedigung des Bedürfnisses nach Zugehörigkeit bei und unterstützen damit auch die intrinsische Motivation der Mitarbeitenden.

8.3 Effektive Kommunikation zur erfolgreichen Transformation Richtung Just Culture

Die Transformation Richtung Just Culture gilt als komplexe und anspruchsvolle Aufgabe (Forster et al. 2019; Groeneweg et al. 2018; *Just Culture – The Movie [Film]* 2018). Sie verlangt kontinuierlichen Einsatz und eine effektive Kommunikation. Leadership-Coach Tanja Heiß weist darauf hin, dass lediglich eine Minderheit von Menschen Veränderungen enthusiastisch aufnimmt; die Mehrheit muss durch gezielte Anreize und Überzeugungsarbeit einbezogen werden. Dies betont die Notwendigkeit einer wirkungsvollen, auf die Mitarbeitenden fokussierten Kommunikationsstrategie, um einen erfolgreichen Kulturwandel zu ermöglichen.

Im Krankenhaus sind es die Mitarbeitenden selbst, die essenziell für die Lösung systemimmanenter Probleme sind. Anstatt auf einen von außen initiierten Wandel zu warten oder diesen lediglich zu verstärken, besteht großes Potenzial in der Erkenntnis, dass die Mitarbeitenden selbst das System formen. In dem Buch „How the World is changed" beschreiben die Autoren und Transformationsforscher, dass die Mitarbeitenden und deren Beziehungen für die Funktionalität von komplexen Systemen entscheidend sind (Westley et al. 2007).

Natürlich existieren äußere Rahmenbedingungen und gesetzliche Vorgaben, die nur außerhalb der Organisation verändert werden können. Dennoch finden sich viele Schlüssel zur Lösung innerorganisatorischer Probleme und der damit einhergehenden Belastungen im Inneren einer Organisation. Es ist die Binnenperspektive, das tägliche Erleben und Verstehen der spezifischen Herausforderungen, die die Mitarbeitenden zu unverzichtbaren Akteuren im Prozess des positiven Wandels machen. Ihre Einblicke und Beiträge sind es, die eine grundlegende Transformation der Krankenhäuser und damit des Gesamtsystems ermöglichen.

Durch eine solche einleitende Betrachtung lässt sich der Prozess der Kulturtransformation wirkungsvoll umrahmen. Dieser Ansatz vermag es, eventuell vorhandene Gefühle der Ohnmacht oder Überforderung, die bei den beteiligten Akteuren angesichts der scheinbaren Unmöglichkeit oder der enormen Größe der Aufgabe aufkommen könnten, zu mildern. Wie in allen Organisationen üblich, müssen auch hier unterschiedliche Prioritäten und Projekte miteinander in Einklang gebracht werden. Der Wandel hin zu einer Just Culture wurde sowohl im Ottawa Hospital als auch beim Mersey Care NHS Trust als eine strategische Priorität festgelegt und entsprechend kommuniziert (Forster et al. 2019; Kaur et al. 2019). Diese Vorgehensweise trägt entscheidend dazu bei, die oft als nebensächlich und weniger greifbar wahrgenommene Organisationskultur in den Vordergrund zu rücken und deren hohe Bedeutung zu betonen.

8.3.1 Prioritäten des Leitbildes: Patientenversorgung und Mitarbeiterwohlbefinden

In einer Studie zu den Leitbildern von US-amerikanischen Kliniken, durchgeführt von Shanafelt et al. (2019), wird die bestmögliche Patientenversorgung als zentrales Element hervorgehoben. Im Gegensatz dazu scheinen Aspekte wie das innerorganisatorische Lernen, die organisatorische Gerechtigkeit und das Wohlergehen der Mitarbeitenden eine geringere Priorität zu haben. In der Kommunikation gegenüber den Mitarbeitenden wäre es jedoch vorteilhaft, den Fokus auf die Förderung ihres Wohlbefindens und die positiven Effekte auf ihre unmittelbare Arbeitsumgebung zu legen. Um Veränderungen in Einstellungen und Verhaltensweisen wirksam in den klinischen Alltag zu integrieren, ist es entscheidend, diese als sowohl praktikabel als auch relevant für die Qualität der klinischen Arbeit darzustellen.

Zudem ist das Ziel die Schaffung einer angstfreien Organisationskultur, in der Mitarbeitende auf verschiedenen Ebenen Unterstützung erfahren. Ein Beispiel hierfür ist die Mayo Clinic, die für ihre hochwertigen Gesundheitsdienstleistungen bekannt ist. Dort ist „The spirit of collaboration" eines der leitenden Prinzipien, dass die Förderung von Zusammenarbeit und gemeinsamen Zielen unter den Mitarbeitenden und Teams betont. Die Klinik hat, auch aufgrund ihres starken Engagements in Forschung und Lehre, den Grundsatz „Teach, don't blame" als zentralen Arbeitsansatz gewählt. Dieses Prinzip unterstreicht die Bedeutung eines konstruktiven und unterstützenden Umgangs mit Herausforderungen und Fehlern, anstatt Schuldzuweisungen vorzunehmen.

Im Zuge der Umgestaltung hin zu einer Just Culture hat das Ottawa Hospital den Leitsatz „Create a better staff experience" in seine Organisationsstrategie integriert (The Ottawa Hospital 2017). Dieser Ansatz hebt die Bedeutung der Schaffung eines positiven, unterstützenden und motivierenden Arbeitsumfeldes für die Mitarbeitenden hervor. Zusätzlich haben sich die Mitarbeitenden untereinander ein öffentlich einsehbares Versprechen gegeben, das gegenseitigen Respekt, Anerkennung und Unterstützung in den Vordergrund stellt (Forster et al. 2019).

8.3.2 Kulturwandel als kontinuierliche Lernreise

Die Kommunikationsstrategie im Rahmen der Implementierung einer Just Culture sollte deutlich machen, dass es keinen universellen, perfekten Weg für diesen Prozess gibt. Jedes Krankenhaus verfügt über unterschiedliche Voraussetzungen und Ressourcen, die eine individuelle Herangehensweise an das Projekt erfordern. Die Erfahrungen aus bisherigen Transformationsprozessen zeigen, dass ein Kulturwandel Zeit braucht und ein fortlaufender Prozess ist, der nie wirklich abgeschlossen wird.

Aufgrund der Langwierigkeit der Transformation hilft es, sie als eine Art Lernreise zu verstehen, auf der alle Beteiligten sich kontinuierlich weiterentwickeln. Gerade zu Beginn kann dieser Prozess als mühsam empfunden werden. Doch es ist wichtig zu erkennen, dass selbst kleine Schritte im Laufe der Zeit zu bedeutenden Veränderungen führen können. Mit fortschreitendem Prozess kann es zu einem Moment kommen, in dem eine Art positive „Kulturlawine" ins Rollen gerät. Wenn etwa ein Drittel der Mitarbeitenden die Dinge anders und besser macht, kann ein sogenannter sozialer Kipppunkt erreicht werden. Spürbare Verbesserungen werden für weitere Mitarbeitende attraktiv, und sie übernehmen ähnliche Verhaltensweisen, sodass ein sich selbst verstärkender Prozess entsteht. Ab diesem Zeitpunkt wird eine Transformation deutlich einfacher, da die Mitarbeitenden beginnen, den Wandel aktiv zu unterstützen und weiter voranzutreiben. Sie engagieren sich zunehmend für die Transformation, indem sie weitere Schritte zur Verbesserung initiieren und fördern. Dieser dynamische Prozess trägt dazu bei, dass die Organisation sich kontinuierlich weiterentwickelt und sich eine Kultur der kontinuierlichen Verbesserung und des gemeinsamen Lernens etabliert.

8.3.3 Kongruenz zwischen verbaler und nonverbaler Kommunikation

Neben der verbalen Kommunikation, die auch schriftlich in der Strategie verankert werden sollte, spielt die nonverbale Kommunikation eine wesentliche Rolle. Hierbei rücken insbesondere die Handlungen der Führungsebene einer Organisation in den Vordergrund. Das Vorleben gewünschter Einstellungen und Verhaltensweisen durch die Führungskräfte ist von großer Bedeutung. Indem sie sich als lernbereit und zugänglich zeigen und aktiv zur Mitgestaltung ermutigen, können sie die psychologische Sicherheit, das Vertrauen und die innerorganisatorische Kommunikation stärken, wie Edmondson (2019) hervorhebt.

Zunächst ist entscheidend, dass sich Mitarbeitende ermutigt fühlen, ihre Meinungen und Bedenken zu äußern und dabei persönliche Risiken einzugehen. Im zweiten Schritt ist die Reaktion der Führungsebene auf solche Äußerungen ausschlaggebend. Edmondson (2019) formuliert es treffend: „Sich zu äußern ist nur der erste Schritt. Der wahre Test liegt darin, wie Führungskräfte reagieren, wenn Menschen sich tatsächlich äußern". Diese Reaktion bestimmt maßgeblich, ob ein Klima des Vertrauens und der Offenheit in der Organisation gefördert wird.

Auch Martin Bromiley, der Gründer der Clinical Human Factors Group, hebt die Bedeutung des „Listen-Up"-Prinzips hervor. Dieses Prinzip des bewussten Zuhörens und Wahrnehmens ist entscheidend, um eine Kultur der offenen Kommunikation, des gegenseitigen Respekts und der effektiven Teamarbeit in medizinischen Organisationen zu fördern. Es geht dabei nicht nur um das bloße Hören, sondern um eine tiefgehende Wertschätzung dessen, was andere Teammitglieder sagen und ausdrücken. Die Reaktion der Führungskräfte auf das, was sie hören, ist ebenso wichtig wie das Zuhören selbst. Die Art und Weise, wie auf Informationen reagiert wird, sei es durch Anerkennung, Engagement oder Veränderung, sendet starke Signale an die Mitarbeitenden. Diese Signale beeinflussen nicht nur das bewusste Verhalten, sondern wirken sich auch unbewusst auf die Einstellungen und Handlungen der Teammitglieder aus.

In der Literatur wird häufig das sichtbare Engagement der Führungsebene für die Transformation der Organisationskultur und die damit verbundene Verpflichtung als entscheidend für den Erfolg solcher Initiativen hervorgehoben. Ohne eine klare und sichtbare Unterstützung durch die Leitungsebene steigt die Wahrscheinlichkeit, dass Veränderungsprozesse scheitern oder nicht die gewünschten Ergebnisse erzielen (Covey et al. 2022; Edmondson 2019; Heskett und Kotter 2022; Kühl 2018).

Die Führungskräfte müssen also nicht bloß explizit ihre Unterstützung für den Wandel bekunden, sondern diesen auch durch implizite Handlungen und Reaktionen glaubhaft machen. Dies schließt ein, offen für Feedback zu sein, Veränderungen aktiv zu fördern und eine Vorbildfunktion in der täglichen Arbeit einzunehmen. Eine solche Haltung trägt wesentlich dazu bei, eine nachhaltige Veränderung der Organisationskultur zu bewirken und eine Umgebung zu schaffen, in der sich alle Mitarbeitenden wertgeschätzt und einbezogen fühlen.

8.3.4 Regulatorischer Fokus in der Kommunikation: Präventions- und Promotionsfokus

Die Theorie des regulatorischen Fokus, entwickelt von Higgins (1997), bietet einen wertvollen Rahmen für die Gestaltung einer bedürfnisorientierten und effektiven Mitarbeiterkommunikation, insbesondere in Veränderungsprozessen. Diese Theorie unterscheidet zwischen 2 Haupttypen des Fokus: dem Präventionsfokus und dem Promotionsfokus. Indem Führungskräfte erkennen, welcher regulatorische Fokus bei ihren Mitarbeitenden vorherrscht, können sie ihre Kommunikationsstrategien entsprechend anpassen.

- **Präventionsfokus:** Dieser Fokus liegt auf Sicherheit, Verantwortung und der Vermeidung von Fehlern oder negativen Ergebnissen. Mitarbeitende, die einen starken Präventionsfokus haben, sind in der Regel risikoavers und legen Wert auf Stabilität und Zuverlässigkeit. Die Stärken von Mitarbeitenden mit Präventionsfokus liegen im analytischen Denken sowie gewissenhaften und fehlerarmen Arbeiten. In der Kommunikation mit diesen Mitarbeitenden ist es wichtig, die Bedeutung von Veränderungen im Hinblick auf die Aufrechterhaltung von Sicherheit und die Vermeidung von Risiken hervorzuheben.

- **Promotionsfokus:** Hier steht die Erreichung von Zielen, Wachstum und die Maximierung von Chancen im Vordergrund. Mitarbeitende mit einem starken Promotionsfokus sind eher bereit, Risiken einzugehen, um Verbesserungen oder positive Ergebnisse bzw. Erfolge zu erzielen. In der Kommunikation mit ihnen ist es effektiv, die potenziellen Vorteile und positiven Auswirkungen von Veränderungen zu betonen, um ihre Motivation und ihr Engagement zu fördern.

Veränderungen in einer Organisation können durch eine bedürfnisorientierte Kommunikation zu einer motivierenden Herausforderung für die Mitarbeitenden werden (Böhm und Jonas 2016). Dies bedeutet, dass Nachrichten und Informationen so gestaltet werden, dass sie entweder das Bedürfnis nach Sicherheit und Stabilität (Präventionsfokus) oder das Streben nach Wachstum und Erfolg (Promotionsfokus) ansprechen. Die Berücksichtigung dieser unterschiedlichen Perspektiven ermöglicht es, Mitarbeitende auf eine Weise zu erreichen, die mit ihren grundlegenden Motivationen und Bedürfnissen übereinstimmt, was letztendlich die Effektivität der Kommunikation und die erfolgreiche Umsetzung von Transformationen in der Organisation fördert.

Der regulatorische Fokus lenkt (einmal mehr) den Fokus darauf, dass leitende Mitarbeitende mit einem flexiblen, der Situation und dem Mitarbeitenden angepassten Leadership-Ansatz mehr erreichen. Die im Kap. 4 vorgestellten Konzepte von Transactional und Transformational Leadership bieten unterschiedliche Ansätze in der Führung, die jeweils auf unterschiedliche regulatorische Fokusse von Mitarbeitenden abzielen. Diese beiden Führungsstile können, wenn sie kombiniert werden, einen erfolgreichen Veränderungsprozess in einer Organisation unterstützen, indem sie die jeweiligen Stärken nutzen und Schwächen ausgleichen.

- **Transactional Leadership:** Dieser Führungsstil ist durch Struktur, klare Anweisungen und Belohnung für Leistung oder Bestrafungen bei Nichterfüllung gekennzeichnet. Transactional Leadership spricht vor allem Mitarbeitende mit einem **Präventionsfokus** an. Diese Mitarbeitenden suchen nach Klarheit, Sicherheit und Vermeidung von Fehlern. Sie reagieren gut auf diesen Führungsstil, da er klare Richtlinien und Strukturen bietet, die ihnen helfen, Risiken zu vermeiden und Sicherheit in ihrer Arbeit zu finden.
- **Transformational Leadership:** Dieser Führungsstil zielt darauf ab, Mitarbeitende zu motivieren und zu fördern, indem sie ermutigt werden, über traditionelle Grenzen hinauszudenken und innovativ zu sein. Transformational Leadership spricht besonders Mitarbeitende mit einem **Promotionsfokus** an. Diese Mitarbeitenden sind auf Wachstum, Entwicklung und das Erreichen von Zielen ausgerichtet. Sie werden durch die visionäre und ermutigende Natur des transformationalen Führungsstils inspiriert, was ihre Kreativität und Innovationsbereitschaft fördert.

Taylor-Bianco und Schermerhorn (2006) argumentieren, dass für einen erfolgreichen Veränderungsprozess beide Orientierungen – Prävention und Promotion – wertvoll und hilfreich sind, da sie sich gegenseitig ergänzen. Die Kombination beider Führungsstile ermöglicht es, ein breiteres Spektrum an Mitarbeitenden zu erreichen und so die verschiedenen Bedürfnisse und Motivationen innerhalb eines Teams zu berücksichtigen. Während der transaktionale Stil Struktur und Sicherheit bietet, kann der transformationale Stil Innovation und Engagement fördern. Die Balance dieser beiden Ansätze kann dazu beitragen, die unterschiedlichen Stärken der Mitarbeitenden zu nutzen und so den Veränderungsprozess in der Organisation effektiv voranzutreiben.

Bei der Förderung einer Just Culture ist es vorteilhaft, Mitarbeitende mit einem Promotionsfokus, die sich durch idealistische und visionäre Ziele auszeichnen, zu identifizieren und als Botschafter für Just Culture einzusetzen. Aufgrund des direkten Einflusses auf ihre Kollegen, kann ihr Engagement wesentlich dazu beitragen, den Wandel aktiv mitzugestalten (Nurok und Lee 2019).

Mitarbeitende mit einem Präventionsfokus sollten vorrangig durch das Setzen von konkreten Zwischenzielen und die Antizipation möglicher Herausforderungen oder Probleme motiviert werden. Die Darstellung des Veränderungsprozesses als eine gemeinsame Lernreise, die auch durch Versuch und Irrtum geprägt ist, kann helfen, Skepsis oder Ängste zu verringern. Diese Mitarbeitenden können ebenfalls einbezogen werden, indem sie bei der Identifizierung potenzieller Schwierigkeiten und bei Detailfragen mitwirken. Dabei sollte die Erwartung einer aktiven Beteiligung anfangs nicht zu hoch angesetzt werden, um ein Gefühl der Überforderung zu vermeiden.

Andererseits können Mitarbeitende mit einem Promotionsfokus aktiv in die Entwicklung neuer und innovativer Lösungen einbezogen werden, die zur Veränderung der Organisationskultur beitragen. Dies ermöglicht es ihnen, ihre Stärken in der Visionserstellung und im kreativen Denken voll auszuschöpfen und so den Transformationsprozess positiv zu beeinflussen.

8.4 Neue Verhaltens- und Kommunikationsweisen im Arbeitsalltag

8.4.1 Culture Hacks: Brückenschlag zwischen abstrakter Kultur und konkretem Handeln

Die Merkmale einer angestrebten Organisationskultur sollten sich in den Verhaltensweisen und Interaktionen der Mitarbeitenden manifestieren. Das Konzept der „Culture Hacks", wie von Herget (2020) beschrieben, dient als Brücke zwischen den eher abstrakten Aspekten einer Kultur und dem konkreten täglichen Handeln. Culture Hacks sind innovative Interventionen, die darauf abzielen, das tägliche Verhalten und die Interaktionen der Mitarbeitenden in Krankenhäusern zu verbessern, um es mit den Zielen und Werten einer neuen Organisationskultur in Einklang zu bringen. Sie sind darauf ausgerichtet, das Bewusstsein für und die Reflexion über das eigene Verhalten zu fördern. Dadurch sollen die Mitarbeitenden dazu angeregt werden, ihr Handeln mit den angestrebten kulturellen Werten abzugleichen.

Die Hauptmerkmale von Culture Hacks sind:

- **Emotionaler Ansatz:** Culture Hacks sind darauf ausgelegt, emotionale Reaktionen hervorzurufen und die Beteiligten dazu zu bringen, ihre Komfortzone zu verlassen. Dieser irritierende Effekt ist beabsichtigt, um eine tiefere Reflexion und Bewusstseinsbildung zu erreichen.
- **Unmittelbarer Einsatz:** Die Anwendung erfolgt unmittelbar bei einem konkreten Anlass. Dadurch werden Probleme und Herausforderungen sichtbar und erfahrbar gemacht, was zu einer unmittelbaren Auseinandersetzung mit der Thematik führt.
- **Geringer Aufwand, aber Mut erforderlich:** Obwohl ein Culture Hack oft einfach und mit wenig Ressourceneinsatz umgesetzt werden kann, erfordert er von den Initiatoren Mut. Dies liegt daran, dass die Interventionen gewohnte Abläufe durchbrechen und zur Auseinandersetzung mit potenziell unbequemen Themen anregen.
- **Konstruktive Intention:** Auch wenn die unmittelbare Wirkung eines Culture Hacks irritierend sein kann, ist die langfristige Absicht konstruktiv. Das Ziel ist, positive Veränderungen im Verhalten und in der Interaktion zu fördern, die die Organisationskultur stärken.

In diesem Kontext ist es essenziell, dass hilfreiche Einstellungen und Verhaltensweisen klar definiert sind. So liegt der Schwerpunkt darauf, diese Fertigkeiten zu trainieren, anstatt sie erst identifizieren zu müssen (Daimler 2018). Dieser Ansatz kann wertvolle Zeit sparen, indem er den Fokus auf die Entwicklung und Verstärkung gewünschter Verhaltensweisen lenkt, statt erst umständlich nach ihnen suchen zu müssen. Sobald ein klares Verständnis darüber besteht, welche Verhaltensweisen erforderlich sind, um eine Just Culture zu unterstützen, können diese Culture Hacks im täglichen Arbeitsumfeld angewendet werden.

Hier sind einige Beispiele für solche Culture Hacks:

- **„Was-wäre-wenn"-Szenarien:** Hypothetische Fehler- oder Krisensituationen werden in gemeinsamen Briefings diskutiert. Ziel ist es, proaktive Lösungsansätze und präventive Strategien zu entwickeln. Entgegen der Gewohnheiten können unerfahrenere Mitarbeitende auf mögliche Risiken und Probleme hinweisen.
- **„Schatten-Tag":** Den Mitarbeitenden wird ermöglicht, andere Abteilungen oder Kollegen für einen Tag zu „beschatten", um ein besseres Verständnis für deren Arbeit zu entwickeln und Empathie aufzubauen.
- **„Kaffeepausen-Mentoring":** Bei einer Tasse Kaffee werden informelle Treffen zwischen erfahrenen und weniger erfahrenen Mitarbeitenden organisiert, um Erfahrungen auszutauschen und von den Fertigkeiten anderer zu lernen.
- **„Rollentausch":** Leitende Ärzte tauschen für einen Tag oder eine Schicht ihre Rolle mit einem anderen Teammitglied, um Empathie für die Herausforderungen in anderen Rollen zu entwickeln und eigene Schwächen zu erkennen.

8.4 Neue Verhaltens- und Kommunikationsweisen im Arbeitsalltag

- **„Fairness-First"-Reminder:** Visuelle Erinnerungen, die an die Bedeutung von Fairness und Gerechtigkeit erinnern. Dies könnte ein Poster sein, das die Grundsätze einer Just Culture zusammenfasst.
- **„Fehlerfreundliche" Namensschilder:** Teammitglieder werden ermutigt, auf ihren Namensschildern einen Sticker zu tragen, der zeigt, dass sie offen für Feedback und Lernmöglichkeiten sind.
- **„Just-Culture-Pausenraum-Gespräche":** Im Pausenraum werden thematische Gesprächsanreger eingeführt, die Mitarbeitende dazu ermutigen, über Aspekte der Just Culture informell zu diskutieren.
- **„Dankes-Notizen":** Teammitglieder werden ermutigt, einander für Hilfe, Unterstützung oder gutes Teamwork zu danken, beispielsweise durch handschriftliche Notizen oder öffentliche Anerkennung in Meetings.
- **„Sicherheits-Check-in":** Jede Schicht wird mit einem kurzen persönlichen „Sicherheits-Check-in", bei dem Teammitglieder ihre Bedenken oder Beobachtungen in Bezug auf die Patienten- und Mitarbeitersicherheit teilen, begonnen.
- **„Kultur-Momente":** Kurze, spontane Momente, in denen bestimmte Verhaltensweisen, die die Just Culture fördern, hervorgehoben und verstärkt werden.
- **„Just-Culture-Wegweiser":** Kleine Hinweisschilder oder Symbole in der Arbeitsumgebung, die an die Prinzipien der Just Culture erinnern.

Diese Culture Hacks sind darauf ausgerichtet, eine Just Culture im täglichen Betrieb zu integrieren und zu einem natürlichen Bestandteil der Arbeitskultur zu machen. Durch unterschiedliche Ansätze und eine konstruktive Intention fördern sie eine Atmosphäre der Offenheit, des gegenseitigen Respekts und des kontinuierlichen Lernens.

Anfänglich werden Culture Hacks tendenziell eher von Führungskräften oder Mitarbeitenden mit einem Promotionsfokus initiiert und eingesetzt. Mit der Zeit sollten jedoch alle Mitarbeitenden diese Methodik anwenden. Sobald sich Culture Hacks als wirksam erwiesen haben und im Arbeitsalltag etabliert sind, wird ihre Anwendung auch für Mitarbeitende mit einem Präventionsfokus zunehmend relevant. Im gesamten Prozess spielen leitende Mitarbeitende von Abteilungen und Stationen eine wichtige Rolle für die horizontale Verbreitung dieser Praktiken innerhalb des Krankenhauses. Ihre Vorbildfunktion und Unterstützung sind entscheidend, um Culture Hacks über verschiedene Ebenen und Bereiche hinweg zu implementieren und zu verankern.

Die erfolgreiche Anwendung von Culture Hacks durch alle Mitarbeitenden setzt Mut und eine Offenheit für Veränderungen voraus, um bei den Betroffenen Reflexionen über ihre Einstellungen oder Verhaltensweisen zu bewirken. Eine grundlegende Bedingung für den effektiven Einsatz dieser Interventionen ist eine konstruktive, von Vertrauen geprägte Arbeitsumgebung, in der gegenseitige Wertschätzung und Respekt vorherrschen (Herget 2021).

Dies für die komplette Organisation Krankenhaus pauschal vorauszusetzen, erscheint im Anfangsstadium des Veränderungsprozesses unrealistisch. In kleineren Teams oder Abteilungen aber, die eine engere Bindung haben und sich besser kennen, ist die Anwendung von Culture Hacks jedoch sowohl machbar als auch erstrebenswert.

Durch die Anwendung in engeren Teamkonstellationen entsteht ein Ausgangspunkt für Veränderungen. Mit regelmäßigen, kleinen Erinnerungen durch Culture Hacks bleibt das Ziel einer veränderten Organisationskultur präsent und das konkrete Verhalten der Mitarbeitenden kann schrittweise darauf ausgerichtet werden.

8.4.2 Die Bedeutung sozialer Kompetenzen in der medizinischen Versorgung

In der komplexen und dynamischen Arbeitsumgebung eines Krankenhauses stehen ärztliche Mitarbeitende vor einer Reihe anspruchsvoller Herausforderungen. Diese umfassen einerseits die Notwendigkeit, mit dem rasanten medizinischen Fortschritt Schritt zu halten und eine Vielfalt an therapeutischen sowie diagnostischen Optionen zu beherrschen. Andererseits erfordert die Arbeit im Krankenhaus die Lösung von Aufgaben in verschiedensten Teamkonstellationen. Dahingegen liegt der Fokus vom Schulbeginn bis zum Abschluss des Medizinstudiums überwiegend auf individuellem Erfolg.

Das Deutsche Ärzteblatt hebt hervor, dass Berufsanfänger mit dem Erhalt der Approbation eine besondere Rolle in interdisziplinären Teams einnehmen und dabei neben Fachwissen auch weitere Kompetenzen gefordert sind (Beerheide 2022). Auch die sozialen Kompetenzen sind für eine erfolgreiche medizinische Versorgung unerlässlich. Die sichere und qualitativ hochwertige Patientenversorgung hängt nicht nur von individuellen Fähig- und Fertigkeiten ab, sondern insbesondere auch von gut funktionierenden Teams sowie adäquater Kommunikation und Interaktion.

Um diesen Herausforderungen gerecht zu werden, ist eine kontinuierliche Weiterbildung, die auch Aspekte der Teamarbeit und Kommunikation umfasst, essenziell. Dies erfordert eine Transformation der medizinischen Weiterbildung, die über das reine Fachwissen hinausgeht und die Entwicklung weiterer, sozialer Kompetenzen einschließt.

8.4.3 Integration sozialer Kompetenzen in die medizinische Aus- und Weiterbildung

Die Bundesärztekammer betont, dass Fortbildung ein integraler Bestandteil ärztlicher Tätigkeit ist, mit dem Ziel, die Behandlungsqualität kontinuierlich zu verbessern und eine hohe Versorgungssicherheit zu gewährleisten. Diese Fortbildung umfasst nicht nur die Erweiterung medizinischer Kenntnisse und praktischer Fähigkeiten, sondern beinhaltet auch explizit Themen wie Kommunikation, Teamfähigkeit,

Führung und Entscheidungsfindung. Darüber hinaus werden Risikomanagement, Patientensicherheit und kontinuierliches Lernen als wichtige Inhalte der ärztlichen Weiterbildung angesehen.

In der Realität jedoch sind Bereiche wie Organisations- und Sicherheitskultur, Teamarbeit und Kommunikation oft nicht systematisch in der Aus- und Weiterbildung verankert. Ein innovatives Lehrprojekt wurde am Universitätsklinikum Bonn (UKB) mit einer Pilotstudie begleitet. Mithilfe der Studie wird die Bedeutung von Kommunikationsschulungen mit Simulationspersonen für die Patientensicherheit sichtbar. Nach der Schulung, an der 154 Medizinstudierende und 67 Pflegeauszubildende beteiligt waren, zeigten sich bei der Kommunikation über Fehler und bei den Einstellungen zu Teamarbeit, Rollen und Verantwortlichkeiten signifikante Verbesserungen (Heier et al. 2024). Mit den Ergebnissen der Studie soll ein Ausbildungskonzept für medizinisches Personal in Deutschland entwickelt werden, um die interprofessionelle Kommunikation zu verbessern und Medikationsfehlern vorzubeugen.

Ein weiteres Beispiel für eine innovative Initiative in diesem Bereich ist eine Veranstaltung eines schweizerischen Krankenhauses. Der erste Zukunftstag der Klinik Barmelweid, der im Mai 2023 stattfand, konzentrierte sich auf Themen wie psychologische Sicherheit, High Performance Teams und Productive Failure. An diesem Tag standen ausschließlich soziale Kompetenzen, erfolgreiche Teamarbeit und Kommunikation im Fokus – ein ungewöhnlicher Schwerpunkt für medizinische Weiterbildungsveranstaltungen. Aufgrund seines besonderen Engagements in der Weiterbildung wurde der Organisator des Zukunftstages, Chefarzt Mathias Schlögl, im Jahr 2023 zum dritten Mal in Folge mit dem Schweizerischen Institut für ärztliche Weiter- und Fortbildung (SIWF)-Award ausgezeichnet, was seine führende Rolle in der Innovation medizinischer Weiterbildung unterstreicht.

Eine noch weitergehende Integration eines Sozialkompetenztrainings findet sich im Curriculum des Royal College of Surgeons in Ireland (RCSI): Auf das Verständnis der psychologischen, sozialen und organisatorischen Einflüsse, die die chirurgische Leistung beeinflussen können, wird hier besonderer Wert gelegt. Laut Eva Doherty, der Direktorin des Trainings für menschliche Faktoren und Patientensicherheit (HFPS), ist diese spezielle Form der Einbindung von sozialen und menschlichen Faktoren in das Lehrprogramm weltweit einzigartig.

8.4.4 Die Auswirkungen von Kommunikations- und Teamtrainings auf Effizienz und Produktivität

Die Bedeutung nichtmedizinischer Kompetenzen wird zunehmend erkannt und es besteht laut dem Deutschen Ärzteblatt ein großes Interesse seitens des ärztlichen Personals an solchen Weiterbildungen. Trotzdem bieten viele medizinische Einrichtungen, einschließlich Universitätskliniken, entsprechende Schulungen in effektiver Kommunikation und Verhaltensweisen, die für die Sicherheit von Mitarbeitenden und Patienten relevant sind, nur begrenzt an. Häufig wird der eingeschränkte Umfang und die inhaltliche Ausrichtung dieser Weiterbildungen mit mangelnden zeitlichen und finanziellen Ressourcen begründet. Hans-Jürgen Bartz, Leiter des Geschäftsbereichs Qualitätsmanagement und Patientensicherheit am Universitätskrankenhaus Hamburg-Eppendorf (UKE), weist auf die hohe Fluktuation von Mitarbeitenden in der Aus- und Weiterbildung als weitere Herausforderung hin.

Obwohl Aus- und Weiterbildung immer mit einem zeitlichen und finanziellen Aufwand verbunden ist, zahlt sich das Training in effektiver Kommunikation und Teamarbeit im Arbeitsalltag mehrfach aus. Die für Weiterbildungen aufgewendete Zeit und Finanzierung wird durch effizientere Verhaltens- und Kommunikationsweisen im beruflichen Alltag oft kompensiert. Diese Erkenntnisse stützen sich auf verschiedene Studien und Forschungen:

- **Steigerung der Effizienz und Produktivität:** Weiterbildungen, insbesondere solche, die Kommunikationsfähigkeiten und Teamarbeit verbessern, können zu effizienteren Arbeitsabläufen führen. Studien zeigen, dass gut kommunizierende Teams schneller und effektiver arbeiten, was Zeit spart, und die Produktivität steigert.
- **Verbesserung der Entscheidungsfindung:** Fortbildungen, die kritisches Denken und Entscheidungsfindung fördern, können dazu beitragen, dass Mitarbeitende schneller und präziser Entscheidungen treffen, was wiederum Zeitersparnisse mit sich bringt.
- **Reduktion von Fehlern und Missverständnissen:** Durch verbesserte Kommunikation und Teamarbeit können Missverständnisse und Fehler reduziert werden, was zu weniger Zeitverlust durch Korrekturen und Nachbesserungen führt.
- **Erhöhung der Mitarbeiterzufriedenheit und -bindung:** Weiterbildungen können die Zufriedenheit und Bindung der Mitarbeitenden erhöhen, was zu geringerer Fluktuation und damit verbundenen Zeit- und Kosteneinsparungen führt.
- **Verbesserung der Patientensicherheit und -versorgung:** In medizinischen Kontexten zeigen Studien, dass Weiterbildungen in Bereichen wie Kommunikation und Teamarbeit die Patientensicherheit und -versorgung verbessern, was zu einer effizienteren Nutzung der Ressourcen führt.

Darüber hinaus werden Teams nicht nur effizienter, sondern können auch ihre eigene Sicherheit und die der Patienten verbessern, wodurch sie die Sicherheitskultur der Einrichtung stärken. Die positiven Auswirkungen eines Kommunikationstrainings auf die Patientensicherheit, wird durch die bereits erwähnte Pilotstudie am Universitätsklinikum Bonn belegt (Heier et al. 2024). Auch ältere Studien zeigen, dass entsprechende Trainingsprogramme zu einer Verringerung von Komplikationen und einer Verbesserung der Patientensicherheit führen (Neily et al. 2010).

8.4.5 Positive Auswirkungen gezielter Weiterbildung Mitarbeiterzufriedenheit und -bindung

Trotz des nachhaltigen Nutzens für die Organisation ist der initiale zeitliche und finanzielle Aufwand ein Grund dafür, warum unter dem anhaltenden ökonomischen Druck im Gesundheitswesen oft auch die Vermittlung von Weiterbildungsinhalten im Klinikalltag leidet. Laut dem Deutschen Ärzteblatt wird die Weiterbildung in einem auf Effizienz ausgerichteten System häufig als störend und unproduktiv wahrgenommen, anstatt diese als integralen Bestandteil der ärztlichen Arbeit zu sehen. Dabei besteht neben dem nachgewiesenen Nutzen auch der Wunsch vieler Mitarbeitender nach umfangreicher praktischer Ausbildung (Perl et al. 2013).

Die Wichtigkeit von Aus- und Weiterbildung wird auch durch eine Studie von einem Team um Benedict Carstensen, Arzt und Gründer von Treatfair, unterstrichen. Diese Studie untersuchte, welche Faktoren ärztliche Mitarbeitende im Krankenhaus zufriedenstellen oder frustrieren. In einer Onlineumfrage mit über 3500 Teilnehmenden wurden eine hohe Versorgungsqualität der Patienten, eine hohe Vereinbarkeit des Berufs und Privatleben, Wertschätzung sowie attraktive Aus- und Weiterbildungsmöglichkeiten als Schlüsselfaktoren für eine hohe Zufriedenheit identifiziert. Zusätzlich wurden in der Studie Teamzusammenhalt, eine positive Arbeitsatmosphäre und effektive Kommunikationsstrukturen als weitere positive Aspekte aufgeführt.

Das Team der zentralen Notaufnahme (ZNA) der Asklepios Klinik Wandsbek, geleitet von Chefarzt Sebastian Casu, erkennt den hohen Stellenwert von Aus- und Weiterbildung an. In dieser Abteilung wird Weiterbildung als integraler Bestandteil ihrer Identität betrachtet. Besonders wertvoll wird die individuelle Lehre eingeschätzt. Für Casu ist die Investition in Weiterbildung, selbst bei einer kleinen Teilnehmerzahl, keine Zeitverschwendung, sondern vielmehr eine Gelegenheit, individuell auf die Bedürfnisse jedes Einzelnen einzugehen. Diese Herangehensweise ermöglicht nicht nur die Vermittlung von Wissen und Fähigkeiten, sondern stärkt auch das Vertrauen, das Verantwortungsbewusstsein und das Zusammengehörigkeitsgefühl.

Das Eingehen auf individuelle Bedürfnisse, Wünsche und Ziele der Mitarbeitenden hat bedeutende Auswirkungen auf deren Wohlbefinden, Motivation und Engagement. Wie im Bereich der Sozialpsychologie beschrieben, streben Menschen nach kontinuierlichem Wachstum und Weiterentwicklung. Durch die Priorisierung von Aus- und Weiterbildung kann dieses grundlegende menschliche Bedürfnis erfüllt werden, was wiederum die Arbeitszufriedenheit der ärztlichen Mitarbeitenden und die Attraktivität eines Krankenhauses als Arbeitgeber erhöht. Dieses enorme Potenzial für das Team, die Organisation und die jeweilige Kultur wird in der Aus- und Weiterbildung leider oft noch vernachlässigt.

8.4.6 Verbesserung der Kompetenz durch praxisnahe Simulationstrainings

In der Luftfahrt hat sich Simulationstraining für den Erwerb von fliegerisch-handwerklichen Fertigkeiten und für effektive Fertigkeiten in der Teamarbeit seit Jahrzehnten bewährt. Neben der Kosteneffizienz liegt der größte Vorteil im risikofreien Lernen. In realitätsnahen Szenarien können die Piloten in einer sicheren Umgebung trainieren, ohne reale Risiken für Flugzeuge, Crews oder Passagiere einzugehen. Auch in der Medizin wird Simulationstraining, neben der Lehre im Klinikalltag, als wichtiges Instrument zur Entwicklung und Verbesserung klinischer und sozialer Kompetenzen gesehen. Es ermöglicht den Teilnehmenden, verschiedene Szenarien realitätsnah zu üben und ihre Kommunikationsfertigkeiten sowie ihre Zusammenarbeit in interdisziplinären Teams zu verbessern. Auf diese Weise kann eine gute Vorbereitung auf die komplexen Herausforderungen im Krankenhaus erfolgen. Dabei können unter anderem die folgenden Kompetenzen in einer simulierten, sicheren Umgebung gezielt trainiert werden:

- **Effektivere Kommunikation:** Durch die realistische Konfrontation mit Herausforderungen mithilfe simulierter Patienten oder Puppen, können Ärzte und medizinisches Personal lernen, wie man effizient, präzise, sicher und kooperativ kommuniziert.
- **Interprofessionelle Teamarbeit:** Simulationen bieten die Möglichkeit, das Zusammenspiel verschiedener medizinischer Fachkräfte in einem Team zu trainieren. Das umfasst die Zusammenarbeit mit pflegerischem Personal, Technikern und anderen medizinischen Mitarbeitenden, um eine effiziente und koordinierte Versorgung zu gewährleisten.
- **Entscheidungsfindung:** Simulationstraining ermöglicht es den Teilnehmenden, unter Druck zu arbeiten und in stressigen Situationen angemessene Entscheidungen zu treffen. Dies fördert das Vertrauen und die Fähigkeit, in Notfallsituationen angemessen Entscheidungen zu treffen und effektiv zu handeln.
- **Fehlermanagement und kritische Reflexion:** Simulationen bieten eine sichere Umgebung, in der medizinisches Personal Fehler machen und daraus lernen kann, ohne dabei tatsächliche Patienten zu gefährden. Teilnehmende können ihr Verhalten und ihre Entscheidungsfindung im Nachhinein reflektieren und verbessern.

Es wird eine Vielzahl unterschiedlicher Simulationstrainings angeboten und aufgrund der technologischen Entwicklung stehen im medizinischen Bereich mittlerweile auch so genannte High-Fidelity-Simulatoren zur Verfügung. High-Fidelity-Simulation bezieht sich auf eine Art von Simulationstraining, bei dem hochentwickelte technologische Werkzeuge und Simulatoren eingesetzt werden.

Im Bereich der Chirurgie kann High-Fidelity-Simulation beispielsweise die Verwendung von fortschrittlichen Robotersimulatoren, virtuellen Operationsszenarien und anderen hochentwickelten technologischen Geräten umfassen, die es den Teilnehmenden ermöglichen, chirurgische Techniken und Verfahren in einer realitätsnahen Umgebung zu üben. Diese Simulatoren können realistische anatomische Strukturen und Pathologien darstellen, sodass die Teilnehmenden praktische Fertigkeiten wie das Durchführen von chirurgischen Eingriffen, das Verwenden von chirurgischen Instrumenten und das Bewältigen von Komplikationen trainieren können.

Letztlich kommt es weniger darauf an, wie gut und technologisch fortschrittlich das jeweilige Simulationsumfeld ist, sondern vielmehr darauf, ein Simulationstraining überhaupt durchzuführen. Auch ohne High-Fidelity-Simulation können medizinische Fachkräfte ihre Fähigkeiten verbessern, Teamarbeit und Kommunikation in stressigen Situationen üben und sich auf komplexe Szenarien vorbereiten, die in der klinischen Praxis auftreten können.

Das Rettungsdienstpersonal des Helicopter Emergency Medical Service (HEMS) London führt täglich Low-Fidelity-Simulationen durch. Hierbei werden mögliche Einsatzszenarien mit Hilfe von Puppen simuliert. Im Anschluss wird der Ablauf dieses Trainingseinsatzes mit einem realen Einsatz verglichen und es werden verschiedene Lösungswege diskutiert. Daneben ermöglichen neuartige Trainingsmethoden in der virtuellen Realität auch ohne Simulationszentrum oder Simulationspuppe zu üben. Der Arzt, Trainer und Autor Mark Weinert und sein Team nutzen den virtuellen Raum, um Standard- und Notfallsituationen flexibel in Bezug auf Ort und Zeit zu schulen. Für das Training von effektiver Teamarbeit und Kommunikation sind lediglich VR-Brillen und ein freier Raum erforderlich.

Solche Trainings tragen dazu bei, die Sicherheit der Mitarbeitenden und Patienten zu verbessern, das Vertrauen und die Kompetenz der medizinischen Fachkräfte zu stärken und letztendlich die Qualität der Versorgung zu erhöhen. Das sichere Beherrschen von medizinischen und nichtmedizinischen Fertigkeiten und ihr regelmäßiges Training führen zur Reduktion von Fehlern und zur Verbesserung der Patientensicherheit (Grimaldi 2023). Durch die Teilnahme am Training *Advanced Surgical Skills for Exposure in Trauma*, einem Programm des American College of Surgery, konnte beispielsweise die Fehlerrate bei seltenen traumatologischen Eingriffen nachhaltig reduziert werden (Mackenzie et al. 2019).

Obwohl es keine direkte gesetzliche Vorschrift gibt, die Simulationstraining vorschreibt, haben verschiedene medizinische Organisationen wie die Deutsche Gesellschaft für Simulation in der Medizin (DGSiM) Richtlinien und Empfehlungen entwickelt, die die Integration von Simulationstraining in die medizinische Aus- und Weiterbildung fördern.

8.4.7 Example: Neue Dimensionen in der medizinischen Aus- und Weiterbildung: Das Hospital-LAB als Trainingsinstrument für Leadership und Teamarbeit

Das interpersonal Skills-LAB ist eine Trainingsmethode, die ursprünglich entwickelt wurde, um das Training nichtfliegerischer Kompetenzen von Piloten zu intensivieren. Nach Angaben von Entwickler und Anbieter Alexander Stork, zielt die Methode darauf ab, die Lücke zwischen (theoretischen) Seminaren zu nichttechnischen Kompetenzen und deren Anwendung in der Praxis zu schließen. Hierzu gehören beispielsweise Leadership- und Kommunikationsverhalten, Umgang mit Stress, Workload-Management, Entscheiden in komplexen Situationen und situative Aufmerksamkeit.

Das LAB ist besonders auf Trainings in komplexen Umfeldern ausgerichtet und hat sich als effektiv für das Training für verschiedene Zielgruppen erwiesen. Die Teilnehmenden tauchen dabei in eine Echtzeit-Computersimulation einer Weltraummission ein. Innerhalb dieser Simulationen müssen die Teilnehmenden unter anderem relevante Informationen erkennen, sammeln und hinsichtlich der Aufgabenstellung im Team austauschen und bewerten. Parallel müssen Regeln und Absprachen für eine effektive Zusammenarbeit entwickelt und Maßnahmen zur Vermeidung von Arbeitsbelastung und Stress ergriffen werden, um zu sicheren Entscheidungen zu gelangen. Diese Herausforderungen sind für Hochrisikobereiche wie in einem Krankenhaus, charakteristisch. Im Hospital-LAB, einer Adaption für den medizinischen Bereich, ermöglicht diese Trainingsmethode eine systematische Entwicklung und Verbesserung von nicht-fachlich-medizinischen Kompetenzen. Diese Kompetenzen sind entscheidend für die erfolgreiche Zusammenarbeit in kritischen medizinischen Situationen, wie sie beispielsweise in der Anästhesie, Kardiologie und anderen hochspezialisierten Bereichen eines Krankenhauses auftreten (Becker und Stork 2022).

Erste Einsätze der Simulation in der Medizin erfolgten bereits Anfang der 2000er-Jahre an der Universitätsmedizin Mainz (UM). Hier wurde in den Crisis Ressource Management (CRM)-Seminaren zur Ausbildung neuer Assistenzärzte in der Anästhesie eine erste Version der Computersimulation eingesetzt, um spezifische Verhaltensaspekte bei der Bewältigung von Notfallsituationen zusätzlich zum Training am Patientensimulator zu trainieren.

Mittlerweile hat das LAB auch die medizinische Ausbildung erreicht. So wird die Simulation im Rahmen eines Wahlpflichtfaches zum *Faktor Mensch im Konzept der Behandlungs- und Patientensicherheit* von ca. 15 % der Studierenden (etwa 80 Teilnehmende) des siebten bis neunten Semesters in Mainz besucht. Auf Basis eines Blended Learning Konzeptes, kann das online vermittelte Handlungswissen zu ausgewählten interpersonellen Fähigkeiten in Seminaren mit bis zu 16 Teilnehmenden praktische erprobt werden. Es erfolgt eine inhaltliche Ausrichtung an der medizinischen Interpersonal Competence List (ICL), die unter anderem Verhaltenskompetenzen zu den Bereichen Kommunikation, Teamarbeit, Management und Führung beinhaltet (Felsenreich und Waleczek 2012; Kaiser 2020). Neben dem großen Interesse der Studierenden sich in diesem medizinischen Kompetenzfeld weiterzuentwickeln, geht Kai-Uwe Strelow, Leiter des Human Factors Departments der Rudolf Frey Lernklinik der UM, davon aus, dass die Inhalte und das LAB als Trainingsmethode sich in absehbarer Zeit in der Pflichtlehre wiederfinden werden. Hintergrund ist die geplante Änderung der Approbationsordnung, bei der das Thema Patientensicherheit als neues Ziel der medizinischen Ausbildung benannt wurde und übergeordnete Kompetenzbereiche in die Ausbildung einfließen, für die das LAB eine überaus geeignete Trainingsmethode darstellt.

Auch im klinischen Umfeld wurde das Hospital-LAB bereits genutzt. Im St. Marien Hospital Lünen wurde ein Simulationstraining für Teams der Kardiologie durchgeführt, um unter anderem Leadership-Kompetenzen zu trainieren (Becker et al. 2022).

Die Teilnehmenden hatten bereits Erfahrung mit kardiologischen Simulationstrainings und das Hospital-LAB zielte darauf ab, ihre interpersonellen Kompetenzen zu erweitern. Durch Verhaltensmessung, Reflexion im Team und die Rückmeldung von Trainern wurden Leadership- und Teamkompetenzen unmittelbar erworben. Dabei konnten die gewonnenen Erkenntnisse in wiederholbaren Zyklen (Briefing – Simulation – De-Briefing) angewendet werden. Die Messung bestimmter Parameter wie beispielsweise Fehlerraten und darauf basierenden und zeitnah zur Verfügung stehenden Informationen waren aus Sicht der Teilnehmenden besonders zielführend und wertvoll. Der Stress während der Trainingsmissionen im Hospital-LAB wurde als vergleichbar mit dem Stress klinischer Situationen empfunden. Insbesondere die Notwendigkeit bidirektionaler Kommunikation wurde deutlich und die Teilnehmenden berichten insgesamt von einem guten, unbelastetem Teamgefühl. Die Rückmeldungen der Teilnehmenden bestätigen ebenfalls, dass das Training im Hospital-LAB die Entwicklung spezifischer Kommunikations-, Teamarbeit- und Leadership-Fähigkeiten ermöglichte. Christian Perings, Chefarzt am St. Marien Hospital, sieht eine hohe Übertragbarkeit auf den medizinischen Bereich und sieht das Training als Fundament für effektive Arbeit. Aus seiner Sicht bieten sich in der Medizin vielfältige Anwendungsmöglichkeiten. Idealerweise wird ein solches Training einem medizinischen Simulationstraining vorgeschaltet, um die erworbenen Kenntnisse dann in konkreten klinischen Situationen einzusetzen.

8.4.8 Die Rolle von Briefings in der Förderung von Teamarbeit und Patientensicherheit

Briefings, in der Medizin beispielsweise als Team-Time-Out direkt vor einer Operation, werden üblicherweise in kleineren, oft interdisziplinären Teams durchgeführt. Das Team-Time-Out dient nicht nur dazu, dass sich die Teammitglieder gegenseitig vorstellen, sondern auch, zu überprüfen, ob alle notwendigen Einwilligungen, Befunde, Instrumente und Laborwerte vorliegen. Ideal ist es, wenn diese Teammeetings auch genutzt werden, um die Zusammenarbeit und Kommunikation zu fördern, Verantwortlichkeiten zu klären und gemeinsam mögliche Herausforderungen zu antizipieren.

Ein weiteres zentrales Ziel derartiger Briefings sollte der Aufbau von psychologischer Sicherheit sein. In vielen Bereichen hat sich gezeigt, dass jedes Briefing eine wertvolle Gelegenheit zur Teambildung bietet und einen wesentlichen Einfluss auf die Arbeitsmotivation sowie die Qualität der geleisteten Arbeit hat. Dabei liegt der Wert eines Briefings nicht nur in seinem fachlichen Inhalt, sondern auch in seiner sozialen Dimension, was oft unterschätzt wird. Erst durch ein gezieltes Briefing kann innerhalb kurzer Zeit aus einer Gruppe von Individuen ein handlungsfähiges und effektives Team geformt werden.

Ein Austausch über medizinisch-fachliche Aspekte reicht nicht aus
Die im zweiten Kapitel erwähnte Dokumentation „Just a Routine Operation" unterstreicht eindrücklich die Wichtigkeit von effektiver Teamarbeit und Kommunikation. Trotz des Routinecharakters der Operation und der Anwesenheit erfahrener Spezialisten führten ein Zusammenbruch in der Teamarbeit und Kommunikation zum Tod einer Patientin. Dieser Fall zeigt, dass Probleme oft weniger in der fachlichen Kompetenz liegen, sondern vielmehr in der Teamdynamik. Er verdeutlicht auch die entscheidende Rolle von Briefings oder Team-Time-Outs in der medizinischen Praxis.

Einerseits dient der Informationsaustausch dazu, sicherzustellen, dass alle Teammitglieder bezüglich zentraler Informationen wie dem Gesundheitszustand des Patienten, vorangegangenen Behandlungen und Laborergebnissen auf dem neuesten Stand sind. Das Besprechen des geplanten Ablaufs und potenzieller Herausforderungen hilft, ein gemeinsames mentales Modell zu entwickeln. Dieses Modell ist die Basis für gegenseitige Überwachung und kann dazu beitragen, den sogenannten Überraschungseffekt zu minimieren. Ziel ist es nicht, Standardprozeduren, die allen bekannt sind, zu wiederholen, sondern vielmehr, von der Routine abweichende Aspekte und spezifische Besonderheiten hervorzuheben. Zusätzlich sollten mögliche Risiken erkannt und entsprechende Maßnahmen zur Risikominderung besprochen werden. Durch diese vorbeugende Betrachtung können potenzielle Risiken vermieden oder zumindest signifikant reduziert werden.

Teambuilding als Katalysator für effektive Teamarbeit
Andererseits zielen solche Besprechungen darauf ab, verschiedene Perspektiven auszutauschen, Rollen und Verantwortlichkeiten klar zu definieren sowie die Interaktion und Kommunikation innerhalb des Teams effektiv zu gestalten. Ziel sollte es sein, die Teambildung zu fördern und eine effektive Kommunikation zu etablieren. In diesem Kontext gewinnen einzelne Aspekte der zuvor beschriebenen Leadership-Ansätze eine besondere Relevanz und prägen maßgeblich die Teamkultur. Ein Teamleiter sollte ein Briefing nutzen, um:

- Sich selbst vorzustellen und die eigene Funktion im Team zu erläutern, falls diese nicht offensichtlich ist.
- Verantwortlichkeiten klar zu benennen und zu definieren.
- Die Bedeutung des Teams zu betonen, indem die vielfältigen Fähigkeiten, Kompetenzen und Erfahrungen der Teammitglieder gewürdigt werden.
- Zu ermutigen, jegliche Unklarheiten und Fragen offen und deutlich zu kommunizieren.
- Zu verdeutlichen, dass Hinweise und Anregungen von anderen Teammitgliedern in der Regel wohlmeinende Ratschläge sind.
- Die eigene Fehlbarkeit zu kommunizieren und zu verstehen geben, dass trotz langjähriger Erfahrung Fehler passieren können.
- Darauf hinzuweisen, dass visuelle und auditive Hinweise manchmal übersehen oder nicht wahrgenommen werden können.
- Potenzielle Probleme anzusprechen und deren Antizipation zu fördern.

8.4 Neue Verhaltens- und Kommunikationsweisen im Arbeitsalltag

- Auf zusätzliche Ressourcen außerhalb des Teams hinzuweisen und zu betonen, dass diese bei Bedarf hinzugezogen oder aktiviert werden können.

Aufgrund eines Briefings vergrößert sich die mentale Kapazität und damit auch die Belastungsfähigkeit des Teams. Insgesamt verbessern Briefings die Kommunikation, Koordination und Patientensicherheit und fördern so bessere Gesundheitsergebnisse. Letztendlich wird auf diese Weise nicht nur die Sicherheit der Patienten, sondern auch die der Mitarbeitenden gestärkt.

8.4.9 Team Stepps: Ein evidenzbasiertes Programm zur Verbesserung von Teamarbeit und Kommunikation

Das Programm Team Stepps bietet praktische und effektive Empfehlungen zur Verbesserung der Teamarbeit und Kommunikation. Entwickelt von der Agency for Healthcare Research and Quality (AHRQ), basiert dieses evidenzbasierte Programm auf der Steigerung der Sicherheit von Mitarbeitenden und Patienten. Team Stepps konzentriert sich auf die Verbesserung der Kommunikations- und Teamfähigkeiten und umfasst 4 Kernkompetenzen: Kommunikation, Führung, Situationsüberwachung und gegenseitige Unterstützung, die alle erlernbar sind und in einer dynamischen Wechselwirkung zueinanderstehen.

- Im Bereich der Kommunikation fokussiert das Programm auf klare und präzise Informationsübermittlung durch strukturierte Prozesse und standardisierte Sprache. Es werden Methoden vorgestellt, um kritische Informationen mit der nötigen Dringlichkeit zu übermitteln, einschließlich eines Closed-Loop-Communication-Konzeptes, das sicherstellt, dass Nachrichten korrekt empfangen und verstanden werden. Zudem bietet Team Stepps Anleitungen für strukturierte Patientenübergaben.
- Die effektive Führung innerhalb des Teams zielt darauf ab, die Fähigkeiten und Kompetenzen jedes Teammitglieds optimal zu nutzen. Team Stepps definiert spezifische Verantwortlichkeiten von Teamleitern und gibt Anregungen für die Gestaltung von Teambesprechungen und Briefings.
- Situationsüberwachung bezieht sich auf die aktive Überwachung und Bewertung von Situationen und den damit verbundenen Informationsaustausch zwischen allen Beteiligten.
- Gegenseitige Unterstützung beinhaltet die Fähigkeit, die Bedürfnisse der Teammitglieder zu erkennen und sie je nach Verantwortungsbereich und Arbeitsbelastung optimal zu unterstützen.

Umfangreiches Lehrmaterial zu Team Stepps ist online frei verfügbar, einschließlich Beispielvideos, eines Pocketguides und einer App. Diese Materialien bieten Strategien für effektive und sichere Kommunikation. Krankenhäuser können die Konzepte des Programms an ihre spezifischen Bedürfnisse anpassen, was zeigt, dass nicht jedes Krankenhaus „das Rad neu erfinden" muss und dass es bewährte, evidenzbasierte Programme zur Gestaltung der Teamkultur gibt.

8.4.10 Einsatz und Effektivität von Morbiditäts- und Mortalitätskonferenzen: Erkenntnisse und Verbesserungspotenziale

Morbiditäts- und Mortalitätskonferenzen (M&MK) sind in vielen Krankenhäusern als Instrumente des Risiko- und Qualitätsmanagements etabliert. In diesen Konferenzen werden besondere Behandlungsverläufe, unerwünschte Ereignisse und Todesfälle im Team analysiert und diskutiert. Ziel ist es, das Wissen und die Handlungskompetenz des medizinischen Personals zu erweitern, gemeinsame Schwachstellen in klinischen Prozessen zu identifizieren und daraus praktikable Verbesserungen abzuleiten. Eine Umfrage unter chirurgisch tätigen Mitarbeitenden ergab, dass die Durchführung von M&MK von 50 % in Krankenhäusern der Grund- und Regelversorgung bis zu 88 % bei Universitätskliniken variiert. Dabei wurde festgestellt, dass 93 % der Universitätskliniken und etwa 50 % der anderen Krankenhäuser wichtige Informationen über patientengefährdende Risiken aus diesen Konferenzen ziehen (Lauterberg et al. 2012; Wilkesmann et al. 2013).

Eine 2018 in Niedersachsen durchgeführte Studie (Schwappach et al. 2018) untersuchte den Status quo und den Entwicklungsbedarf von M&MK. Es ist die einzige aktuelle Erhebung in Deutschland zu diesem Thema. Neben klinischen Prozessproblemen wurden auch Probleme in der Zusammenarbeit angesprochen. Die Effektivität der M&MK wurde hoch eingeschätzt, doch sahen über die Hälfte der Befragten auch Verbesserungspotenzial. In diesem Zusammenhang scheint eine systematische Durchführung nach festen Standards den größten Lerneffekt zu erzielen (Risucci et al. 2003). Für eine Verbesserung kann beispielsweise die Nutzung methodischer Leitfäden, wie die der Bundesärztekammer, genutzt werden.

In M&MK und anderen gemeinsamen Besprechungen wird auch die Art der Führung innerhalb eines Teams oder einer Abteilung sicht- und erlebbar. Die Besprechungen spiegeln nicht nur Aspekte der Organisationskultur wider, sondern bieten auch die Möglichkeit, andere Einstellungen, Verhaltens- und Kommunikationsweisen in der Team- und Organisationskultur zu verankern. Dabei ist es wichtig, nicht nur einen interdisziplinär-medizinischen Austausch zu fördern, sondern auch die Teamarbeit und Kommunikation innerhalb des Teams zu reflektieren. Dabei sollte der Fokus nicht nur auf Problemen oder suboptimalen Verhaltens- und Kommunikationsweisen liegen, sondern explizit auch effektive Verhaltensweisen verstärkt werden. So gelingt auch der Ausbruch aus einer oft vorliegenden „Problemtrance". Der Blick darauf, was regelmäßig gut funktioniert oder was andere erfolgreich umsetzen, kann wertvolle Einsichten für die tägliche Arbeit liefern. Folgende Fragen können beispielsweise reflektiert werden:

- Was läuft gut in der täglichen Arbeit?
  - Um diese Frage zu beantworten, reflektiert man über die Aspekte der Arbeit, die reibungslos und effizient ablaufen. Dies kann sich auf die gelungene Teamkommunikation, die erfolgreiche Bewältigung von Aufgaben unter Zeitdruck oder die produktive Zusammenarbeit im Team beziehen. Es geht darum, die positiven Elemente des Arbeitsalltags zu erkennen und wertzuschätzen.

- Was haben Sie gemeinsam geleistet, worauf Sie stolz sind?
  - Diese Frage zielt auf Teamerfolge ab, die einen bedeutenden Einfluss hatten. Es kann sich um die erfolgreiche Durchführung einer Behandlung, die Überwindung von Herausforderungen oder die Erreichung wichtiger Erfolge handeln. Der Fokus liegt hier auf der gemeinschaftlichen Leistung und dem Stolz, der aus dieser Zusammenarbeit resultiert.
- Was machen Sie, was Sie anderen empfehlen würden?
  - Hier werden bewährte Praktiken oder Strategien angesprochen, die persönlich als effektiv erachtet werden und anderen in ähnlichen Positionen oder Situationen empfohlen werden würden. Dies könnte effektives Zeitmanagement, bestimmte Kommunikationstechniken oder innovative Lösungsansätze für wiederkehrende Probleme umfassen.
- Wenn Sie jemandem erklären müssten, warum die Dinge generell gut laufen, was würden Sie sagen?
  - Bei dieser Frage geht es darum, die grundlegenden Faktoren zu identifizieren, die zum allgemeinen Erfolg beitragen. Dies könnte eine starke Führung, eine klare Vision, effektive Kommunikation, ein gutes Arbeitsklima oder die Motivation und das Engagement des Teams umfassen.
- Was tun Sie, von dem Sie sich wünschen, dass Sie es früher getan hätten?
  - Diese Reflexion hilft dabei, Lernprozesse und Entwicklungen zu erkennen. Es kann sich um die Implementierung bestimmter Arbeitsmethoden, die frühere Annahme von Technologien oder die Entwicklung persönlicher Fähigkeiten handeln, die man rückblickend als wertvoll erachtet und gerne früher in die Praxis umgesetzt hätte.

Insgesamt trägt die Reflexion dieser Fragen dazu bei, eine positive und unterstützende Teamkultur zu schaffen, die für eine effektive und zufriedenstellende Zusammenarbeit unerlässlich ist.

8.4.11 Example. „Thank God it's Friday": Förderung von Vertrauen und Engagement in der Akuttraumatologie

Während ihrer Zeit als Oberärztin und stellvertretende Sektionsleiterin der Akuttraumatologie an der BG Klinik Ludwigshafen hat Sâra Aytaç positive Erfahrungen mit wöchentlichen Teambesprechungen gemacht, die immer freitags stattfanden. Die Abkürzung „TGIF" diente nicht nur als Codewort gegenüber Patienten, sondern verlieh der Besprechung auch einen positiven, auf das Wochenende ausgerichteten Charakter. Ziel war es, dass die Mitarbeitenden sich auf diese Besprechungen freuten und mit einer positiven Einstellung ins Wochenende starteten.

In diesen wöchentlichen Zusammenkünften mit Fach- und Assistenzärzten sowie weiteren ärztlichen Mitarbeitenden im Studium und eingeladenen Pflegekräften ging es darum, die vergangene Woche gemeinsam Revue passieren zu lassen und sich über relevante Themen auszutauschen. Es gab kein festgelegtes Programm, die Teilnehmenden konnten selbst Themen einbringen, die von medizinischen Fällen bis hin zu organisatorischen und kommunikativen Aspekten im Team reichten. Sâra Aytaç erhielt durchweg positives Feedback zu diesem offenen Format, das interpersonelles Vertrauen und psychologische Sicherheit im Team förderte.

Aytaç übernahm diesen Ansatz aus ihrer Erfahrung mit M&M-Konferenzen in Südafrika, bei denen der Fokus auf dem gemeinsamen Lernen aus Fällen und der Nutzung der Erfahrungen anderer lag. Dieses voneinander Lernen wurde von allen Teammitgliedern, einschließlich Aytaç, als wertvoll empfunden. Ein entlastendes Framing, dass niemand alles wissen oder können muss, und die Aufforderung, bei Problemen Unterstützung zu suchen, stärkten das Vertrauen und die Eigenverantwortung im Team. Mitarbeitende wurden ermutigt, bei Bedarf weitere Kollegen, andere Abteilungen oder externe Experten zu konsultieren und die vorhandenen Ressourcen im Team und in der Klinik optimal zu nutzen. Dadurch wurde den Teammitgliedern Vertrauen entgegengebracht und gleichzeitig Verantwortung übertragen, bei Bedarf Hilfe in Anspruch zu nehmen.

Teamreflexionen über Arbeits- und Kommunikationsweisen sind nicht nur für die Mitarbeitenden und das Team von großem Wert, sondern kommen auch den Patienten und dem gesamten Krankenhaus zugute. Angepasste Verhaltens- und Kommunikationsweisen, die auf die Bedürfnisse der Mitarbeitenden und die Anforderungen des Teams abgestimmt sind, führen zu einer sicheren Patientenversorgung und effizienteren Arbeitsabläufen. Der Austausch über individuelle Bedürfnisse und Erfahrungen trägt nicht nur zum Bedürfnis nach sozialer Zugehörigkeit bei, sondern erhöht auch das Wohlbefinden, Engagement und die Motivation aller Beteiligten.

Durch Teambesprechungen fühlen sich die Teilnehmenden nicht nur gehört, sondern können auch praxisnahe Lösungen für lokale Herausforderungen entwickeln. Diese Besprechungen erweitern den ansonsten stark aufgabenorientierten Fokus auf die Patientenversorgung und machen die Bedeutung des Teams deutlich. Sie stärken zudem das Gefühl der Selbstwirksamkeit, indem sie die Bedürfnisse nach Autonomie und Kompetenz erfüllen. Die wöchentlichen Zusammenkünfte wurden nicht nur wegen der kalten Getränke geschätzt, sondern auch wegen des kollegialen, direkten und wertschätzenden Austauschs, der als Bereicherung für die klinische Tätigkeit empfunden wurde.

Obwohl die Teamkultur oft stark von der leitenden ärztlichen Person geprägt wird, kann sie auch von Leadern auf anderen Ebenen beeinflusst werden. Die positiven Auswirkungen solcher Besprechungen auf die Team- und Organisationskultur sind unverkennbar. Im besten Fall verbreiten sich die positiven Erfahrungen und das Format wird von anderen Teams übernommen.

8.4.12 Example: Lernende Organisationskultur als Schlüssel zum Erfolg: Das Beispiel vom Helicopter Emergency Medical Service (HEMS) London

Zunächst mag sich die Frage stellen, inwiefern die Organisationskultur eines Rettungsdienstes mit der eines Krankenhaus vergleichbar ist? Sie sind unterschiedlich und auch die jeweilgen Teamkulturen unterscheiden sich aufgrund anderer Um-

8.4 Neue Verhaltens- und Kommunikationsweisen im Arbeitsalltag

stände und Rahmenbedingungen. Dennoch ist es wertvoll, einen Blick auf andere Bereiche der medizinischen Versorgung und auf internationale Praktiken zu werfen. Der Rettungsdienst in England baut auf einem Paramedic-System auf. In den Rettungswagen sind regelhaft keine Notärzte vorgesehen. Bei Bedarf, beispielsweise bei Schwerverletzten, können aber Notärzte hinzugezogen werden. Sofern die äußeren Bedingungen (ausreichend gutes Wetter, Tageslicht) es zulassen, kommen die Teams in London mit Helikoptern zum Einsatzort. Der Luftweg ist für die Versorgung von knapp 12 Mio. Menschen tagsüber häufig der schnellste Weg. In der Nacht oder bei schlechtem Wetter kommt das Team mit Autos zum Einsatzort.

Der Helicopter Emergency Medical Service (HEMS) in London ist weltweit für seine herausragende Qualität bekannt. Zahlreiche Verfahren und Techniken der Londoner Luftrettung sind mittlerweile in internationalen medizinischen Richtlinien verankert, was ihre führende Position in diesem Bereich unterstreicht. London HEMS setzt spezialisierte Traumateams ein, bestehend aus 2 Ärzten und einem Paramedic. Die Ausbildung zum Paramedic ist mit der deutschen Ausbildung zum Notfallsanitäter vergleichbar, mit dem Unterschied, dass sich Paramedics immer weiter spezialieren können. Mit einem breiten Spektrum an medizinischen Maßnahmen behandeln die Teams auch schwerstverletzte Patienten, die andernorts möglicherweise keine Überlebenschance hätten. Ein Beispiel für die fortschrittlichen Methoden ist die Clamshell-Thorakotomie, eine Prozedur, bei der der Brustkorb im Rahmen einer traumatischen Reanimation vollständig geöffnet wird, um beispielsweise eine Operation am offenen Herzen durchführen zu können. Obwohl diese Maßnahme in Deutschland selten und umstritten ist, kann sie in bestimmten Fällen die Überlebenschancen von Patienten verbessern.

Die Teams der Luftrettung London setzen sich aus spezialisierten Paramedics des Londoner Rettungsdienstes und einem international zusammengesetzten Ärzteteam zusammen. Diese Struktur ermöglichte es dem Arzt Johannes Strobel, der normalerweise bei der Hamburger Feuerwehr und in der Luftrettung in Deutschland tätig ist, für 6 Monate in London Erfahrungen in diesem hoch spezialisierten Traumateam zu sammeln. Strobel betont, dass die hohe Qualität der medizinischen Versorgung in London maßgeblich auf einer Kultur des Lernens und der kontinuierlichen Verbesserung basiert. Er hebt hervor, dass die formale Organisation, also die Governance (Steuerung und Struktur) der Organisation, eine entscheidende Rolle für den Erfolg spielt. Diese fördert Selbstreflexion und regt eine ständige Überprüfung und Verbesserung der eigenen Vorgehensweisen an. Ein zentraler Bestandteil hierbei ist die strukturierte Analyse aller Einsätze, inklusive detaillierter Nachbesprechungen, bei denen sowohl Verbesserungspotenziale als auch erfolgreich umgesetzte Aspekte betrachtet werden. Im Falle eines Fehlers wird untersucht, welche systembedingten Faktoren dazu beigetragen haben, ohne einzelne Personen zu beschuldigen. Stattdessen liegt der Fokus darauf, systemseitige Maßnahmen zu ergreifen, um Fehler in Zukunft zu vermeiden. Strobel führt aus, dass die hohe fachliche Qualifikation des Personals, ein anspruchsvoller Auswahlprozess und eine gründliche Einarbeitung die Basis für diese effektive Gesprächs- und Reflexionskultur bilden. Diese Faktoren machen es schwierig, Einzelpersonen für Fehler verantwortlich zu machen.

Bei außergewöhnlichen oder seltenen Einsätzen werden die Analyseprozesse erweitert und in größeren Teams durchgeführt. Diese Besprechungen sind interdisziplinär gestaltet und umfassen Ärzte, Paramedics sowie Psychologen. Nach jeder Einsatzanalyse erhalten alle Mitarbeitende eine Zusammenfassung der Erkenntnisse. Dieses Konzept des gegenseitigen Lernens, „Alle lernen von allen", wird monatlich durch ein detailliertes Audit eines speziellen Falles ergänzt. Dabei wird der betreffende Einsatz im Kontext der organisationsinternen Standards bewertet und bei Bedarf werden diese Standards angepasst.

Die gründlichen Analysen bilden eine solide Basis für effektive Trainingsmaßnahmen. Die Aus- und Weiterbildung ist ein wesentlicher Pfeiler für die hohe Qualität der medizinischen Versorgung. Neben täglichen, kleineren Übungseinheiten finden regelmäßig auch umfassende, interdisziplinäre Trainings statt, die andere Beteiligte einschließen. Ein Beispiel hierfür ist die Simulation der Versorgung einer schwerstkranken Person in der U-Bahn, an der auch Mitarbeitende der Verkehrsbetriebe und der Feuerwehr teilnehmen. Aufgrund des starken Fokus auf Lernen, sehen sich die Mitarbeitende auch für herausfordernde Einsätze optimal vorbereitet.

Die Entwicklung der lernenden Organisationskultur bei der Londoner Luftrettung war auch durch externe Umstände bedingt. In den späten 1980er-Jahren war die damalige Kultur anders und der Einsatz der Teams wurde aufgrund finanzieller Bedenken stark hinterfragt. Es bestand der Glaube, dass qualifiziertes ärztliches Personal besser im staatlichen Gesundheitssystem in Krankenhäusern eingesetzt werden sollte, statt ihre Zeit auf einer Rettungswache zu „verbummeln". Angesichts dieses Drucks musste die Organisation nachweisen, dass der Einsatz der Traumateams von Nutzen ist. Um dies zu belegen, wurden umfangreiche Daten gesammelt und transparent kommuniziert. Es wurde deutlich, dass die Teams, besonders bei der Versorgung von Schwerverletzten, einen wesentlichen Unterschied im Vergleich zum reinen Paramedic-System ausmachten.

Diese Erkenntnisse führten zur Initiierung eines kontinuierlichen Verbesserungs- und Transformationsprozesses, der bis heute anhält. Unter der Leitung des damaligen ärztlichen Direktors, Dr. Gareth Davies, entwickelte sich ein systemorientierter Ansatz zur Gewährleistung einer hohen medizinischen Versorgungsqualität. Davies vertrat die Ansicht, dass es nicht ausreicht, wenn Einzelpersonen hochqualifiziert und engagiert sind; vielmehr benötigt es eine gesamte Organisation, die als System exzellent funktioniert. Durch optimale systemseitige Unterstützung sowie effektive Kollaboration und Kommunikation können auch normale Leistungsschwankungen im täglichen Einsatz ausgeglichen werden. Ein solches Arbeitsumfeld motiviert die Mitarbeitenden und gibt ihnen die Sicherheit, als Team immer ihr Bestes geben zu können. Die fortlaufende Bewertung und Anpassung organisationaler Prozesse und Verfahren ermöglicht es den Teams und der gesamten Organisation, sich kontinuierlich zu verbessern.

Die Zeit bei London HEMS wird als intensiv und lehrreich beschrieben, die die Bedürfnisse der Mitarbeitenden, eine bestmögliche medizinische Versorgung zu gewährleisten und dabei viel zu lernen, befriedigt und sie motiviert. Das Team ist dadurch sehr engagiert und praktisch alle verlassen das Unternehmen eher mit einem weinenden Auge. Kündigungen aufgrund einer defizitären Organisationskultur gibt es nicht, wenngleich die Belastungen für einige Mitarbeitende zu hoch sind. Ein weiterer Beleg für eine ansprechende Organisationskultur ist die Tatsache, dass viele Mitarbeitende dem Unternehmen nach dem Ausscheiden verbunden bleiben. Das hohe Ansehen, nicht nur bei Patienten und Mitarbeitenden, sondern auch bei anderen Rettungsdiensten, gibt der Luftrettung London Recht.

Für Krankenhäuser und Rettungsdienste gilt gleichermaßen: Eine gute Ausrüstung (Helikopter, medizinische Geräte) können sich einige leisten, hochspezialisierte High-Performance-Teams, die sich kontinuierlich fragen „Wie können wir noch besser werden?", gibt es nirgendwo zu kaufen. Diese Tatsache erfordert Offenheit für Veränderungen, eine kontinuierliche Transformation und eine systemorientierte Blickweise auf die vielfältigen und komplexen Herausforderungen im Alltag.

Während ein Traumateam in der Notaufnahme unter anderen Bedingungen arbeitet als ein Team „auf der Straße", und eine Organisation, die Luftrettung anbietet, kein Krankenhaus ist, wird doch deutlich, dass eine von Vertrauen und kontinuierlichem Lernen geprägte Organisationskultur einen klaren Vorteil für Patienten, Mitarbeitende und die Organisation gleichermaßen darstellt. In diesem Aspekt unterscheidet sich London HEMS von anderen Rettungsdiensten, und einige ihrer Just Culture-Ansätze könnten auch für Krankenhäuser von Interesse sein.

Literatur

Allport, G. W. (1935). Attitudes. In C. Murchison (Hrsg.), *A handbook of social psychology* (S. 798–844). Clark University Press.

Becker, A., & Stork, A. (2022). Lernen Sie noch oder spielen Sie schon? Teams trainieren Human Factors und Non technical Skills nachhaltig mit computergestützter Simulation. *KU Gesundheitsmanagement, 10*, 70–72.

Becker, A., Stork, A., & Perings, C. (2022). Simulationstraining überfachlicher Kompetenzen in der Kardiologie. *KU Gesundheitsmanagement, 12*, 56–58.

Beerheide, R. (2022). Orchester mit neuem Dirigenten. *Deutsches Ärzteblatt, Jahrgang 119*(3).

Böhm, A. M., & Jonas, E. (2016). Der regulatorische Fokus als Führungsinstrument für eine bedürfnisorientierte und effektive Mitarbeiterkommunikation. *Gruppe. Interaktion. Organisation. Zeitschrift für Angewandte Organisationspsychologie (GIO), 47*(2), 171–179. https://doi.org/10.1007/s11612-016-0316-8

Covey, S. M. R., Kasperson, D., Covey, M., & Judd, G. T. (2022). *Trust and inspire: How truly great leaders unleash greatness in others / Stephen M.R. Covey, with David Kasperson, McKinlee Covey, and Gary T. Judd.*

Daimler, M. (2018). Organizational Culture: Why Great Employees Leave "Great Cultures". *Harvard Business Review.* https://hbr.org/2018/05/why-great-employees-leave-great-cultures

Edmondson, A. (2019). *The fearless organization: Creating psychological safety in the workplace for learning, innovation, and growth.* John Wiley & Sons, Inc.

Felsenreich, C., & Waleczek, H. (Hrsg.). (2012). *Teamkompetenzen für sicheres Handeln.* Verlag für Polizeiwissenschaft.

Forster, A. J., Hamilton, S., Hayes, T., & Légaré, R. (2019). Creating a Just Culture: The Ottawa Hospital's experience. *Healthcare Management Forum, 32*(5), 266–271. https://doi.org/10.1177/0840470419853303

Gordon, S., Mendenhall, P., & O'Connor, B. B. (2013). *Beyond the checklist: What else health care can learn from aviation teamwork and safety.* ILR Press.

Grimaldi, G. (2023). Simulationstrainings in der Weiterbildung für mehr Patientensicherheit: Haben Simulations- und Skill-Trainings Einfluss auf die Patientensicherheit in Deutschland? *Die Unfallchirurgie, 126*(4), 268–273. https://doi.org/10.1007/s00113-022-01272-y

Groeneweg, J., Ter Mors, E., van Leeuwen, E., & Komen, S. (2018). The Long and Winding Road to a Just Culture. *Day 2 Tue, April 17, 2018*, D021S016R001. https://doi.org/10.2118/190594-MS

Heier, L., Schellenberger, B., Schippers, A., Nies, S., Geiser, F., & Ernstmann, N. (2024). Interprofessional communication skills training to improve medical students' and nursing trainees' error communication—Quasi-experimental pilot study. *BMC Medical Education, 24*(1), 10. https://doi.org/10.1186/s12909-023-04997-5

Herget, J. (2020). *Unternehmenskultur gestalten: Systematisch zum nachhaltigen Unternehmenserfolg*. Springer Berlin Heidelberg. https://doi.org/10.1007/978-3-662-59501-5

Herget, J. (2021). *Culture Hacks strategisch einsetzen: Mit gezielter Irritation zur gewünschten Unternehmenskultur*. Springer Gabler. https://doi.org/10.1007/978-3-662-62934-5

Heskett, J. L., & Kotter, J. P. (2022). *Win from within: Build organizational culture for competitive advantage*. Columbia University Press.

Higgins, E. T. (1997). Beyond pleasure and pain. *The American Psychologist, 52*(12), 1280–1300. https://doi.org/10.1037//0003-066X.52.12.1280

Just Culture—The Movie [Film]. (2018, April 16). https://www.youtube.com/watch?v=bu9yhdOegm8

Kaiser, E. (Hrsg.). (2020). *Komplikationsmanagement im Herzkatheterlabor*. Springer Berlin Heidelberg. https://doi.org/10.1007/978-3-662-55976-5

Kaur, M., De Boer, R. J., Oates, A., Rafferty, J., & Dekker, S. (2019). Restorative Just Culture: A Study of the Practical and Economic Effects of Implementing Restorative Justice in an NHS Trust. *MATEC Web of Conferences, 273*, 01007. https://doi.org/10.1051/matecconf/201927301007

Kühl, S. (2018). *Organisationskulturen beeinflussen*. Springer Fachmedien Wiesbaden. https://doi.org/10.1007/978-3-658-20197-5

Lauterberg, J., Blum, K., Briner, M., & Lessing, C. (2012). *Abschlussbericht: Befragung zum Einführungsstand von klinischem Risiko-Management (kRM) in deutschen Krankenhäusern*. Institut für Patientensicherheit der Universität Bonn (IfPS).

Mackenzie, C. F., Shackelford, S. A., Tisherman, S. A., Yang, S., Puche, A., Elster, E. A., Bowyer, M. W., Anazodo, A., Bonds, B., Granite, G., Hagegeorge, G., Holmes, M., Hu, P., Jessie, E., Longinaker, N., Monoson, A., Narayan, M., Pasley, J., Pielago, J., ... Yang, S. (2019). Critical errors in infrequently performed trauma procedures after training. *Surgery, 166*(5), 835–843. https://doi.org/10.1016/j.surg.2019.05.031

Maturana, H. R., & Varela, F. J. (2018). *Der Baum der Erkenntnis: Die biologischen Wurzeln des menschlichen Erkennens* (K. Ludewig, Übers.; 7. Auflage).

Neily, J., Mills, P., Young-Xu, Y., Carney, B., & West, P. (2010). Association Between Implementation of a Medical Team Training Program and Surgical Mortality JAMA, 304(15), 1693 https://doi.org/10.1001/jama.2010.1506

Nurok, M., & Lee, T. H. (2019). Transforming Culture in Health Care. *New England Journal of Medicine, 381*(22), 2173–2175. https://doi.org/10.1056/NEJMms1906654

Perl, M., Stange, R., Niethard, M., & Münzberg, M. (2013). Weiterbildung im Fach Orthopädie und Unfallchirurgie: Mustergültig, mittelmäßig oder mangelhaft? *Der Unfallchirurg, 116*(1), 10–14. https://doi.org/10.1007/s00113-012-2299-4

Risucci, D. A., Sullivan, T., DiRusso, S., & Savino, J. A. (2003). Assessing educational validity of the Morbidity and Mortality Conference: A pilot study. *Current Surgery, 60*(2), 204–209. https://doi.org/10.1016/S0149-7944(02)00735-3

Rosenbaum, L. (2019a). Cursed by Knowledge—Building a Culture of Psychological Safety. *New England Journal of Medicine, 380*(8), 786–790. https://doi.org/10.1056/NEJMms1813429

Rosenbaum, L. (2019b). The Not-My-Problem Problem. *New England Journal of Medicine, 380*(9), 881–885. https://doi.org/10.1056/NEJMms1813431

Ryan, R. M., & Deci, E. L. (2000). Self-Determination Theory and the Facilitation of Intrinsic Motivation, Social Development, and Well-Being. *American Psychologist*, 11.

Schwappach, D. L. B., Häsler, L., Strodtmann, L., & Siggelkow, A. (2018). Morbiditäts- und Mortalitätskonferenzen in Niedersachsen: Status quo und Weiterentwicklungsbedarf. *Zeitschrift für Evidenz, Fortbildung und Qualität im Gesundheitswesen, 135–136*, 34–40. https://doi.org/10.1016/j.zefq.2018.06.004

Shanafelt, T. D., Schein, E., Minor, L. B., Trockel, M., Schein, P., & Kirch, D. (2019). Healing the Professional Culture of Medicine. *Mayo Clinic Proceedings, 94*(8), 1556–1566. https://doi.org/10.1016/j.mayocp.2019.03.026

Taylor-Bianco, A., & Schermerhorn, J. (2006). Self-regulation, strategic leadership and paradox in organizational change. *Journal of Organizational Change Management, 19*(4), 457–470. https://doi.org/10.1108/09534810610676662

The Ottawa Hospital. (2017). *Our promise to you*. https://www.ottawahospital.on.ca/en/documents/2017/01/our-promise.pdf/

Westley, F., Zimmerman, B., & Patton, M. Q. (2007). *Getting to maybe: How the world is changed*. Vintage Canada.

Wilkesmann, M., Roesner, B., & Jang, S. R. (2013). Nichtwissen – ein vielfältig wahrgenommenes Phänomen in der Chirurgie. *Passion Chirurgie, 3*.

Der Transformationsprozess: Evolutionäre Weiterentwicklung der Organisationskultur in Richtung Just Culture

Der australische Sozialwissenschaftler Sidney Dekker, Experte für Just Culture, der auch das Projekt beim NHS (siehe Kap. 7) begleitet hat, fasst den erforderlichen Aufwand wie folgt zusammen: „Kulturwandel ist tiefgreifender Wandel" und „Kulturwandel ist kein Prozess, sondern ein strategisches, langfristiges Unterfangen."

Auch die IATA erkennt an, dass kulturelle Veränderungen nicht über Nacht stattfinden und das Ergebnis gemeinsamer Bemühungen der gesamten Organisation sind. Obwohl eine von Just Culture geprägte Organisationskultur schnell spürbare und messbare Verbesserungen mit sich bringen kann, stellt der (ungewisse) zeitliche Rahmen eine erhebliche Herausforderung dar.

Die Tendenz, die Bedeutung verzögerter Reaktionen oder Maßnahmen zu unterschätzen, wird als zeitliche Diskontierung bezeichnet. Die grundlegende Idee ist, dass Menschen dazu neigen, sofortige Belohnungen höher zu bewerten als zukünftige Belohnungen, selbst wenn die zukünftigen Belohnungen objektiv größer sind. Trotz des sofortigen Spürens einiger Nachteile von Veränderungen und des erst später erkennbaren Nutzens, sollte nicht länger mit der aktiven Gestaltung der Organisationskultur gezögert werden. Zunächst erfordert es Anstrengungen, sich mit neuen Ideen, Perspektiven und Erkenntnissen auseinanderzusetzen und die systemseitige Trägheit zu überwinden. Krankenhäuser können es sich in Anbetracht des deutlich zu spürenden Wandels der Versorgungslandschaft im Gesundheitswesen aber schlichtweg nicht länger leisten, an dysfunktionalen Organisationsstrukturen und -kulturen festzuhalten.

Diese Trägheit wurzelt oft in hoher Komplexität. Je komplexer das Umfeld – und die medizinische Versorgung in Krankenhäusern ist äußerst komplex – desto stärker ist der Fokus auf die Gegenwart gerichtet. Im New England Journal of Medicine merkt Rosenbaum an, dass es sich in der anspruchsvollen Welt der modernen Medizin oft so anfühlt, als ob man nur überleben kann, indem man den Kopf senkt und einfach weitermacht. Es ist jedoch entscheidend, diesen Modus zu durchbrechen und die evolutionäre Weiterentwicklung der Organisationskultur anzugehen. Neben

Wutausbrüchen, die aufgrund der aktuellen Situation häufig vorkommen, sind nach Ansicht der Ärztin Elbru Yildiz auch „Mutausbrüche" erforderlich, um diese Veränderungen voranzutreiben.

9.1 Grundsteinlegung für den Wandel: Analyse der derzeitigen Organisations- und Sicherheitskultur

Am Anfang eines Veränderungsprozesses ist es essenziell, den Status quo der Organisations- und Sicherheitskultur zu analysieren. Diese Analyse dient als Basis, um Maßnahmen zu entwickeln, die zukünftige Entwicklungen in eine gewünschte Richtung lenken. Wie Herget (2020) betont, ist das Feststellen des Ausgangspunktes wichtig, da es einen Referenzrahmen für spätere messbare Vergleiche schafft. Die Evaluierung der gegenwärtigen Organisationskultur muss sowohl begründet als auch relevant sein, wobei die Relevanz sich aus den zuvor erwähnten Herausforderungen in medizinischen Organisationen ableitet und die Begründung aus dem Anliegen, positive Veränderungen zu bewirken, kommt.

Für die Bewertung der Organisationskultur stehen verschiedene Instrumente zur Verfügung. Bei der Auswahl des geeigneten Analyseinstrumentes sind Reliabilität (Zuverlässigkeit) und Validität (Gültigkeit) zentrale Faktoren, die die Qualität und Genauigkeit der gesammelten Daten bestimmen. Außerdem sollten folgende Aspekte bei der Auswahl oder Neugestaltung berücksichtigt werden:

- **Demografische Fragen:** Überlegung, ob für die Kontextualisierung der Daten demografische Fragen notwendig sind und inwiefern dadurch die Privatsphäre und potenziell heikle Informationen berücksichtig werden.
- **Frageformat:** Eine Mischung aus offenen und geschlossenen Fragen kann hilfreich sein, um sowohl quantitative als auch qualitative Daten zu erfassen.
- **Länge und Struktur:** Ein zu langer Fragebogen kann zu Ermüdung der Teilnehmenden führen und die Antwortqualität beeinträchtigen. Eine logische und klare Struktur hilft, die Teilnehmenden durch den Fragebogen zu führen.
- **Anonymität und Datenschutz:** Die Anonymität der Teilnehmenden muss gewahrt bleiben und alle Daten gemäß den Datenschutzrichtlinien behandelt werden.
- **Ethische Überlegungen:** Insbesondere in sensiblen Bereichen sollten ethische Aspekte wie informierte Zustimmung und das Recht, die Teilnahme zu verweigern, berücksichtigt werden.

Durch Beachtung dieser Aspekte kann die Qualität und Aussagekraft der gewonnenen Daten erheblich verbessert werden.

9.1.1 Hospital Survey on Patient Safety Culture (HSPSC)

Das Bewertungsinstrument Hospital Survey on Patient Safety Culture (HSPSC), entwickelt von der Agency for Healthcare Research and Quality (AHRQ) in den USA, zielt darauf ab, die Kultur der Patientensicherheit in Gesundheitseinrichtungen wie Krankenhäusern zu messen. Es dient dazu, Rückmeldungen von Gesundheitspersonal zu verschiedenen Facetten der Patientensicherheitskultur in ihren jeweiligen Einrichtungen zu erfassen. Eine erste Version wurde bereits 2004 veröffentlicht und seit 2019 gibt eine neuere Version, den HSPSC 2.0 (Agency for Healthcare Research and Quality 2023).

Der Fokus der HSPSC liegt auf der Erfassung verschiedener Dimensionen der Patientensicherheitskultur, einschließlich Teamarbeit, organisatorischem Lernen und kontinuierlicher Verbesserung, Ereignismeldung, Umgang mit Fehlern, Kommunikation über Fehler, Offenheit der Kommunikation, Führungskräfteunterstützung, Informationsaustausch und Bewertung der Patientensicherheit. Diese Umfrage bietet Krankenhäusern Einblick in Stärken und Verbesserungsmöglichkeiten ihrer Sicherheitskultur und unterstützt die Identifikation spezifischer Bereiche für zielgerichtete Verbesserungsinitiativen.

Mit der HSPSC können Gesundheitsorganisationen die Wahrnehmungen ihres Personals bezüglich Patientensicherheit auswerten, potenzielle Schwachstellen erkennen und entsprechende Strategien zur Stärkung der Sicherheitskultur entwickeln. Die Ergebnisse dienen auch als Benchmark für die Überwachung von Fortschritten im Zeitverlauf und für Vergleiche mit anderen Krankenhäusern.

In einer Studie wurde der HSPSC in 25 Krankenhäusern mit über 4300 Mitarbeitenden getestet, wobei ein durchschnittlicher Cronbachs-Alpha-Wert von 0,77 erzielt wurde, was als zufriedenstellend bis gut angesehen wird. Cronbachs Alpha ist ein Maß für Zuverlässigkeit eines psychometrischen Tests oder einer Skala. Es wird verwendet, um zu beurteilen, wie gut eine Gruppe von Items (Fragen, Aussagen) zusammenpasst, um ein einzelnes Konstrukt oder eine einzelne Eigenschaft zu messen. In diesem Fall bedeutet es, dass die Items in der Skala in einem angemessenen Maße miteinander korrelieren, was darauf hinweist, dass sie verlässlich das Konstrukt messen, das sie messen sollen (in diesem Fall Aspekte der Patientensicherheitskultur in Krankenhäusern).

Im Rahmen einer schweizer Studie wurde das Instrument durch die Eidgenössische Technische Hochschule (ETH) in Zürich für den deutschsprachigen Raum adaptiert. Eine Analyse der deutschen Version des HSPSC durch Gambashidze et al. (2017) bestätigt seine Eignung als objektives Messinstrument. Diese Ergebnisse basieren auf Studien in 2 deutschen Universitätskliniken, in denen hauptsächlich Pflege- und ärztliches Personal befragt wurde.

9.1.2 Just Culture Assessment Tool (JCAT)

Das Just Culture Assessment Tool (JCAT) ist ein spezialisiertes Instrument zur Bewertung der relevanten Kulturfaktoren einer Just Culture. Obwohl dieses validierte Tool in der wissenschaftlichen Literatur bislang nicht mit anderen Methoden oder Instrumenten verglichen wurde und auch noch nicht im deutschsprachigen Raum getestet wurde – im Gegensatz zum HSPSC – ermöglicht JCAT eine detaillierte Beurteilung von 6 Schlüsselfaktoren der Kultur auf einer 7-stufigen Skala, wie es für eine systematische Analyse von Kulturaspekten empfohlen wird (Herget 2020).

Die mittels JCAT bewerteten Faktoren umfassen Gerechtigkeit, Vertrauen, Offenheit der Kommunikation, Qualität des Berichtssystems, Feedback und Kommunikation über Vorfälle sowie die generelle Weiterentwicklung der Organisation. Nach der Entwicklung wurde das JCAT in einem pädiatrischen Universitätskrankenhaus im Rahmen eines fortlaufenden Sicherheitskulturaudits an knapp 1000 Mitgliedern des Gesundheitspersonals erprobt. Bei Überprüfung der Zuverlässigkeit des Tools wurden Reliabilitätswerte von über 0,7 bei Cronbachs Alpha erreicht, was als akzeptabel angesehen wird (Petschonek et al. 2013).

9.1.3 Organizational Culture Assessment Instrument (OCAI)

Das Organizational Culture Assessment Instrument (OCAI), entwickelt von Cameron und Quinn in den 1980er-Jahren, ist ein Werkzeug zur Bewertung und Analyse der allgemeinen Organisationskultur. Es basiert auf dem Konzept der konkurrierenden Werte, die sich auf 4 Hauptkulturtypen beziehen und aufzeigen, wie verschiedene Ansätze die Leistungsfähigkeit einer Organisation beeinflussen können:

- **Clan-Kultur:** Diese Kultur fokussiert auf Zusammenarbeit, Teamarbeit und Mitarbeiterbeteiligung. Sie strebt nach einer freundlichen und familienähnlichen Arbeitsatmosphäre, in der gegenseitige Unterstützung und persönliche Interaktionen im Vordergrund stehen.
- **Adhokratie-Kultur**: Hier steht die Förderung von Kreativität, Innovation und Risikobereitschaft im Mittelpunkt. Mitarbeitende werden ermutigt, neue Ideen zu entwickeln und Veränderungen zu initiieren. Flexibilität und Anpassungsfähigkeit sind Schlüsselaspekte dieser Kultur.
- **Marktkultur:** Diese Kultur konzentriert sich auf Wettbewerb, Leistungsorientierung und Ergebnisse. Ziele und Kundenorientierung sowie Effizienz und Wettbewerbsfähigkeit sind hier von zentraler Bedeutung.
- **Hierarchie-Kultur:** Stabilität, Kontrolle und klare Hierarchien prägen diese Kultur. Prozesssicherheit, definierte Verantwortlichkeiten und strukturierte Arbeitsabläufe sind charakteristisch.

Das OCAI zielt darauf ab, die zugrundeliegenden Werte, Überzeugungen und Verhaltensweisen in einer Organisation zu identifizieren und zu messen. Laut David et al. (2018) wird das OCAI als zuverlässiges und valides wissenschaftliches Instrument zur Erfassung der Organisationskultur betrachtet. Es misst die Kultur in 6 Dimensionen und wird genutzt, um die bestehende Kultur zu erfassen und gezielte Interventionen zur Veränderung der Organisationskultur zu planen. Die spezifischen Kulturfaktoren einer Just Culture oder Sicherheitskultur werden nur unvollständig und indirekt erfasst. Inwiefern das OCAI oder adaptierte Versionen bereits in deutschsprachigen Krankenhäusern eingesetzt wurde, ließ sich anhand der verfügbaren Literatur nicht recherchieren. Prinzipiell stehen auch noch weitere Instrumente wie beispielsweise der Safety Attitudes Questionaire (SAQ) oder der Patient Safety Climate in Healthcare Organization (PSCHO) zur Verfügung mit denen die jeweiligen Einstellungen und Handlungen von Mitarbeitenden bezüglich der Patientensicherheit erfasst werden können.

9.1.4 Goldstandard in der Datenerhebung: Die Kombination von quantitativen und qualitativen Methoden

Die Auswahl des Fragebogens spielt für die Ergebnisse eine entscheidende Rolle (David et al. 2018). Für eine umfassende Erhebung kann eine Kombination verschiedener Methoden oder Instrumente sinnvoll sein. Beispielsweise könnten HSPSC oder JCAT mit dem OCAI kombiniert oder durch Beobachterinterviews und qualitative Befragungen ergänzt werden. Für die quantitative Erhebung bietet es sich aufgrund des breiten Spektrums von quantitativ messbaren Dimensionen einer Sicherheitskultur an, den bereits vielfach eingesetzten HSPSC zu nutzen.

Die Verknüpfung quantitativer und qualitativer Erhebungsmethoden wird als Goldstandard betrachtet. Qualitative Erhebungen ermöglichen es, Details präziser zu erfassen und zusätzliche Handlungsfelder durch die Mitarbeitenden zu identifizieren. Ein Nachteil der Kombination unterschiedlicher Methoden ist jedoch der erhöhte Zeitaufwand, besonders in Anbetracht begrenzter zeitlicher Ressourcen. Unabhängig davon ist es empfehlenswert, die Mitarbeitenden selbst Handlungsbedarf in spezifischen Bereichen erkennen und einzelne Kulturaspekte hervorheben zu lassen. Zudem kann es vorteilhaft sein, eine erste Befragung und Analyse ohne vorherige Ankündigung eines Veränderungsprozesses durchzuführen, um Voreingenommenheit und Framing seitens der Mitarbeitenden zu vermeiden.

9.1.5 Narrative Datenerfassung: Erkennung von Mustern und Trends mithilfe eines innovativen Tools

Beim sogenannten SenseMaker-Tool handelt es sich um ein innovatives Instrument, das für die Sammlung und Analyse narrativer Daten entwickelt wurde. Es basiert auf den Prinzipien der Komplexitätstheorie sowie kognitiven Wissenschaften, welche ein interdisziplinäres Forschungsgebiet sind, das sich mit dem Studium des Geistes und der Intelligenz befasst. Es umfasst Themen wie Wahrnehmung, Denken, Informationsverarbeitung und Lernen. Ziel der kognitiven Wissenschaften ist es, ein umfassendes Verständnis davon zu erlangen, wie mentale Prozesse funktionieren und wie sie unser Verhalten und unsere Fähigkeiten beeinflussen.

Das SenseMaker-Tool wurde von der Cynefin Company um den Wissenschaftler Dave Snowden entwickelt. Es eignet sich besonders für komplexe Umgebungen wie Krankenhäuser, in denen traditionelle Umfrage- und Analysemethoden möglicherweise nicht ausreichen oder nicht alle wichtigen Aspekte erfassen. Oft sind die Zusammenhänge zwischen verschiedenen Faktoren auch so verflochten und dynamisch, dass es schwierig ist, klare Ursache-Wirkungs-Ketten zu bestimmen. Während quantitative Erhebungen auf numerische Daten und qualitative Umfragen auf Beschreibungen und Analysen fokussiert, basiert dieses Instrument auf narrativen

Daten. Mithilfe des Tools werden Geschichten und persönliche Erzählungen gesammelt, die reichhaltige, kontextbezogene Informationen liefern. Während die Daten bei traditionellen Umfragen oft von Anderen interpretiert werden, ermöglicht dieses Instrument den Teilnehmenden, ihre eigenen Geschichten selbst zu interpretieren. Dafür kann die jeweilige Geschichte in einen bestimmten Rahmen, der durch verschiedene Parameter definiert ist, eingeordnet werden. Es können beispielsweise Parameter wie Gerechtigkeit, Vertrauen, Verantwortung, psychologische Sicherheit und organisationales Lernen definiert werden, um gesammelte Erzählungen zu kategorisieren. Der Prozess der Selbstinterpretation ist einzigartig und ermöglicht eine tiefere Einsicht in die Bedeutung der Erzählungen – „employees make sense of their stories". Für Snowden liegt der Kern des Sense Making-Ansatzes darin, inmitten von vielfältigen, komplexen Situationen bestimmte Muster und Trends innerhalb der Organisation zu erkennen.

Als Alternative zu den bereits erwähnten Instrumenten kann dieses Tool ebenfalls genutzt werden, um eine Bestandsaufnahme der aktuellen Organisations- und Sicherheitskultur in einem Krankenhaus durchzuführen. Die Nutzung des Tools umfasst folgende Schritte:

1. **Narrative Datenerfassung:**
   - *Einrichtung einer Plattform:* Zuerst wird eine digitale Plattform eingerichtet, auf der die Mitarbeitenden ihre Geschichten teilen können. Dies könnte über eine spezielle App oder ein Web-Portal erfolgen.
   - *Anleitung und Schulung:* Die Mitarbeitenden werden angeleitet, wie sie ihre Erfahrungen in Form von narrativen Berichten teilen können. Schulungen können dabei helfen, den Mitarbeitenden zu vermitteln, wie sie ihre Geschichten effektiv strukturieren und erzählen.
   - *Erfassung der Geschichten:* Die Mitarbeitenden teilen ihre Erfahrungen zu bestimmten Themen oder Ereignissen. Diese Geschichten können sowohl positive als auch negative Aspekte der Organisationskultur umfassen und Einblicke in die Werte und Verhaltensweisen innerhalb eines Krankenhauses geben.
2. **Selbstinterpretation der Daten:**
   - *Fragen zur Selbstreflexion:* Nachdem eine Geschichte geteilt wurde, beantworten die Mitarbeitenden Fragen, die dazu dienen, die Erzählung in einen Kontext zu setzen. Diese Fragen könnten sich auf Emotionen, Bedeutungszuschreibungen oder Häufigkeiten beziehen.
   - *Erkennung von Mustern:* Durch die Beantwortung dieser Fragen können die Mitarbeitenden Muster in ihren eigenen Erzählungen erkennen und reflektieren, wie diese Erfahrungen einzelne Parameter der Organisationskultur beeinflussen. Diese Herangehensweise stellt sicher, dass die erfasste Kultur nicht nur eine „Top-Down" Ansicht bzw. Interpretation widerspiegelt.
3. **Erstellung von Mustern und Frameworks:**
   - *Analyse und Visualisierung:* Die gesammelten narrativen Daten werden analysiert und in Form von Mustern oder Rahmen visualisiert. Diese Visualisierungen helfen dabei, Trends und Muster in den Daten zu erkennen.
   - *Identifizierung von Handlungsbedarf:* Die Visualisierungen können genutzt werden, um Bereiche zu identifizieren, in denen kultureller Wandel notwen-

dig oder wünschenswert ist. So ergibt sich eine evidenzbasierte Grundlage für die Entwicklung einer Strategie zur Kulturtransformation.

4. **Echtzeit-Feedback und Anpassung:**
   – *Monitoring von Veränderungen:* Eine fortlaufende Datenerfassung ermöglicht es, Veränderungen in Echtzeit zu überwachen. Dies ist entscheidend, um die Wirksamkeit umgesetzter Maßnahmen zu bewerten.
   – *Anpassung von Strategien:* Basierend auf den Erkenntnissen können spezifische Strategien oder Maßnahmen entwickelt und angepasst werden, um die Transformation zu einer Just Culture zu unterstützen.
5. **Entwicklung von Handlungsstrategien:**
   – *Erarbeitung von Maßnahmen:* Auf Grundlage der gewonnenen Erkenntnisse können gezielte Interventionen und Schulungen entwickelt werden, die auf die Förderung und Verankerung der Prinzipien einer Just Culture abzielen.
   – *Umsetzung und Bewertung:* Die entwickelten Maßnahmen werden umgesetzt und regelmäßig bewertet, um ihre Effektivität zu überprüfen und gegebenenfalls Anpassungen vorzunehmen.

Diese Schritte ermöglichen es einem Krankenhaus, ein detailliertes Bild der aktuellen Organisationskultur zu zeichnen, gezielte Maßnahmen zur Verbesserung zu ergreifen und eine Transformation effektiv zu begleiten. Durch das kontinuierliche Erfassen von Geschichten können beispielsweise veränderte Briefings oder die Anwendung von Culture Hacks unmittelbar sichtbar werden. Sofern sich positive Veränderungen ergeben, werden sich beispielsweise Parameter wie Vertrauen und psychologische Sicherheit verschieben und in einem anderen Bereich clustern. Auf diese Weise wird schnell erkennbar, ob eine Interventionsmethode funktioniert und wie effektiv diese ist.

Auch wenn es sich um eine neue Analysemethode handelt, wurde das Tool bereits im medizinischen Kontext genutzt. Der NHS in Großbritannien nutzt das SenseMaker-Tool, um alltägliche Erfahrungen und Perspektiven des Personals systematisch zu sammeln und zu analysieren. Nach Ansicht des NHS hilft der Ansatz dabei, Verbesserungen in komplexen Umgebungen zu unterstützen und die Sicherheit sowie das Wohlbefinden der Mitarbeitenden zu erhöhen (NHS Horizons 2023). In einem Forschungsprojekt der University of Leeds wurde das Instrument verwendet, um die Sicherheit im Operationssaal zu erkunden. Dabei wurden sogenannte „Mikronarrative" – kurze Beschreibungen von Erfahrungen, die eine besondere Bedeutung für den Erzählenden haben – auf mobilen Geräten erfasst. Die Mitarbeitende kodierten ihre Erzählungen am Ende einer Arbeitswoche selbst und gaben damit Einblick in Aspekte wie Verantwortung, Zusammenarbeit und Entscheidungsfindung. Auf diese Weise wurde das Instrument genutzt, um Einblicke in die Herausforderungen und Erfahrungen des Personals zu gewinnen, was wiederum zur Verbesserung der Sicherheit von Patienten und Mitarbeitenden und zur Unterstützung organisatorischer Lernprozesse beiträgt (Rosness et al. 2016).

Die Einrichtung und Nutzung des SenseMaker-Tools erfordern mehr Hintergrundwissen und Aufwand, als typischerweise zur quantitativen oder qualitativen Datenerhebung und Analyse benötigt wird. Da die Verwendung des Instrumentes über das bloße Sammeln und Analysieren von Daten hinausgeht, erfordert es ein tieferes Verständnis dafür, wie komplexe Datenmuster zu identifizieren und zu interpretieren sind. Dafür kombiniert es narrative Datenerhebung, welche normalerweise sehr ressourcenaufwändig ist, mit guter Skalierbarkeit dieser Daten und einer einzigartigen Möglichkeit, die Komplexität sozialer Dynamiken innerhalb sozialer Systeme zu verstehen (Van Der Merwe et al. 2019). Letztendlich ist der zeitliche Aufwand für die Implementierung dieses Tools zunächst umfangreicher, erlaubt aber eine detaillierte und effektive Begleitung von komplexen Transformationsprozessen, wie die Veränderung der Organisationskultur im Krankenhaus.

9.2 Evolution statt Revolution: Der Weg zur Just Culture-orientierten Krankenhauskultur

Die Organisationskultur eines einzelnen Krankenhauses ist so einzigartig wie seine DNA. Genauso wie die biologische DNA die genetische Information eines Organismus trägt und seine Entwicklung und Eigenschaften bestimmt, definieren die grundlegenden Werte, Normen und Verhaltensweisen eines jeden Krankenhauses seine Kultur und Identität.

Trotz dieser Einzigartigkeit gibt es dennoch gemeinsame Merkmale, die in den meisten Krankenhäusern zu finden sind (Ferguson und Fakelmann 2005). Dazu gehören Überschneidungen zwischen der Organisations- und Sicherheitskultur sowie das Vorhandensein einer mehr oder weniger ausgeprägten Just Culture. Die etablierte Organisationskultur eines Krankenhauses, die teilweise sicherlich nicht mehr zeitgemäß ist, ist nicht zwangsläufig nur negativ. Sie bietet den Mitarbeitenden Identität, Struktur und Stabilität. Daher sollte eine historisch gewachsene Organisationskultur durch einen evolutionären Prozess verändert werden, wobei die Mitarbeitenden aktiv einbezogen werden und die Kultur kontinuierlich weiterentwickelt wird (Lippmann et al. 2019; Schein und Schein 2019). Eine Weiterentwicklung erfolgt immer auch automatisch, aber eben oft in die falsche Richtung. Daher sollte eine aktive, evolutionäre Weiterentwicklung das Ziel sein. Weder eine große Revolution noch die Akzeptanz des Status quo löst die diskutierten Probleme.

Ein weiterer Ansatz schlägt vor, Kultur als einen Prozess zu betrachten, in dem Spannungen zwischen verschiedenen sozialen Werten aufgelöst werden (Nurok und Lee 2019). In einem Krankenhaus könnte das bedeuten, dass Konflikte und Herausforderungen im Arbeitsumfeld als Teil eines dynamischen Prozesses angesehen werden. Dieser Ansatz erkennt an, dass in einer Organisation wie einem Krankenhaus, wo unterschiedliche Professionen und Perspektiven aufeinandertreffen, unweigerlich Spannungen und Konflikte entstehen. Diese werden nicht als Störungen, sondern als normale und sogar notwendige Teile eines Prozesses gesehen, in dem kontinuierlich an der Ausbalancierung und Integration unterschiedlicher Werte, Überzeugungen und Praktiken gearbeitet wird. Dadurch kann die Kultur in einem Krankenhaus als ein sich ständig entwickelnder Prozess verstanden werden, der Flexibilität und Anpassungsfähigkeit fördert. Eine solche Herangehensweise erkennt an, dass die Organisationskultur ein lebendiges, sich ständig veränderndes Konstrukt ist, das maßgeblich die Effektivität und das Wohlbefinden innerhalb einer Organisation beeinflusst.

9.2.1 Vielfältige Herausforderungen

> „Sie müssen die Kultur Ihrer Organisation nicht in ihrer Gesamtheit ändern. Das können Sie ohnehin nicht. Akzeptieren Sie die Vielfalt, die Inkohärenz und die Tatsache, dass sie nur teilweise kontrollierbar ist." (Dekker 2023)

Dieses Zitat hebt die Schwierigkeit hervor, die gesamte Kultur einer Organisation ändern zu wollen. Es betont die Notwendigkeit, die Komplexität, Diversität und die partielle Unkontrollierbarkeit der Organisationskultur anzuerkennen:

- **Anerkennung der Diversität:** Jede Organisation besteht aus einer Vielfalt an Individuen und Gruppen mit unterschiedlichen Werten und Verhaltensweisen. Diese Diversität spiegelt sich in der Organisationskultur wider und sollte anerkannt und geschätzt werden, anstatt sie zu vereinheitlichen.
- **Akzeptanz kultureller Inkohärenzen:** Organisationskulturen können widersprüchlich und inkohärent sein, da sie durch verschiedene historische, soziale und strukturelle Faktoren geprägt sind. Diese Inkohärenzen sind Teil der Organisationskultur und sollten als solche akzeptiert werden.
- **Eingeschränkte Steuerbarkeit der Kultur:** Obwohl bestimmte Aspekte der Organisationskultur beeinflussbar sind, bleibt die Gesamtkultur zum Teil unkontrollierbar. Externe und interne Einflüsse, individuelle Interpretationen und Handlungen prägen die Kultur und tragen zu ihrer Dynamik bei.

Diese Einsichten sind entscheidend für einen erfolgreichen Kulturwandel. Sie ermutigen die Leitungsebene, eine realistische Sichtweise zu entwickeln, die die Komplexität, Diversität und teilweise Unkontrollierbarkeit der Organisationskultur anerkennt. Ein solcher Ansatz betont die Bedeutung von Empathie, Flexibilität und einer inklusiven Haltung gegenüber den verschiedenen Facetten der Organisationskultur.

In Veränderungsprozessen, besonders in komplexen Organisationen wie Krankenhäusern, ist die aktive Beteiligung verschiedener Mitarbeitergruppen entscheidend. Der Übergang zu einer neuen Organisationskultur bringt oft Unsicherheit und Herausforderungen mit sich und es erfordert von allen Beteiligten, insbesondere von der Krankenhausleitung und dem leitenden Personal, die Bereitschaft, ihre Komfortzone zu verlassen und etablierte Arbeitsweisen zu hinterfragen.

9.2.2 Gemeinsam gestalten: Macht-, Fach- und Prozesspromotoren im Krankenhaus

Um einen effektiven Veränderungsprozess in einer klinischen Umgebung zu fördern, ist die Bildung einer Gruppe aus Macht-, Fach- und Prozesspromotoren empfehlenswert, wie es das Promotorenmodell von Hauschildt et al. (1999) und Witte (1973) vorsieht. Dieses Modell hilft, Willens- und Fähigkeitsbarrieren zu überwinden:

- **Machtpromotoren:** In einem Krankenhaus sind dies beispielsweise Personen auf CEO, CFO oder CMO-Positionen oder Geschäftsführer. Auf medizinischer Seite ärztliche Direktoren und Chefärzte. Sie unterstützen den Veränderungsprozess durch ihre hierarchisch legitimierte Macht und durch Überzeugungsarbeit. Ihre Rolle ist entscheidend, um organisatorische Hindernisse zu beseitigen und die notwendigen Ressourcen bereitzustellen.
- **Fachpromotoren:** Dies sind weitere erfahrene Ärzte oder Personal mit entsprechenden Zusatzqualifikationen oder spezifischem Fachwissen, die den Veränderungsprozess durch Weitergabe ihres Wissens und ihrer Erfahrungen unterstützen. Sie fungieren als Mentoren und Lehrer und bringen wichtige technische oder fachliche Kompetenzen ein.
- **Prozesspromotoren:** In der Klinik sind dies Personen aus dem Qualitätsmanagement oder dem Organisationsentwicklungsbereich sein. Sie begleiten den Veränderungsprozess durch ihr Wissen über die Organisationsstruktur und sorgen für die Koordination und Verbindung zwischen den verschiedenen Promotorengruppen.

Ärztliches Personal sollte explizit aktiv in den Transformationsprozess einbezogen werden und sich darauf konzentrieren können, ohne dass dies mit zusätzlicher, meist unbezahlter Arbeit einhergeht. In einer von ökonomischen Zwängen geprägten Gesundheitsversorgung, in der zeitliche und finanzielle Ressourcen begrenzt sind, stellt dies eine besondere Herausforderung dar. Um dieser Herausforderung zu begegnen, ist es wichtig, dass das Management die vielfältigen Vorteile einer Just Culture versteht und die Teilnahme am Transformationsprozess fördert.

Es ist unabdingbar, möglichst viele Interessengruppen, sowohl Befürworter als auch Skeptiker, in den Transformationsprozess in Richtung Just Culture einzubeziehen (Forster et al. 2019). Obwohl die Abstimmung und Koordination von Handlungen dadurch komplexer werden, kann der Einbezug von Betriebsräten und Gewerkschaften das Veränderungsmomentum verstärken. Insbesondere bei Initiativen, die auf die Verbesserung des Wohlbefindens und der Sicherheit der Mitarbeitenden abzielen, ist eine breite Unterstützung auf Arbeitnehmerseite wahrscheinlich.

9.2.3 Von der Routine zum Wandel: Flexible Kulturtransformation im Krankenhaus

Die Konzentration auf bestimmte Kulturfaktoren wie Gerechtigkeit, Vertrauen, psychologische Sicherheit, Verantwortung und Lernen macht den Veränderungsprozess einer Organisationskultur konkret und umsetzbar (Herget 2020). Es gibt klare Ziele, in welche Richtung die Kultur weiterentwickelt werden soll. Stefan Kühl, Professor für Organisationssoziologie, beschreibt 3 verschiedene Ansätze zur allgemeinen Veränderung der Organisationskultur (Kühl 2018):

1. **Veränderung der Formalstruktur:** Hier wird die Organisationskultur durch Anpassungen der formellen Strukturen beeinflusst, wie Hierarchien, Kommunikationskanäle, Verantwortlichkeiten, Regeln und Prozesse. Neue Handlungsanweisungen und Regeln werden definiert, wobei ihre Effektivität davon abhängt, ob sie tatsächlich gelebt werden.
2. **Formalisierung von Erwartungen und Handlungen:** Dieser Ansatz zielt darauf ab, Prozesse und Verhaltensweisen in einer Organisation klar zu definieren und zu standardisieren. Diese Formalisierung kann Orientierung und Sicherheit bieten, birgt aber auch die Gefahr einer Zunahme an Bürokratie und einer Einschränkung der Flexibilität. In einem dynamischen Krankenhausumfeld kann eine übermäßige Formalisierung zu Starrheit führen und die Funktionalität beeinträchtigen. Zunehmende Formalisierung kann auch zu Umgehungsverhalten und Regelverletzungen führen.
3. **Verzicht auf umfassende Formalisierung:** In Anbetracht der Dynamik und des Kontextes eines Krankenhauses kann es sinnvoll sein, zunächst von einer umfassenden Formalisierung abzusehen. Dies ermöglicht:
   – *Flexibilität und Anpassungsfähigkeit:* Eine zu starke Formalisierung kann die Fähigkeit einer Organisation, sich flexibel an neue Anforderungen anzupassen, beeinträchtigen.
   – *Förderung einer offenen Kultur:* Eine zu starke Formalisierung kann Kreativität und offene Kommunikation behindern. Ein gewisses Maß an Flexibilität ermutigt zur Ideenentwicklung und Innovation.
   – *Anpassung an die bestehende Kultur:* In Organisationen mit einer starken informellen Kultur kann eine zu schnelle Formalisierung Widerstand hervorrufen. Ein schrittweiser Ansatz, der auf bestehenden informellen Normen aufbaut, kann die Integration neuer Praktiken erleichtern.

Formalisierung bezieht sich auf das Ausmaß, in dem Regeln, Verfahren, Anweisungen und Kommunikation in einer Organisation schriftlich festgelegt sind. Es geht darum, wie stark die Strukturen und Prozesse formal definiert und dokumentiert sind. Formalisierung legt fest, wie Tätigkeiten ausgeführt werden sollen und beinhaltet oft ein detailliertes Regelwerk und Richtlinien.

Im dritten Ansatz werden bewährte Alltagsroutinen zu Zielen gemacht und gemeinsam definiert, wobei ein gewisses Maß an Abweichung toleriert wird, um die Funktionalität der Organisation zu erhalten. Dies wird als organisationale Klugheit und funktionale Regelabweichung bezeichnet, was für die Funktionalität eines komplexen Krankenhausumfeldes notwendig ist (Kühl 2020).

Grundsätzlich ist eine Formalisierung zur Standardisierung (Vereinheitlichung von Prozessen) natürlich hilfreich, damit die gleichen Aufgaben auf die gleiche Weise durchgeführt werden, unabhängig davon, wer sie ausführt. Für die Akzeptanz darf aber nicht ungezielt und „mit der Gießkanne" formalisiert werden. Im Konzept zur Transformation in Richtung Just Culture, das in Kap. 10 behandelt wird, erfolgt die formale Verankerung neuer Kulturaspekte erst am Ende des gesamten Prozesses.

9.3 Kotter-Konzept in der Praxis: Bewährte Strategie für den Wandel

Es gibt verschiedene Ansätze zur Veränderung der Organisationskultur, wobei es kaum das eine, perfekt passende Konzept gibt (Bremer 2012; Cameron und Quinn 2011; Kotter 2012). Während die Ansätze von Bremer sowie Cameron und Quinn auf dem OCAI basieren, scheint die Kombination des SenseMaker-Tools, der HSPSC oder des JCAT mit einem anderen Konzept zur Implementierung einer Just Culture im Krankenhausumfeld geeigneter.

Dieses 8-stufige Konzept wurde von John Kotter, einem weltweit anerkannten Experten für Führung und Organisationsveränderung, entwickelt. Es gilt als eines der bekanntesten Modelle für Veränderungen und wird als erfolgreiche Formel für Veränderungsprozesse angesehen (Mento et al. 2002; Phelan 2005). Basierend auf seiner Praxis und Forschung adressiert es 8 kritische Fehler, die oft zum Scheitern von Transformationen führen, und hilft, Widerstand zu minimieren, Akzeptanz zu fördern und eine nachhaltige Umgestaltung zu erreichen. Kotters Ideen haben sich in verschiedenen Industrien und Kulturen bewährt (Appelbaum et al. 2012).

Das Konzept wurde auch im medizinischen Bereich angewendet und als nützlich befunden (Baloh et al. 2018). So wurde es beispielsweise bei der Einführung von kurzen Teambesprechungen (Team Huddles) eingesetzt und zeigte gute Ergebnisse, selbst wenn einige der 8 Schritte übersprungen wurden. Es wird betont, dass das Modell nach Anpassung an die spezifischen Bedürfnisse einer Organisation effektiv ist, aber eine Veränderung auf verschiedenen Organisationsebenen erfordert (Pollack und Pollack 2015).

In einem anderen Veränderungsprozess zur Verbesserung des Berichtswesens über Medikationsfehler wurde das Kotter-Modell mit dem Führungsmodell von Hersey & Blanchard kombiniert (Hersey et al. 2013). Dabei wurde das Modell als zu allgemein und nicht detailliert genug angesehen, insbesondere in Bezug auf verschiedene Hierarchieebenen und die Diversität der Mitarbeitenden (Mohiuddin und Mohteshamuddin 2020). Kritisiert wurde auch, dass das Modell zwar Schritte beschreibt, aber nicht detailliert aufzeigt, wie diese umzusetzen sind (Pfeifer et al. 2005). Kotter selbst stellt in seinem Buch „The Heart of Change" fest, dass das Modell viele wichtige Fragen offenlässt, insbesondere im Hinblick auf die Veränderung menschlichen Verhaltens.

Appelbaum et al. (2012) betrachten das Kotter-Modell in ihrem 15-Jahres-Rückblick als empfehlenswert, intuitiv und praktikabel für die Planung und Implementierung von Veränderungen. Das Modell wird als guter Startpunkt angesehen, der die Erfolgswahrscheinlichkeit erhöht, aber keinen Erfolg garantiert.

Pollack und Pollack (2015) und Raineri (2011) heben hervor, dass das Modell einen starken Fokus auf Leadership und Organisationskultur legt. Insbesondere der Leadership-Fokus ist für die evolutionäre Weiterentwicklung der Organisationskultur entscheidend. Aus diesem Grund eignet es sich besonders für die Einführung einer Just Culture durch neue Leadership-Ansätze im medizinischen Bereich. Die oben kritisierte, fehlende detaillierte Beschreibung und Konkretisierung der einzelnen Schritte, erfolgt in Kap. 10 dieses Buches.

9.4 Schlüsselaspekte einer Just Culture im Krankenhaus

Das in Kap. 10 aufgeführte Konzept skizziert die Schritte zur Implementierung einer Just Culture in einem Krankenhaus. Um dieses Konzept effektiv umzusetzen, ist es wesentlich, sich die Schlüsselaspekte und Zusammenhänge aus den vorangegangenen Kapiteln ins Gedächtnis zu rufen. Hier eine kurze Rekapitulation dieser Punkte:

9.4.1 Mitarbeitende im Fokus: Der Schlüssel zu einer erfolgreichen Organisationskultur

▶ Für eine optimale medizinische Versorgung ist es wesentlich, den Schwerpunkt auf die Mitarbeitenden und ihre Denk-, Verhaltens-, Interaktions- und Kommunikationsweisen zu legen. Durch die aktive Gestaltung der zugrundeliegenden Organisationskultur können bestehende und zukünftige Herausforderungen erfolgreich bewältigt werden.

Krankenhäuser sind durch eine spezifische medizinische Organisationskultur geprägt, die die Einstellungen und Verhaltensweisen der Mitarbeitenden widerspiegelt und gleichzeitig beeinflusst. Oft wird die Organisationskultur jedoch übersehen, ihre Auswirkungen nicht verstanden oder unterschätzt, wodurch ihrer Gestaltung in medizinischen Einrichtungen bisher wenig Aufmerksamkeit geschenkt wird (Kap. 3). Bei angemessener Priorisierung und ernsthafter Herangehensweise kann die Gestaltung der Organisationskultur jedoch nachweisliche Verbesserungen für die gesamte Organisation mit sich bringen. Veränderungen in der Organisationskultur, die direkt die Mitarbeitenden betreffen, haben auch Auswirkungen auf die Leistungsfähigkeit und Sicherheit der Organisation. Medizinische Einrichtungen und Organisationen aus anderen Bereichen, die einen Veränderungsprozess eingeleitet haben, bestätigen diese Zusammenhänge (Kap. 6 und 7). Daher sollten neben Investitionen in die medizinische Ausstattung auch Investitionen in die Organisationskultur fließen, um sowohl aktuelle als auch zukünftige Herausforderungen effektiv zu bewältigen.

9.4.2 Positive Effekte auf Mitarbeitende und Patientenversorgung

▶ Die Organisationskultur spielt eine entscheidende Rolle für das Wohlbefinden und Engagement der Mitarbeitenden. Eine Just Culture trägt dazu bei, organisatorische Belastungen zu verringern und unterstützt die Erfüllung der Bedürfnisse der Mitarbeitenden, was wiederum für den Erfolg einer medizinischen Organisation ausschlaggebend ist.

Eine Just Culture, als integraler Bestandteil der Organisations- und Sicherheitskultur, hat nachweislich positive Auswirkungen auf die Mitarbeitenden eines Krankenhauses. Die Förderung von Verantwortung, Vertrauen, psychologischer Sicherheit und

Gerechtigkeit ist entscheidend für einen konstruktiven Umgang mit Fehlern und unerwünschten Ereignissen (Kap. 5). Durch eine vertrauensvolle und gerechte Interaktion und Kommunikation werden nicht nur die Bedürfnisse der Mitarbeitenden erfüllt, sondern auch deren Wohlbefinden und Engagement gesteigert. Dies hat wiederum positive Auswirkungen auf die Effizienz und Produktivität der Mitarbeitenden sowie auf die Sicherheit und Effektivität der gesamten Organisation (Kap. 7).

9.4.3 Neue Leadership-Ansätze: Wegbereiter einer Just Culture

▶ Die Implementierung neuer Leadership-Ansätze im medizinischen Bereich ist entscheidend, um die Organisationskultur erfolgreich in Richtung einer Just Culture zu entwickeln. Diese modernen Ansätze fördern wesentliche Elemente einer Just Culture, wie Vertrauen, psychologische Sicherheit, Verantwortung, Gerechtigkeit sowie das Lernen aus Fehlern und unerwünschten Ereignissen, und werden zu Schlüsselkomponenten des Führungsverständnisses im Krankenhaus.

Krankenhäuser sind historisch bedingt oft noch von einem positions- und hierarchieorientierten sowie heroischen Führungsverständnis geprägt (Kap. 2). Dies führt neben externen auch zu internen Belastungsfaktoren für die Mitarbeitenden. Um die Ziele einer Just Culture zu erreichen, ist die Art der Führung auf verschiedenen Ebenen von großer Bedeutung (Kap. 4). Leadership ist dabei eher ein soziales Phänomen und wird von unterschiedlichen Mitarbeitenden auf verschiedenen Ebenen ausgeübt. Ansätze wie Transformational und Humble Leadership gelten als Voraussetzung für den Ansatz von Shared Leadership. Die Leadership-Ansätze spielen bei der Entwicklung einer Just Culture im Krankenhaus eine zentrale Rolle und stellen gleichzeitig eine der größten Herausforderungen dar.

9.4.4 Gezielte Kulturtransformation: Nutzung bestehender Erkenntnisse und Umsetzung spezifischer Kulturaspekte

▶ Für eine Veränderung in Richtung einer Just Culture können bestehende Erkenntnisse zur Gestaltung der Organisationskultur herangezogen werden, wobei die Bedürfnisse der Mitarbeitenden im Mittelpunkt stehen sollten. Effektive Interventionen und Vorbilder sind für einen erfolgreichen Veränderungsprozess unerlässlich.

Im Kap. 8 werden vielfältige Aspekte für eine erfolgreiche Gestaltung der Organisationskultur aufgeführt, die auch für Just Culture-Initiativen in medizinischen Einrichtungen relevant sind. Ein entscheidender Vorteil einer Just Culture ist, dass sich spezifische Kulturaspekte identifizieren und gezielt gestalten lassen. Verschiedene Ansätze, wie die Berücksichtigung systemischer Perspektiven, sozialpsychologischer Aspekte und angemessener Kommunikation, können gezielt auf die spezifischen Herausforderungen in einem Krankenhaus angewendet werden. Durch die Anwendung sogenannter Culture Hacks lassen sich abstrakte Kultureigenschaften direkt im Arbeitsalltag integrieren und verankern.

9.4.5 Kotters 8-Stufen-Konzept: Ein praktikabler und vielversprechender Leitfaden

▶ Eine erfolgreiche Veränderung der Organisationskultur erfordert ein bewährtes, verständliches und praktikables Konzept. Hier bietet sich der 8-stufige Prozess von Kotter an, der in jeder Phase spezifische, kritische Fehler bei der Veränderung der Organisationskultur thematisiert.

In einem Krankenhaus sind die zeitlichen und finanziellen Ressourcen für Veränderungsprozesse oftmals begrenzt (Kap. 3). Deshalb ist ein klar nachvollziehbarer, verständlicher und erprobter Ansatz für eine erfolgreiche Umsetzung entscheidend (Kap. 9 und 10). Kotters Ansatz fokussiert sich auf die Schlüsselbereiche Organisationskultur und Leadership und ist sowohl für das Management als auch für leitende und weitere Mitarbeitende auf unterschiedlichen Ebenen verständlich. Etwaiger Widerstand sollte als Gelegenheit für Anpassungen im Veränderungsprozess betrachtet werden, um die Einführung einer Just Culture als Teil der Organisationskultur zu erleichtern. Vertrauen ist sowohl für die Just Culture als auch für den Veränderungsprozess von großer Bedeutung und sollte daher in allen Phasen des Prozesses eine zentrale Rolle spielen.

Literatur

Agency for Healthcare Research and Quality. (2023). *Hospital Survey on Patient Safety Culture.* https://www.ahrq.gov/sops/surveys/hospital/index.html

Appelbaum, S. H., Habashy, S., Malo, J., & Shafiq, H. (2012). Back to the future: Revisiting Kotter's 1996 change model. *Journal of Management Development, 31*(8), 764–782. https://doi.org/10.1108/02621711211253231

Baloh, J., Zhu, X., & Ward, M. M. (2018). Implementing team huddles in small rural hospitals: How does the Kotter model of change apply? *Journal of Nursing Management, 26*(5), 571–578. https://doi.org/10.1111/jonm.12584

Bremer, M. (2012). *Organizational culture change: Unleash your organization's potential in circles of 10.* Kikker Groep.

Cameron, K. S., & Quinn, R. E. (2011). *Diagnosing and Changing Organizational Culture: Based on the Competing Values Framework* (Third edition). Jossey-Bass.

David, S. N. J., Valas, S., & Raghunathan, R. (2018). *Assessing Organization Culture – A Review on the OCAI Instrument.* 7.

Dekker, S. (2023). Stop Blaming: Create a Restorative Just Culture. Independently Published.

Ferguson, J., & Fakelmann, R. (2005). The Culture Factor: *Frontiers of Health Services Management, 22*(1), 33–40. https://doi.org/10.1097/01974520-200507000-00005

Forster, A. J., Hamilton, S., Hayes, T., & Légaré, R. (2019). Creating a Just Culture: The Ottawa Hospital's experience. *Healthcare Management Forum, 32*(5), 266–271. https://doi.org/10.1177/0840470419853303

Gambashidze, N., Hammer, A., Brösterhaus, M., & Manser, T. (2017). Evaluation of psychometric properties of the German Hospital Survey on Patient Safety Culture and its potential for cross-cultural comparisons: A cross-sectional study. *BMJ Open*, *7*(11), e018366. https://doi.org/10.1136/bmjopen-2017-018366

Hauschildt, J., Witte, E., & Witte, E. (Hrsg.). (1999). *Promotoren: Champions der Innovation* (2., erw. Aufl.). Gabler.

Herget, J. (2020). *Unternehmenskultur gestalten: Systematisch zum nachhaltigen Unternehmenserfolg*. Springer Berlin Heidelberg. https://doi.org/10.1007/978-3-662-59501-5

Hersey, P., Blanchard, K. H., & Johnson, D. E. (2013). *Management of organizational behaviour: Leading human resources* (10th ed). Pearson.

Kotter, J. P. (2012). *Leading change*. Harvard Business Review Press.

Kühl, S. (2018). *Organisationskulturen beeinflussen*. Springer Fachmedien Wiesbaden. https://doi.org/10.1007/978-3-658-20197-5

Kühl, S. (2020). *Brauchbare Illegalität: Vom Nutzen des Regelbruchs in Organisationen*. Campus Verlag.

Lippmann, E., Pfister, A., & Jörg, U. (Hrsg.). (2019). *Handbuch Angewandte Psychologie für Führungskräfte: Führungskompetenz und Führungswissen*. Springer Berlin Heidelberg. https://doi.org/10.1007/978-3-662-55810-2

Mento, A., Jones, R., & Dirndorfer, W. (2002). A change management process: Grounded in both theory and practice. *Journal of Change Management*, *3*(1), 45–59. https://doi.org/10.1080/714042520

Mohiuddin, S., & Mohteshamuddin, K. (2020). Combination model for sustainable change by utilizing the Kotter's change model and the Hersey and Blanchard's leadership model for improving medication errors reporting. *Journal of Medical and Allied Sciences*, *10*(1), 25. https://doi.org/10.5455/jmas.76372

NHS Horizons. (2023). *NHS Horizons: Complexity research*. https://www.pslhub.org/learn/improving-patient-safety/human-factors-improving-human-performance-in-care-delivery/techniques/nhs-horizons-complexity-research-r9584/

Nurok, M., & Lee, T. H. (2019). Transforming Culture in Health Care. *New England Journal of Medicine*, *381*(22), 2173–2175. https://doi.org/10.1056/NEJMms1906654

Petschonek, S., Burlison, J., Cross, C., Martin, K., Laver, J., Landis, R. S., & Hoffman, J. M. (2013). Development of the Just Culture Assessment Tool: Measuring the Perceptions of Health-Care Professionals in Hospitals. *Journal of Patient Safety*, *9*(4), 190–197. https://doi.org/10.1097/PTS.0b013e31828fff34

Pfeifer, T., Schmitt, R., & Voigt, T. (2005). Managing change: Quality-oriented design of strategic change processes. *The TQM Magazine*, *17*(4), 297–308. https://doi.org/10.1108/09544780510603152

Phelan, M. W. (2005). Cultural revitalization movements in organization change management. *Journal of Change Management*, *5*(1), 47–56. https://doi.org/10.1080/14697010500036106

Pollack, J., & Pollack, R. (2015). Using Kotter's Eight Stage Process to Manage an Organisational Change Program: Presentation and Practice. *Systemic Practice and Action Research*, *28*(1), 51–66. https://doi.org/10.1007/s11213-014-9317-0

Raineri, A. B. (2011). Change management practices: Impact on perceived change results. *Journal of Business Research*, *64*(3), 266–272. https://doi.org/10.1016/j.jbusres.2009.11.011

Rosness, R., Evjemo, T. E., Haavik, T., & Wærø, I. (2016). Prospective sensemaking in the operating theatre. *Cognition, Technology & Work*, *18*(1), 53–69. https://doi.org/10.1007/s10111-015-0346-y

Schein, E. H., & Schein, P. A. (2019). *The corporate culture survival guide: Culture + change + leadership* (3rd edition). John Wiley & Sons, Inc.

Van Der Merwe, S. E., Biggs, R., Preiser, R., Cunningham, C., Snowden, D. J., O'Brien, K., Jenal, M., Vosloo, M., Blignaut, S., & Goh, Z. (2019). Making Sense of Complexity: Using SenseMaker as a Research Tool. *Systems*, *7*(2), 25. https://doi.org/10.3390/systems7020025

Witte, E. (1973). *Organisation für Innovationsentscheidungen: Das Promotoren-Modell*. O. Schwartz.

10 Konzept zur Einführung einer Just Culture im ärztlichen Bereich eines Krankenhauses

10.1 Umdenken im Gesundheitswesen: Auf dem Weg zu einer Just Culture im Krankenhaus – Warum Veränderung notwendig ist und wie sie gelingen kann

In einem Artikel der Zeitschrift „brandeins" zum Thema „Umdenken" erörtert der Philosoph René Weiland die Idee, dass erst etwas passieren muss, damit etwas passiert (Bergmann und Weiland 2023). Im Gesundheitswesen sind deutliche Herausforderungen zu beobachten: Krankenhäuser stehen vor einem erheblichen Fachkräftemangel und das vorhandene Personal leidet unter Belastungen und hohen Arbeitsanforderungen. Obwohl es Fortschritte bei der Implementierung einzelner Werkzeuge gibt, bleibt der Gesamtfortschritt in Bezug auf die Sicherheitskultur begrenzt. Die Notwendigkeit für eine Transformation der Organisationskultur war vermutlich noch nie so dringend. Allerdings führt das Bewusstsein um vielfältige Probleme nicht automatisch zu Handlungen. Es entsteht häufig das Paradox, dass die Wahrscheinlichkeit für individuelles Handeln sinkt, je größer die Anzahl derer ist, die von einem Problem wissen. Eine Frage wie „Warum sollten wir etwas ändern, wenn es sonst niemand tut?" verdeutlicht diese Herausforderung.

Flugzeugabstürze sind äußerst seltene Ereignisse. Wenn sie geschehen, entstehen oft dramatische und emotional bewegende Bilder, die sowohl aufgrund der allgemeinen Faszination für die Luftfahrt als auch wegen des potenziell hohen Schadensausmaßes mit vielen Verletzten oder Toten, ein großes mediales Interesse hervorrufen.

Im Gegensatz dazu steht der Alltag im Gesundheitswesen, wo Krankheit, Verletzung und Tod eine ständige Präsenz darstellen. Ist man sich bei einem Flugzeugabsturz einig, dass dieser nicht hätte passieren dürfen, kann man diese Aussage naturgemäß beim Tod einer Patientin oder eines Patienten im Krankenhaus so nicht tätigen. Der Tod ist für jeden Menschen früher oder später unvermeidbar. Die Frage ist, wie häufig es im Krankenhaus vorkommt, dass trotz der hohen Motivation aller Mitarbeitenden adäquat für ihre Patienten zu sorgen, Schädigungen und Todesfälle eintreten, die zum Zeitpunkt ihres Eintretens mit den jeweils verfügbaren Ressourcen

© Der/die Autor(en), exklusiv lizenziert an Springer-Verlag GmbH, DE, ein Teil von Springer Nature 2024
J. Bresser, *Just Culture im Krankenhaus*,
https://doi.org/10.1007/978-3-662-69080-2_10

vermeidbar gewesen wären. Auch wenn das subjektive Gefühl, dieses Problem eventuell als nicht sehr bedeutend erscheinen lässt, spricht die Literatur diesbezüglich anhand konkreter Zahlen eine eindeutige Sprache. Dabei geht es um Todesfälle und Verletzungen, die durch wiederholte Fehler entstehen, aus denen keine Lehren gezogen wurden. Laut der Clinical Human Factors Group in England sind in den NHS-Einrichtungen wöchentlich etwa 230 Todesfälle vermeidbar, was jährlich etwa 12.000 Todesfällen entspricht. Ähnlich verhält es sich in Deutschland, wo das Aktionsbündnis Patientensicherheit jährlich auf rund 20.000 vermeidbare Todesfälle hinweist, was in Relation zur Bevölkerungsgröße vergleichbare Ausmaße annimmt.

Diese „Opferzahlen" entsprechen allein für Deutschland ca. 55 vollbesetzten Jumbojets pro Jahr, was etwa einem wöchentlichen Absturz entsprechen würde. Dies wäre das garantierte Ende der betroffenen Fluggesellschaft und würde die gesamte Zivilluftfahrt vor immense Herausforderungen stellen. Ein weiter so könnte und würde es nicht geben, weil niemand mehr fliegen würde.

Im Gesundheitswesen hingegen werden Todesfälle aufgrund von Fehlern oft als tragische Einzelfälle in Krankenhäusern betrachtet. Der Grund dafür liegt mit darin, dass die „Trümmer" scheinbar zusammenhanglos über das ganze Land verteilt sind und die Medien das gesamte Ausmaß nicht so eindrücklich darstellen, wie bei einem lokalen Ereignis mit vielen Toten.

Die erkennbare Spitze dieses Eisbergs wird durch die Gutachterkommissionen und Schlichtungsstellen der Landesärztekammern bewertet, mit dem Ziel, Fehlerhäufigkeiten zu identifizieren und Fehlerursachen auszuwerten. Die Bundesärztekammer veröffentlicht jährlich statistische Erhebungen zu Behandlungsfehlern. Im Jahr 2020 wurden etwa 10.000 vermutete Behandlungsfehler bewertet, von denen 20 %, also 2000 bestätigt wurden. Davon führten gut 1600 zu leichten bis schweren Schäden und etwas über 100 zum Tod (Bundesärztekammer 2023). Schätzungen des medizinischen Dienstes der Krankenkassen und Daten aus Krankenhäusern legen nahe, dass die tatsächliche Zahl bis zu 30-mal höher sein könnte. Selbst wenn diese Schätzungen überhöht sein mögen, ist das Ausmaß der Probleme groß genug, um Handlungen zu erfordern.

Während diese Zahlen für das medizinische System und unbetroffene Menschen eher abstrakt bleiben, sind sie nicht nur für die betroffenen Angehörigen, sondern auch für das medizinische Personal (siehe Second Victim Phänomen, Kap. 5) von dramatischer Relevanz. Der Wunsch der Betroffenen nach einem Veränderungsprozess, welcher derartige Ereignisse weniger wahrscheinlich macht, ist damit mehr als nachvollziehbar.

Für den Erfolg dieses Veränderungsprozesses ist es wichtig zu verstehen, dass nicht nur diese Gruppe im Speziellen, sondern ebenso alle anderen Mitarbeitenden und damit die gesamte Organisation von einer Transformation profitieren würden. Der zugrundeliegende Mechanismus baut darauf, dass die unerwünschten und zukünftig zu verhindernden Todesfälle nicht isoliert zu betrachten sind. Sie sind „nur" das am deutlichsten sichtbare Merkmal einer Organisationskultur, die es ihren Mitarbeitenden, wie in den vorherigen Kapiteln gezeigt, an vielen Stellen schwerer macht, als sie es verdient haben.

Wie jeder Einzelne zu einem sichereren System beiträgt, ist oft schwer nachvollziehbar. Die Implementierung einer Just Culture stellt in diesem Zusammenhang, wie bereits an anderer Stelle beschrieben, ein solides Grundgerüst dar, dass diesem komplexen und dynamischen Veränderungsprozess zuverlässig Orientierung bieten kann. Ein entsprechendes Konzept zielt darauf ab, die Krankenhausleitung, einschließlich CEO, CFO, Chief Medical Officer (CMO), Klinikdirektoren und Chefärzten, für diesen Prozess zu motivieren. In der WorkSafeMed-Studie, die die Arbeits- und Patientensicherheitskultur im Krankenhaus beleuchtet, wird die Unterstützung der Krankenhausleitung als übergeordneter Prädiktor mit wesentlichem Einfluss auf die Kultur gesehen (Wagner et al. 2020). Diese Schlüsselfiguren, in Kooperation mit der Verwaltung, haben außerdem die Macht, Ressourcen für das Projekt freizugeben.

Darüber hinaus ist das Konzept so gestaltet, dass es auch andere Krankenhausmitarbeitende ermutigt, sich aktiv an der Veränderung und Weiterentwicklung zu beteiligen. Die Werte einer Just Culture, wie Verantwortung, Vertrauen, psychologische Sicherheit, Gerechtigkeit und Lernen, sind nicht nur Ziele, sondern wesentliche Bestandteile des Veränderungsprozesses selbst. Dabei benötigt der Prozess die gemeinschaftliche Anstrengung aller, vom CEO bis hin zu den ärztlichen Mitarbeitenden in der Ausbildung.

10.2 3-Phasen-Ansatz zur Transformation Richtung Just Culture im ärztlichen Bereich eines Krankenhauses

Der 8-stufige Veränderungsprozess ist ein umfassender Rahmen für die Transformation der Organisationskultur in Richtung einer Just Culture. Dieser Prozess wird in 3 Hauptphasen unterteilt (Abb. 10.1):

1. **das Schaffen eines Klimas für Veränderung,**
2. **das Einbinden und Befähigen der Organisation,**
3. **die Implementierung und Aufrechterhaltung der Veränderung.**

Jede Phase umfasst spezifische Schritte, die darauf abzielen, den Veränderungsprozess effektiv zu gestalten und nachhaltig zu verankern (Abb. 10.2).

1. **Schaffen eines Klimas für Veränderung (Schritte 1–3):**
   - *Dringlichkeit aufzeigen*: Hier wird die Notwendigkeit für eine Just Culture im Krankenhaus betont, möglicherweise durch das Aufzeigen von Fällen, in denen eine fehlende Just Culture zu negativen Ergebnissen geführt hat.
   - *Führungskoalition aufbauen*: Schlüsselpersonen innerhalb des Krankenhauses, die die Werte einer Just Culture unterstützen und fördern, werden zusammengebracht, um den Wandel zu leiten.
   - *Vision und Strategie entwickeln*: Entwicklung einer klaren Vision, wie eine Just Culture im Krankenhaus aussehen sollte, einschließlich spezifischer Strategien, um dorthin zu gelangen.

Abb. 10.1 Die 3 Hauptphasen der Veränderung

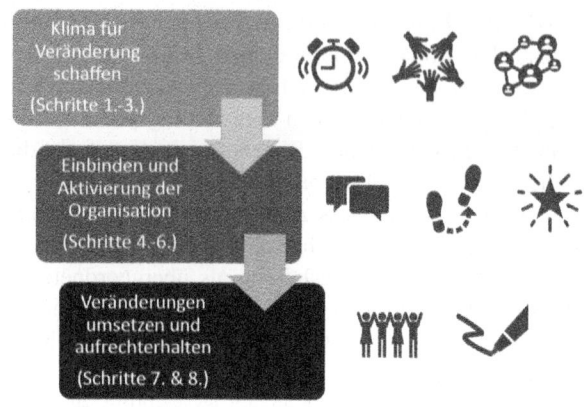

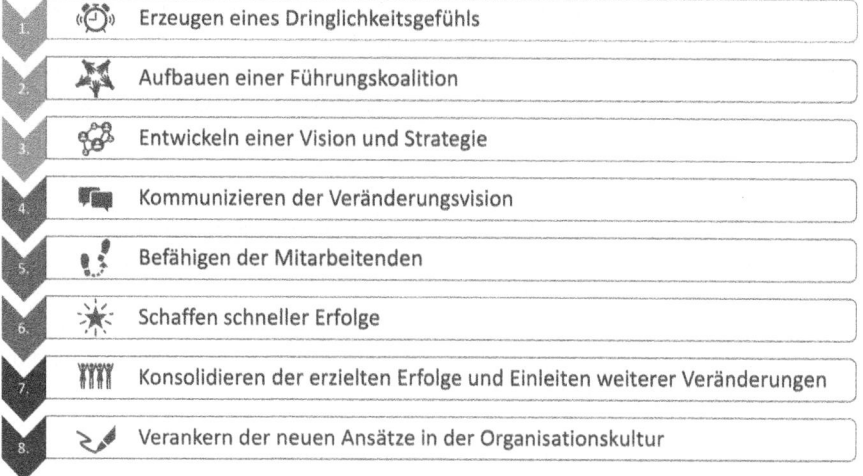

Abb. 10.2 Gesamtübersicht aller 8 Schritte

2. **Einbinden und Befähigen der Organisation (Schritte 4–6):**
   - *Die Vision kommunizieren*: Kommunikation der Just Culture-Ziele und -Strategien auf verschiedene Wege an alle Personalebenen, um Verständnis und Unterstützung zu gewinnen.
   - *Hindernisse beseitigen*: Identifizierung und Beseitigung von Barrieren, die einer Just Culture im Wege stehen könnten, wie beispielsweise vorhandene Strukturen, fehlende Fertigkeiten oder ein dysfunktionales Lern- und Berichtsystem
   - *Kurzfristige Erfolge erzielen*: Erzielung und Hervorhebung von frühen Erfolgen, wie zum Beispiel erfolgreiche Fälle von vertrauensvoller Teamarbeit und Kommunikation, um das Vertrauen in den Prozess zu stärken.

3. **Implementierung und Aufrechterhaltung der Veränderung (Schritte 7 und 8):**
   - *Erfolge konsolidieren und weitere Veränderungen einleiten*: Nutzung der anfänglichen Erfolge, um weitere Maßnahmen zu fördern, die die Just Culture unterstützen, wie fortlaufende Schulungen für alle Mitarbeitende.
   - *Neue Ansätze in der Kultur verankern*: Langfristige Integration der Just Culture in die alltäglichen Praktiken und Verhaltensweisen des Krankenhauses, einschließlich der Anpassung von Richtlinien und Verfahren, um die neue Kultur zu unterstützen und zu fördern.

Es ist sowohl wünschenswert als auch erfolgversprechend, die 8 Schritte sequenziell anzuwenden. Während des gesamten Prozesses wird ein kontinuierlicher Druck bestehen, rasch Veränderungen zu erreichen und Ergebnisse zu liefern. Dennoch ist es wichtig, keine Schritte zu überspringen, um Probleme und Widerstände so gering wie möglich zu halten. Alle Beteiligten sollten sich bewusst sein, dass die Transformation der Organisationskultur und die Anwendung dieses Konzeptes mehrere Jahre in Anspruch nehmen können. Zudem ist die Erkenntnis der Notwendigkeit eines Kulturwandels und der echte Wunsch nach einer Transformation hin zu einer Just Culture entscheidend, was den ersten Schritt besonders wichtig macht.

Die methodische Vorgehensweise ermöglicht es Krankenhäusern, Veränderungen der Kultur systematisch und effektiv zu gestalten, indem sie sowohl menschliche als auch strategische Aspekte des Wandels berücksichtigt.

Bei der Gestaltung von Kulturveränderungen in Krankenhäusern sind die menschlichen Aspekte essenziell. Sie umfassen das Einfühlungsvermögen in die Gefühle und Bedenken der Mitarbeitenden, eine effektive und empathische Kommunikation, die Einbindung der Mitarbeitenden in den Veränderungsprozess sowie die Anerkennung ihrer Beiträge und die Bereitstellung von Weiterbildungsmöglichkeiten. Wichtig ist auch die Schaffung einer Atmosphäre der psychologischen Sicherheit, in der Mitarbeitende offen kommunizieren können.

Auf der strategischen Seite ist die Definition einer klaren Vision und spezifischer Ziele für den Kulturwandel entscheidend. Eine sorgfältige Planung, die konkrete Schritte und Verantwortlichkeiten umfasst, effektive Methoden, kontinuierliche Messung und Bewertung des Fortschrittes sowie Anpassungsfähigkeit sind unerlässlich. Die Nachhaltigkeit und Verankerung der Veränderungen in der Organisationskultur sichern langfristig den Erfolg des Wandels.

Mithilfe des 8-stufigen Veränderungsprozesses können Krankenhausleitungen und andere Beteiligte einen umfassenden Überblick über die Transformation in Richtung Just Culture gewinnen. Eine Initiative zur Implementierung einer Just Culture kann von dieser strukturierten Herangehensweise profitieren. Die verschiedenen Schritte und das entwickelte Konzept dienen als Inspiration, Diskussionsgrundlage und Planungsinstrument für ein Team, das eine solche Transformation vorantreiben möchte.

Bei der Kulturtransformation in einem Krankenhaus ist es wesentlich, die einzigartigen Herausforderungen und Gegebenheiten des Gesundheitssektors zu berücksichtigen. Dazu gehören begrenzte Ressourcen, hohe ethische Standards und die besondere Bedeutung von Teamarbeit und Kommunikation im klinischen Kontext.

Die Kulturelemente einer Just Culture sowie Leadership-Ansätze, die diese unterstützen, sind dabei nicht nur Ziele einer transformierten Organisationskultur, sondern spielen im Veränderungsprozess selbst eine zentrale Rolle.

Bevor ein Transformationsprozess beginnt, ist es empfehlenswert, eines der in Kap. 9 beschriebenen Analyseinstrumente, wie den Hospital Survey on Patient Safety Culture, das Just Culture Assessment Tool oder das SenseMaker-Tool, einzusetzen. Obwohl sich Anwender mit dem letztgenannten, narrativen Instrument intensiver auseinandersetzen müssen, bietet es sich gerade für die Begleitung komplexer Transformationsprozesse an. Zum einen kann die narrative Datenerfassung und Selbstinterpretation der Mitarbeitenden weitere, vorher nicht bedachte Aspekte und Herausforderungen in Bezug auf eine Just Culture ans Licht bringen. Zum anderen ermöglicht das Echtzeit-Feedback eine kontinuierliche Anpassung von einzelnen Maßnahmen, um eine Transformation effektiv voranzutreiben und ein Change-Momentum aufrechtzuerhalten (Van Der Merwe et al. 2019).

Ziel aller Erhebungs- und Analyseinstrumente ist es, den aktuellen Status quo zu erfassen und eine Grundlage für den Beginn des Prozesses zu definieren. Nach der ersten Anwendung vor dem Start des Veränderungsprozesses sollten die beschriebenen Instrumente zur quantitativen Erhebung in regelmäßigen Abständen, beispielsweise alle 12 Monate, erneut angewendet werden. Dadurch lassen sich subjektiv wahrgenommene Veränderungen durch messbare Ergebnisse untermauern, was wiederum die Fortführung der Bemühungen unterstützt. Für das Management und für Personen, die weniger intensiv in den Prozess eingebunden sind, erhöht dies die Nachvollziehbarkeit und Transparenz des Prozesses.

10.2.1 Von der Krise zur Chance: Warum eine proaktive Veränderung der Organisationskultur im Krankenhaus erfolgsentscheidend ist

1. Erzeugen eines Dringlichkeitsgefühls

Das Modell beginnt mit 3 für den Veränderungsprozess entscheidenden Grundfragen:

1. Wie ist der Status quo unseres Krankenhauses?
2. Was sind momentan die größten Herausforderungen für unser Krankenhaus?
3. Woran sind wir gescheitert, wenn wir in der Vergangenheit versucht haben, etwas zu verändern?

Sich diese Fragen zu stellen, ist wie in Abschn. 10.1 beschrieben, keine einfache Angelegenheit. Aus den dort genannten Motiven ergibt sich eine gewisse Selbstzufriedenheit sowohl der leitenden Führungskräfte als auch der gesamten Organisation, die dafür sorgt, dass man die Dinge lieber so belässt, als unbequeme Veränderungen anzugehen. Nach Kotter ist die Selbstzufriedenheit eines der großen Hindernisse im Rahmen von Veränderungsprozessen. Aber gerade die Beschäftigung mit den genannten Fragen hilft dabei, diese zu überwinden, indem bei allen Beteiligten das Bewusstsein für die Dringlichkeit einer Kulturtransformation geschärft wird. Dabei sollen sowohl Krisen und potenzielle Krisensituationen als auch positive Möglichkeiten erkannt werden. Ein mangelndes Gefühl der Dringlichkeit wird als eines der größten 8 Hindernisse bei der Veränderung der Organisationskultur betrachtet (Kotter 2008).

Die im Anhang aufgeführten *Safety Culture Diskussion Cards* können mit detaillierteren Fragen zu einzelnen Bereichen helfen, den Status quo zu erfassen. Die Fragen wurden ursprünglich von Eurocontrol entwickelt und von NHS Education for Scotland für den medizinischen Bereich angepasst. Sie enthalten Themenbereiche wie Sicherheitskultur und Just Culture, Engagement des Managements, Berichten und Lernen, Teamwork und Kommunikation und dienen dazu Gespräche und Reflexionen über verschiedene Aspekte der Organisationskultur zu initiieren und zu vertiefen.

In der Literatur wird darauf verwiesen, dass oft erst ein gravierendes Ereignis erforderlich ist, um die Notwendigkeit einer Kulturveränderung deutlich zu machen. Dies wird durch die beiden Beispiele beim Mersey Care NHS Trust und Ottawa Hospital bestätigt. Beim NHS Trust führten häufige Versetzungen, Entlassungen und hohe Krankheitsraten der Mitarbeitenden zu einer Überprüfung und systematischen Verbindung mit der Organisationskultur. Im Ottawa Hospital wurden durch ein Audit und eine Sicherheitskulturumfrage unsichere Arbeitsbedingungen und eine Vernachlässigung der Mitarbeitersicherheit aufgedeckt. In beiden Fällen lösten diese Ereignisse reaktive Veränderungen aus.

Eine reaktive Veränderung der Organisationskultur bezieht sich auf Anpassungen oder Transformationen innerhalb einer Organisation, die als direkte Antwort auf bestimmte Herausforderungen oder Probleme erfolgen. Solche Veränderungen passieren dann oft unter Druck mit der Notwendigkeit, auf unerwartete Situationen oder Krisen zu reagieren.

Es ist vorteilhafter, die Organisationskultur proaktiv zu verändern, anstatt auf negative Ereignisse zu warten. Proaktive Veränderungen beruhen auf vorausschauender Planung und strategischen Initiativen. Dafür würde es vermutlich reichen, die Organisations- und Sicherheitskultur eines Krankenhauses zu evaluieren, wofür sich beispielsweise der *Hospital Survey on Patient Safety Culture* oder das *SenseMaker-Tool* anbieten (Kap. 9). Mit Hilfe einer Umfrage zum Status quo innerorganisatorischer Gerechtigkeit und psychologischer Sicherheit sowie innerorganisatorischem Vertrauen und Lernen wird die Dringlichkeit deutlich. Proaktivität kann auch durch eine gedankliche Vorwegnahme möglicher schwerwiegender Zwischenfälle in der aktuellen Organisationskultur gefördert werden, um so einen Transformationsprozess in Gang zu setzen. Dieser Ansatz wird auch von General Charles Brown, bekannt für seine exzellenten Leadership-Fähigkeiten, unterstützt. Der Stabschef der US-Streitkräfte empfiehlt, eine Krisensituation zu simulieren, um Handlungen zu inspirieren und die Risiken der Untätigkeit aufzuzeigen. Das Konzept einer potenziellen Krise kann ein wirkungsvoller Anstoß für Veränderungen sein, obwohl es auch Angst und Widerstand hervorrufen könnte.

Eine positive Darstellung der möglichen zukünftigen Entwicklungen könnte eine effektive Alternative sein. Ziel ist es, den Wandel zu initiieren, bevor er durch äußere Umstände wie kritische Vorfälle, regulatorische Anforderungen oder einen sich weiter verschärfenden Fachkräftemangel erzwungen wird. Ein solcher proaktiver Wandel kann für eine Organisation einen deutlichen Wettbewerbsvorteil darstellen, da ein später unter Druck erfolgender Wandel zunächst Ressourcen zur Krisenbewältigung bindet, oft unter Zeitdruck steht und weniger strategisch erfolgt.

Die Veränderung sollte als positive Lernreise kontextualisiert werden, die insbesondere den Mitarbeitenden nützt. Diese These wird von Frankel et al. unterstützt: In einer lernenden Organisation fördert jeder Mitarbeitende die Transformation und Verbesserung dieser Organisation und somit auch das eigene Arbeitsumfeld (Frankel et al. 2006). Insgesamt muss es positionsübergreifend und auf unterschiedlichen Ebenen bei den Mitarbeitenden zu der Denkweise kommen, dass eine erhebliche Veränderung auch zum eigenen Vorteil, absolut notwendig ist und nicht nur nebenbei angegangen werden kann.

10.2.2 Eine effektive Führungskoalition: Der Schlüssel zur erfolgreichen Kulturveränderung im Krankenhaus

 2. Aufbauen einer Führungskoalition

Im zweiten Schritt von Kotters Veränderungskonzept wird das Ziel verfolgt, eine starke Führungskoalition im Krankenhaus zu etablieren, um das Risiko einer unzureichenden Führung zu vermeiden. Diese Koalition sollte aus einem Team bestehen, das aufgrund seiner Position, Expertise, Glaubwürdigkeit und Führungsqualitäten genug Einfluss hat, um den Veränderungsprozess effektiv zu leiten (Kotter 2012). Es ist wichtig, eine Gruppe aus Machtpromotoren, Fachpromotoren und Prozesspromotoren (Abschn. 9.2) zusammenzubringen, um den Wandel voranzutreiben (Hauschildt et al. 1999; Witte 1973). Zudem ist die Erkenntnis entscheidend, dass ärztliches Personal nicht nur für die Patientenbehandlung, sondern auch für die Mitgestaltung der Organisationskultur verantwortlich ist.

In diesem Schritt sind psychologische Sicherheit sowie Transformational und Shared Leadership wichtig. Er umfasst auch den Aufbau von Vertrauen zwischen den Individuen, um ein handlungsfähiges Team zu bilden. Ein intensiver und ehrlicher Austausch innerhalb der Führungskoalition über Herausforderungen sowie gemeinsame Aktivitäten sind förderlich, um das Vertrauen im Team zu stärken. Diese Vorgehensweise wird durch praktische Erfahrungen bei der Einführung einer Just Culture in medizinischen Einrichtungen bestätigt (Forster et al. 2019; Kaur et al. 2019). Es hat sich gezeigt, dass die sichtbare Verpflichtung der Führungskräfte und der Geschäftsleitung von großer Bedeutung ist. Die Unterstützung durch die oberste Führungsebene ist einer der wichtigsten Aspekte erfolgreicher Veränderungen. Ebenso wichtig ist die Legitimation unterstützender Maßnahmen, wie der Einsatz von Analyseinstrumenten oder die Durchführung von Workshops, durch die oberste Führungsebene.

Um die wesentliche Rolle einer Kulturtransformation hervorzuheben, ist die Ernennung eines Chief Culture Officers (CCO) neben anderen C-Level-Führungskräften empfehlenswert. Dieser ist für die proaktive Förderung und Entwicklung der bestehenden Krankenhauskultur in leitender Position verantwortlich. Dadurch wird die bedeutende Rolle einer effektiven Organisationskultur formal auf dieselbe Ebene gestellt, wie etwa die Finanzstrategie, Finanzanalyse und Kapitalbeschaffung, die in den Zuständigkeitsbereich eines Chief Financial Officers (CFO) fällt.

Es ist wichtig, neben der Krankenhausleitung und leitenden Mitarbeitenden, auch solche Personen im Team zu identifizieren und zu integrieren, die eine visionäre Einstellung haben und offen für Veränderungen sind, insbesondere diejenigen mit einem Promotionsfokus (Kap. 8). Diese Mitarbeitenden können ermächtigt werden, eine aktive Rolle als Just Culture-Botschafter zu übernehmen. Diese Vorbildfunktionen sind für den Erfolg einer Transformation entscheidend (Shanafelt et al. 2019). Auf diese Weise lässt sich auch auf Abteilungsebene eine Führungskoalition formen, in der Ansätze wie Transformational, Humble und Shared Leadership zentral sind.

Zudem ist in komplexen Organisationen die Rolle eines offiziellen Projektsponsors für den Erfolg eines Veränderungsprozesses von großer Bedeutung (Helm und Remington 2005). Die Transformation der Organisationskultur und die Implementierung einer Just Culture müssen innerhalb der gesamten Organisationsstrategie hohe Priorität genießen. Es ist außerdem wesentlich, verschiedene Stakeholder wie Personalvertretungen, Betriebsräte oder Gewerkschaften in den Veränderungsprozess einzubeziehen.

10.2.3 Die Kraft einer Vision im Veränderungsprozess: Gestaltung und Bedeutung für die Kulturtransformation im Krankenhaus

 3. Entwickeln einer Vision und Strategie

Kotter (2012) hebt hervor, dass die Unterschätzung einer Vision und ihre Auswirkungen auf die Mitarbeitenden eine kritische Hürde im Veränderungsprozess darstellt. Eine effektive Vision erfüllt 3 Schlüsselziele: Sie bietet eine klare Richtung für den Veränderungsprozess, motiviert Mitarbeitende zur aktiven Beteiligung und koordiniert die Aktionen verschiedener Personen.

Die Bedeutung einer Vision in organisatorischen Veränderungsprozessen ist vielschichtig und fundamental. Zunächst dient eine Vision als zuverlässige Wegweisung: Sie definiert das Endziel und die beabsichtigte Richtung des Veränderungsprozesses. Diese klare Orientierung ist entscheidend, um Unsicherheiten zu reduzieren und einen gemeinsamen Fokus zu schaffen.

Zweitens spielt die Vision eine zentrale Rolle bei der Motivation der Mitarbeitenden. Indem sie eine inspirierende und erreichbare Zukunft skizziert, weckt sie das Interesse und die Begeisterung der Mitarbeitenden. Eine effektive Vision motiviert sie, über den Status quo hinauszudenken und sich proaktiv in den Veränderungsprozess einzubringen. Sie fördert das Gefühl der Eigenverantwortung und des persönlichen Engagements, was wiederum zu einer stärkeren Bindung an die Ziele und Werte der Organisation führt.

Der dritte Aspekt betrifft die Koordination der Handlungen verschiedener Personen. Eine gut definierte Vision dient als gemeinsame Grundlage, auf der verschiedene Teams und Abteilungen ihre spezifischen Strategien und Aktionspläne aufbauen können. Sie gewährleistet, dass alle Anstrengungen in die gleiche Richtung gehen und Synergien geschaffen werden.

Um das volle und dauerhafte Engagement der Mitarbeitenden zu erlangen, ist es wichtig, dass diese nicht nur die Vision unterstützen, sondern auch den Wunsch und die Verantwortung verspüren, sich selbst und ihre Arbeitsweise zu verändern. Dies erfordert eine Vision, die sowohl inspirierend als auch persönlich relevant ist, sodass sich jeder Einzelne mit ihr identifizieren und seinen Beitrag zum Gesamterfolg erkennen kann.

Auch Herget (2020) weist darauf hin, dass eine gemeinsame Vision zu den wichtigsten Aspekten erfolgreicher Veränderungen gehört. Sie sollte konkret, realisierbar und spezifisch genug sein, um klare Leitlinien zu bieten, aber auch flexibel genug, um verschiedene Interessen und Perspektiven zu berücksichtigen. Eine effektive Vision sollte auf allen Ebenen der Organisation – von der Gesamtleitung bis hin zu einzelnen Teams und Mitarbeitenden – anwendbar sein. Indem sie auf verschiedene Ebenen heruntergebrochen wird, fördert sie Vertrauen und Gerechtigkeit und macht deutlich, welche Verhaltensänderungen auf den verschiedenen Ebenen notwendig sind. Dies unterstützt die Umsetzung der Vision in konkrete, alltägliche Handlungen und Entscheidungen, wodurch die Wahrscheinlichkeit eines erfolgreichen Veränderungsprozesses erhöht wird.

Die im zweiten Schritt gebildete Just Culture-Koalition sollte eine Veränderungsvision erarbeiten, die sowohl rational als auch emotional ansprechend ist. Hierfür ist neben analytischem Denken auch Träumen von Bedeutung.

Visionen wirken auf der strategischen Ebene, indem über gemeinsame Ziele und ein entsprechendes Leitbild die Haltung der Mitarbeitenden angesprochen wird. In einer ansprechenden Vision wird beschrieben, wie die ideale Zukunft aussehen kann. Mit diesem Hintergrundwissen kann die Vision erarbeitet und kommuniziert werden. Mitarbeitende im ärztlichen Bereich sollen zu einem Wandel inspiriert und nicht zu einem Wandel verpflichtet werden (Shanafelt et al. 2019). Die *Charter for Physician Well-Being* und die *Charter on Professionalism for Health Care Organizations* geben auch für eine Just Culture passende Anhaltspunkte und können eine gute Orientierung darstellen (Egener et al. 2017; Thomas et al. 2018). Außerdem können die 5 Phasen der Sicherheitskultur nach Hudson (Kap. 2) für eine Formulierung genutzt werden.

Die Integration einer Vision mit den grundlegenden Werten der Medizin ist für ihren Erfolg entscheidend, besonders in einem Bereich, der so stark von ethischen

Prinzipien und menschlichen Werten geprägt ist. Die Werte Gerechtigkeit, Vertrauen und Verantwortung spielen eine zentrale Rolle in der medizinischen Praxis und sind für alle Beteiligten – Patienten, Mitarbeitende und die Gesamtorganisation – von Bedeutung.

- **Gerechtigkeit:**
  - Für Patienten: Gerechtigkeit bedeutet, allen Patienten unabhängig von ihrem Hintergrund, ihrer sozialen Stellung oder ihren finanziellen Möglichkeiten eine gleichwertige und faire medizinische Versorgung zukommen zu lassen. Dies schließt den gleichberechtigten Zugang zu Behandlungen, Medikamenten und Ressourcen ein.
  - Für Mitarbeitende: Innerhalb des Teams impliziert Gerechtigkeit faire Arbeitsbedingungen, Chancengleichheit bei Beförderungen und Weiterbildungen sowie eine unparteiische Behandlung durch Vorgesetzte und Kollegen.
  - In der Gesamtorganisation: Auf organisatorischer Ebene bedeutet Gerechtigkeit, transparente und faire Richtlinien und Praktiken zu implementieren, die sowohl die Bedürfnisse der Patienten als auch die der Mitarbeitenden berücksichtigen.
- **Vertrauen:**
  - Für Patienten: Vertrauen ist grundlegend für das Patienten-Arzt-Verhältnis. Patienten müssen darauf vertrauen können, dass sie korrekt und mit Respekt behandelt werden und dass ihre medizinischen Informationen vertraulich behandelt werden.
  - Für Mitarbeitende: Unter Kollegen ist Vertrauen essenziell für eine effektive Zusammenarbeit. Mitarbeitende müssen darauf vertrauen können, dass sie in einer unterstützenden und respektvollen Umgebung arbeiten, in der Kommunikation offen und ehrlich ist.
  - In der Gesamtorganisation: Für die Organisation bedeutet Vertrauen, dass sie sich ihren ethischen Grundsätzen verpflichtet fühlt und transparent in ihren Entscheidungen und Kommunikationen gegenüber Mitarbeitenden und Patienten ist.
- **Verantwortung:**
  - Für Patienten: Verantwortung in der Patientenversorgung bedeutet, dass medizinisches Personal stets im besten Interesse der Patienten handelt, ethische Prinzipien respektiert und sich für die Bereitstellung hochwertiger Gesundheitsdienstleistungen einsetzt.
  - Für Mitarbeitende: Für die Mitarbeitenden bedeutet Verantwortung, persönliche und professionelle Integrität zu wahren, sich kontinuierlich fortzubilden und sich aktiv für eine Verbesserung der Arbeitsbedingungen und Patientenversorgung einzusetzen.
  - In der Gesamtorganisation: Auf organisatorischer Ebene beinhaltet Verantwortung, für die Auswirkungen ihrer Entscheidungen auf Patienten, Mitarbeitende und die Gemeinschaft verantwortlich zu sein, und stets bestrebt zu sein, die Qualität der Gesundheitsversorgung und Arbeitsbedingungen zu verbessern.

Indem diese Werte auf allen Ebenen gefördert und gelebt werden, kann ein Krankenhaus eine Organisationskultur schaffen, die sowohl das Wohlbefinden der Patienten als auch das der Mitarbeitenden unterstützt und somit zu einer höheren Gesamtqualität der medizinischen Versorgung beiträgt. Dafür müssen diese Werte auch in der Vision verankert werden, um sicherzustellen, dass die angestrebten Veränderungen nicht nur strategisch sinnvoll, sondern auch ethisch fundiert sind und von den Mitarbeitenden unterstützt werden. Dies schafft eine starke Grundlage für nachhaltige Verbesserungen und eine positive Entwicklung in der medizinischen Praxis.

Eine Vision wird für die Mitarbeitenden realistischer und ansprechender, wenn sowohl Aspekte der Veränderung als auch der Kontinuität berücksichtigt werden. Sie fühlen sich weniger bedroht durch den Wandel, da sie erkennen, dass nicht alles, was ihnen vertraut und wichtig ist, verloren geht. Dadurch erhöht sich die Akzeptanz und das Engagement für den Veränderungsprozess. In der Praxis bedeutet dies:

- **Neue Ziele und Richtungen**: Die Vision sollte innovative Ideen, neue Ansätze und Ziele enthalten, die eine positive Veränderung oder Transformation signalisieren. Zum Beispiel könnte eine Vision für ein Krankenhaus beinhalten, eine Kultur der Sicherheit und des gemeinsamen Lernens zu fördern.
- **Erhaltung bewährter Werte und Praktiken**: Gleichzeitig ist es wichtig, dass die Vision auch Aspekte beinhaltet, die in der Organisation bereits gut funktionieren und von den Mitarbeitenden geschätzt werden. Dies könnten beispielsweise bestehende Werte wie Teamarbeit, Patientenfürsorge oder berufliches Ethos sein.
- **Integration und Balance**: Die Herausforderung besteht darin, eine Balance zwischen Veränderung und Stabilität zu finden. Die Vision sollte die Mitarbeitenden nicht nur dazu ermutigen, sich auf neue Wege und Veränderungen einzulassen, sondern auch das Vertrauen geben, dass bewährte und vertraute Aspekte der Organisation erhalten bleiben.

10.2.4 Effektive Kommunikationsstrategien als Motor für die Kulturtransformation im Krankenhaus: Der vierte Schritt zur Etablierung einer Just Culture

4. Kommunizieren der Veränderungsvision

Mit dem vierten Schritt wird eine klare und effektive Kommunikation sichergestellt. Die Vision sollte möglichst einfach und bildhaft über verschiedene Informationskanäle mit regelmäßiger Wiederholung an die Mitarbeitenden kommuniziert werden. Je einfacher und klarer, desto weniger Aufwand und Zeit sind mit einer effektiven Kommunikation verbunden (Kotter 2012).

Wichtig ist hierbei zu beachten, dass regelmäßige Kommunikation nicht zwangsläufig effektive Kommunikation bedeutet. Oftmals wird Regelmäßigkeit von der Führungsebene fälschlicherweise mit Effektivität gleichgesetzt, was zu einer Diskrepanz in der Wahrnehmung zwischen den Führungskräften und den Mitarbeitenden führen kann (Heskett und Kotter 2022).

Auch bei den Mitarbeitenden ergeben sich häufig unterschiedliche Wahrnehmungen eines Veränderungsprozesses. Dies hängt mit der Beobachtung der Change-Pionierin Jeanie Duck zusammen, dass Menschen in den verschiedenen Phasen einer Transformation dazu neigen, vorhandene Informationen kreativ und oft auch negativ zu interpretieren (Duck 2001).

Umso wichtiger ist es, dass mittels der internen Kommunikation Überzeugungsarbeit geleistet wird, um die Einsicht in die Notwendigkeit der Kulturveränderung innerhalb der Organisation zu fördern. Dazu ist es wesentlich, das „Warum" hinter den Veränderungen klar zu kommunizieren und durch transparente Darlegung der Ziele und des Prozessverlaufs Vertrauen in das Projekt zu fördern. Dabei spielen eine ansprechende Erzählweise und der Einsatz von Metaphern eine signifikante Rolle, um ein Bewusstsein für die Veränderung zu schaffen (Roberto und Levesque 2005). Berichte über bereits stattgefundene Aktionen auf verschiedenen Ebenen und in unterschiedlichen Abteilungen erhöhen zusätzlich die Transparenz des Prozesses und schaffen somit wertvolles Vertrauen.

Visionen müssen in Taten übersetzt werden, da eine rein verschriftlichte Vision nur eine mittelmäßige Erfolgstendenz zeigt und nur langsam eine Wirkung entfaltet. Das aktive Verhalten, insbesondere von leitenden Mitarbeitenden, sendet dagegen eine starke nonverbale Kommunikation und Priorisierung aus (West 2020).

Über das unmittelbare Verhalten entsteht eine sofortige Wirkung mit einer hohen Erfolgstendenz. In diesem Zusammenhang wird erwähnt, dass es 5-mal wahrscheinlicher ist, dass eine Transformation erfolgreich ist, wenn die Leitung gewünschte Verhaltensweisen vorlebt (Heskett und Kotter 2022).

Zudem fördert dieses nonverbale Kommunikationsverhalten ein soziales Containment durch die Führungskräfte. Soziales Containment bezieht sich darauf, ein unterstützendes, stabiles und sicheres Arbeitsumfeld zu schaffen, in dem sich die Mitarbeitenden wohl und verstanden fühlen. Bei bedeutenden organisatorischen Veränderungen, wie der Einführung einer Just Culture, ist soziales Containment für den Erfolg des Veränderungsprozesses unerlässlich. Indem Führungskräfte die angestrebten Verhaltensweisen vorleben, signalisieren sie den Mitarbeitenden ihre Unterstützung für das Projekt. Dies trägt zur psychologischen Sicherheit bei und fördert ein starkes Gemeinschaftsgefühl im Team.

Neben der Top-Down-Kommunikation von der Leitungsebene zu den Mitarbeitenden ist es ebenfalls wichtig, die Kommunikation zwischen den Mitarbeitenden zu lenken und zu fördern. Dies führt zu einer Kombination aus formeller und informeller Kommunikation, die einen Austausch über Just Culture innerhalb der Organisation begünstigt.

Zusätzlich erhöhen Berichte über bereits stattgefundene Aktionen auf verschiedenen Ebenen und in unterschiedlichen Abteilungen die Transparenz des Prozesses und schaffen somit ebenfalls wertvolles Vertrauen. Kommunikationswege können ein Just Culture-Newsletter und Veröffentlichungen im Intranet sein. Auf diesen Wegen können interne Best-Practice-Beispiele und Erkenntnisse mit anderen Mitarbeitenden geteilt werden. Die Veröffentlichungen sollten spannende Inhalte mit Identifikationsmöglichkeiten für die Mitarbeitenden enthalten. Auf Lobeshymnen und Berichte über Heldentaten einzelner Akteure sollte bei organisationsweiter Kommunikation bewusst verzichtet werden (Hagen 2017).

Dass eine konsistente und koordinierte Kommunikation einen Erfolgsfaktor darstellt, zeigt auch das in Kap. 7 vorgestellte Modellprojekt des Ottawa Hospitals. Dabei wirkt es oft wie ein Eisbrecher, wenn die Leitungsebene beginnt, selbst erlebte Erkenntnisse zu teilen. Auf diese Weise werden Mitarbeitende ermuntert und ermutigt ebenfalls Teil des Veränderungsprozesses zu werden und diesen mit ihren Beiträgen auch aktiv mitzugestalten.

Einer ehrlichen Kommunikation wird für erfolgreiche Veränderungen ebenfalls eine hohe Bedeutung zugeschrieben. Der notwendige Zeitraum für eine Veränderung der Organisationskultur sollte von vornherein ehrlich und transparent kommuniziert werden, um eine realistische Erwartungshaltung bei den Mitarbeitenden hervorzurufen. Veränderungen der Organisationskultur erfolgen schrittweise und sind frühestens nach einem Jahr fühl-, sicht- und messbar. Dabei ist eine Kulturveränderung ein fortwährender, dynamischer Prozess, welcher nie wirklich abgeschlossen ist (Herget 2020). Das eine, perfekte Endstadium kann in diesem Zusammenhang nicht erreicht werden, da es auch nicht definierbar ist (Kühl 2018).

10.2.5 Beseitigung von Barrieren für die Transformation: Der fünfte Schritt zur erfolgreichen Umsetzung einer Just Culture im Krankenhaus

5. Befähigen der Mitarbeitenden

Mit dem fünften Schritt werden Hindernisse für die erfolgreiche Umsetzung einer Vision und Veränderung beseitigt. Es werden beispielsweise Strukturen und weitere Faktoren identifiziert und beseitigt, die einen Wandel der Organisationskultur behindern. Es gibt 4 Hauptbarrieren, die einen Wandel behindern:

1. **Bestehende Strukturen**: Oft sind etablierte Strukturen in Organisationen starr und widerstandsfähig gegenüber Veränderungen. Diese Strukturen können formale Hierarchien, Abteilungsgrenzen oder eingefahrene Arbeitsabläufe umfassen, die nicht leicht modifizierbar sind und somit den Wandel behindern.
2. **Fehlende Fertigkeiten der Mitarbeitenden**: Wenn Mitarbeitende nicht über die notwendigen Fertigkeiten oder Kenntnisse verfügen, um die Veränderungen zu unterstützen oder umzusetzen, kann dies zu Unsicherheiten und Widerstand führen. Dies ist besonders relevant, wenn neue Technologien oder Arbeitsmethoden eingeführt werden.
3. **Das Organisationssystem selbst**: Oft sind es die tief verwurzelten Normen, Werte und Glaubenssätze innerhalb einer Organisation, die einen Kulturwandel erschweren. Diese unsichtbaren, aber mächtigen Aspekte der Organisationskultur können Veränderungen blockieren, selbst wenn strukturelle Änderungen vorgenommen werden.

4. **Vorgesetzte, die einen Wandel nicht unterstützen oder sogar boykottieren**: Führungskräfte spielen bei der Förderung und Unterstützung von Veränderungen eine entscheidende Rolle. Wenn Vorgesetzte nicht hinter einem Wandel stehen, kann dies zu einer mangelnden Akzeptanz und Motivation bei den Mitarbeitenden führen. In extremen Fällen können Führungskräfte Veränderungen auch aktiv behindern oder boykottieren.

Selbst wenn Mitarbeitende die Vision einer Organisation verstehen und umsetzen wollen, können sie sich durch diese Barrieren eingeschränkt fühlen.

Eine besondere Herausforderung besteht darin, Neues zu implementieren, wenn es Fertigkeiten erfordert, die noch nicht beherrscht werden. Um neue Einstellungen und Verhaltensweisen zu entwickeln, insbesondere für die thematisierten Leadership-Ansätze, ist ein beträchtliches Maß an Schulung erforderlich. Am Ottawa Hospital wurde der Bedarf an Training im Rahmen des Veränderungsprozesses hervorgehoben: „Ein wesentlicher Teil der Anstrengungen für diese Veränderungsinitiative bestand in der Durchführung von Schulungen." (Forster et al. 2019). Schulungen sind besonders wichtig, um verschiedene Leadership-Kompetenzen bei medizinischem Personal zu entwickeln.

Für den Aufbau von gegenseitigem Vertrauen und psychologischer Sicherheit sind Teamtrainings sinnvoll und zielführend. Nach der Weiterbildung von leitenden ärztlichen Mitarbeitenden ist es wichtig, dass alle medizinischen Mitarbeitenden eine entsprechende Schulung erhalten, um die Verbreitung einer Just Culture auf horizontaler Ebene zu unterstützen. Schulungen fördern nicht nur das Lernen, sondern auch die Gerechtigkeit, indem sie Mitarbeitende dabei unterstützen, die gewünschten Einstellungen und Verhaltensweisen zu entwickeln.

Die Akzeptanz für Veränderungen erhöht sich signifikant, wenn Trainingsvorschläge von den Mitarbeitenden berücksichtigt und umgesetzt werden. Für die Förderung von Shared Leadership erweisen sich die folgenden Maßnahmen als besonders wirksam: Stetige Weiterbildung in konstruktiver Teamarbeit und effektiver Kommunikation, Einbeziehung der Mitarbeitenden in die Ausrichtung und Gestaltung der Interventionen sowie ausreichend Zeit für gemeinsame Reflexionen über die Arbeit und gemeinsame Ziele (Boak et al. 2015; Jackson 2000). Der Austausch und die Reflexion innerhalb des Arbeitskontextes steigern die Bedeutung und Anwendbarkeit des Erlernten (Raelin 2018).

Mitarbeitende können durch Selbstreflexion und gezielte Fragen zur Entwicklung einer Just Culture beitragen. Dies geschieht durch das Reflektieren folgender Fragen:

- **Bewusstsein der aktuellen Herausforderungen:** *„Vor welchen wichtigen Aufgaben und Entscheidungen stehe ich heute?"* Diese Frage fördert das Bewusstsein für die unmittelbar bevorstehenden Aufgaben und Entscheidungen. Sie hilft den Mitarbeitenden, den Tag strategisch zu planen und Prioritäten zu setzen, insbesondere in einem Umfeld, das so dynamisch und kritisch ist wie der medizinische Bereich.
- **Abschätzung der Auswirkungen auf die Organisationskultur:** *„Welches Potenzial haben diese Aufgaben und Entscheidungen, die Organisationskultur*

positiv zu beeinflussen oder negativ zu prägen?" Diese Reflexion hilft den Mitarbeitenden, die möglichen Auswirkungen ihrer Handlungen auf die Organisationskultur zu erkennen. Im Gesundheitswesen, wo Entscheidungen oft weitreichende Konsequenzen haben, ist das Verständnis der kulturellen Auswirkungen von Handlungen wesentlich.

- **Persönliche Beitrag zur Just Culture:** *„Was kann ich, unabhängig von meiner Rolle, tun, um eine Just Culture zu stärken?"* Diese Frage ermutigt jeden Mitarbeitenden, unabhängig von seiner Position, Verantwortung für die Kulturgestaltung zu übernehmen. Sie betont, dass alle ärztlichen Mitarbeitenden eine wichtige Rolle bei der Schaffung einer gerechten, vertrauensvollen und unterstützenden Arbeitsumgebung spielen.

Durch diese Selbstreflexion können Mitarbeitende nicht nur zur Lösung aktueller Probleme beitragen, sondern auch langfristig eine gerechte und lernende Kultur innerhalb ihrer Organisation fördern.

Auch die Klinikleitung und eine Just Culture-Koalition sollten Leadership-Kompetenzen erwerben und sich weiterentwickeln, wofür externe Beratung, Training und Coaching hilfreich sein können. Alle dafür notwendigen Ressourcen sollten bereitgestellt oder bei Bedarf von Extern ergänzt werden.

10.2.6 Kleine Schritte zum großen Ziel: Die Bedeutung von Zwischenzielen in der Transformation Richtung Just Culture

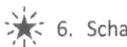 6. Schaffen schneller Erfolge

Im sechsten Schritt des Veränderungsprozesses wird die Bedeutung von frühen, schnellen Erfolgen unterstrichen. Die Dauer von Kulturveränderungen wird oft als großes Hindernis im Veränderungsprozess angesehen (Herget 2020; Kotter 2012). Deshalb sind Zwischenziele und Etappenerfolge entscheidend, um die Dynamik eines Veränderungsprozesses aufrechtzuerhalten.

Der Fokus liegt darauf, deutliche und fühlbare Verbesserungen zu erzielen und die Mitarbeitenden, die dazu beigetragen haben, hervorzuheben und zu belohnen. Dies stärkt Vertrauen in das Projekt und fördert die Akzeptanz der Veränderung. Positive Erfahrungen erhöhen die Bereitschaft der Mitarbeitenden, sich auf neue Einstellungen und Verhaltensweisen einzulassen und ein zögerliches Verhalten aufzugeben (Herget 2020). Schnelle Erfolge werden als Belohnung empfunden und liefern zeitnahes Feedback über die Machbarkeit und Wirksamkeit von Veränderungsinitiativen.

Das Verhaltensmodell von Fogg (2019) basiert auf der Idee, dass spezifisches Verhalten dann gezeigt wird, wenn Motivation, Fähigkeit und ein Auslöser gleichzeitig vorhanden sind. Dieses Modell ist besonders relevant für die Implementierung von Veränderungen in einer Organisation, wie die Einführung einer Just Culture. Laut Fogg muss die Motivation, ein bestimmtes Verhalten zu zeigen, nicht unbedingt hoch sein, solange die Person grundsätzlich fähig ist, dieses Verhalten auszuführen und ein entsprechender Auslöser vorhanden ist. Das bedeutet, dass selbst bei geringer Motivation das Zielverhalten erreicht werden kann, wenn es einfach genug ist. In diesem Kontext kann die Vereinfachung von Prozessen und Aufgaben effektiv dazu beitragen, Verhaltensänderungen herbeizuführen.

Ein konkretes Beispiel im Krankenhaus, welches das Verhaltensmodell von Fogg im Kontext der Etablierung einer Just Culture illustriert, könnte wie folgt aussehen:

Beispielsituation

In einem ärztlichen Team gibt es ein Problem mit der Kommunikation. Die unterschiedlichen Teammitglieder zögern, Bedenken oder alternative Vorschläge zu äußern, besonders in Anwesenheit ranghöherer Kollegen. Dies kann zu einer suboptimalen Patientenversorgung führen, da wichtige Informationen möglicherweise nicht geteilt werden.

Anwendung des Fogg-Modells:

- **Motivation:** Die Teammitglieder möchten die bestmögliche Patientenversorgung gewährleisten und wissen, dass ihre Beiträge wertvoll sind. Allerdings hemmt die Furcht vor Hierarchie und möglichen negativen Konsequenzen ihre Bereitschaft, sich offen zu äußern.
- **Fähigkeit:** Das Personal verfügt grundsätzlich über die Fähigkeit zur offenen und effektiven Kommunikation, aber es fehlt an psychologischer Sicherheit, die eine angstfreie Kommunikation fördert.
- **Auslöser:** Führungskräfte und leitende Ärzte können als positive Auslöser fungieren, indem sie eine Kultur der Offenheit und des gegenseitigen Respekts aktiv vorleben und fördern.

Umsetzung:

- Führungskräfte nehmen an Schulungen teil, um sich in unterstützender Kommunikation und im Aufbau psychologischer Sicherheit zu schulen. Sie praktizieren dieses Wissen aktiv in ihrem täglichen Umgang mit dem Team.
- Einführung strukturierter Besprechungen, bei denen Teammitglieder ermutigt werden, Bedenken und Vorschläge ohne Angst vor Gesichtsverlust oder negativen Konsequenzen zu äußern.
- Entwicklung eines anonymen Feedback-Systems, um Teammitgliedern eine weitere Möglichkeit zu geben, ihre Meinungen und Bedenken zu teilen.
- Anerkennung und Wertschätzung von offener Kommunikation durch Führungskräfte, um zu verdeutlichen, dass diese Verhaltensweise geschätzt und befürwortet wird.

Ergebnis: Durch die Schaffung einer Umgebung, in der sich die Teammitglieder sicher fühlen, ihre Meinungen zu äußern, wird die Motivation zur Teilnahme an offenen Diskussionen gestärkt. Die Schulungen und strukturierten Besprechungen erhöhen die Fähigkeit der Teammitglieder zur effektiven Kommunikation. Die aktive Förderung durch die Führungskräfte dient als Auslöser für den Wandel hin zu einer Kultur der offenen und angstfreien Kommunikation. Dies führt zu einer verbesserten Teamdynamik und einer effektiveren Patientenversorgung. ◀

Hierbei spielt der Ansatz des Transformational Leadership spielt eine wichtige Rolle. Wie in Kap. 4 beschrieben, zielt dieser Leadership-Ansatz darauf ab, Einstellungen und Verhaltensweisen zu transformieren, indem er Mitarbeitende inspiriert, motiviert und befähigt. Transformationale Führungskräfte können durch ihr Vorbild, ihre Vision und die Förderung von Teamgeist und Eigeninitiative als wirkungsvolle Unterstützer für die Entwicklung einer Just Culture agieren.

Das Verhaltensmodell von Fogg ermöglicht ein tieferes Verständnis dafür, wie Veränderungen der Organisationskultur effektiv gefördert werden können, indem man auf die Schlüsselelemente Motivation, Fähigkeit und Auslöser eingeht. Dies hilft Führungskräften, gezielt Maßnahmen zu ergreifen, um die Entwicklung einer Just Culture aktiv zu gestalten.

Es wird empfohlen, kleine, tägliche Schritte zur Kulturveränderung zu planen und diese konsequent umzusetzen, um eine stetige Entwicklung zu gewährleisten (Heskett und Kotter 2022; Kühl 2018). Innerhalb bestehender Teams können Culture Hacks und kurze tägliche Besprechungen eingesetzt werden. Dabei können beispielsweise Herausforderungen des vorherigen Tages aufgegriffen und gemeinsame Lösungsansätze entwickelt werden (DeChant und Shannon 2020). In diesen Besprechungen kann auch reflektiert werden, ob bestimmte Verhaltensweisen mit den Werten einer Just Culture übereinstimmen, um das Lernen zu unterstützen. Mitarbeitende, die eine Just Culture-fördernde Haltung und entsprechendes Verhalten zeigen, können ebenfalls in diesen Besprechungen hervorgehoben werden. Dies führt zu einer positiven Verstärkung und inspiriert sowie motiviert sowohl die genannten Mitarbeitenden als auch andere Teammitglieder.

Die Anerkennung und Feier von kleinen Zwischenzielen sind sehr wichtig, um den Fortschritt sichtbar und greifbar zu machen. In diesem Zusammenhang ist das Erzählen von Geschichten (Storytelling) oft wirkungsvoller als das Veröffentlichen abstrakter Berichte oder Zahlen, wie Kotter et al. (2017) betonen. Durch Storytelling werden die Erfolge und Herausforderungen auf eine persönliche und einprägsame Weise kommuniziert, was die Botschaft verstärkt und die Beteiligten stärker einbindet.

10.2.7 Nachhaltige Veränderung sichern: Strategien zur Stärkung der Kulturtransformation

▼▼▼▼ 7. Konsolidieren der erzielten Erfolge und
Einleiten weiterer Veränderungen

Bei der Kulturtransformation im Ottawa Hospital zeigte sich, dass kontinuierliche Anstrengungen für einen langfristigen Erfolg entscheidend sind (Forster et al. 2019). Der siebte Schritt betont aus diesem Grund die Notwendigkeit, bereits erreichte Erfolge zu festigen, ohne den Transformationsprozess vorzeitig zu beenden. Es geht darum, auf den bereits erzielten Veränderungen aufzubauen und das bestehende Momentum zu nutzen, um den Prozess weiter voranzutreiben. In dieser Hinsicht gleicht die Veränderung der Organisationskultur einem wachsenden Fluss, der durch das kontinuierliche Zusammenfließen kleinerer Flüsse an Volumen zunimmt.

Diese Strategie, die auf den Prinzipien des Shared Leadership und der Einbeziehung einer breiten Mitarbeiterschaft basiert, hat mehrere Schlüsselaspekte, die für den Erfolg entscheidend sind:

- **Erweiterung der Verantwortung und Teilhabe:** Indem Aufgaben und Verantwortung auf Mitarbeitende außerhalb der traditionellen Führungsrollen verteilt werden, wird ein Gefühl der Eigenverantwortung und des Engagements bei einer größeren Anzahl von Mitarbeitenden gefördert. Dies kann zu einer höheren Motivation und einem stärkeren Commitment führen, da die Mitarbeitenden direkt an der Gestaltung der Veränderungsprozesse beteiligt sind.
- **Förderung von Shared Leadership:** Shared Leadership bedeutet, dass Führungsaufgaben und -verantwortung auf mehrere Personen verteilt werden. Dies führt zu einer diversifizierten Führung, die verschiedene Perspektiven und Expertisen einbezieht und somit eine umfassendere und effektivere Entscheidungsfindung ermöglicht.
- **Aufrechterhaltung von Klarheit und Dringlichkeit:** Es ist wichtig, dass leitende Mitarbeitende eines Krankenhauses und die Just Culture-Koalition die Ziele und die Dringlichkeit des Transformationsprozesses klar kommunizieren. Dies hilft, die Mitarbeitenden auf ein gemeinsames Ziel auszurichten und die Notwendigkeit der Veränderung zu betonen.
- **Schaffung eines selbsttragenden Prozesses:** Positive Erfahrungen der Mitarbeitenden mit den Veränderungsprozessen können zu einer Art Schneeballeffekt führen, bei dem die erfolgreiche Umsetzung in einem Bereich zu weiterem Engagement und Erfolg in anderen Bereichen anregt. Die Veränderung wird dadurch zu einem selbsttragenden Prozess, der von den Mitarbeitenden getragen und weiterentwickelt wird.
- **Kontinuierliches Feedback und Anpassung:** Es ist wichtig, dass die Just Culture-Koalition und die Leitungsebene regelmäßig Feedback von den Mitarbeitenden einholen und den Prozess basierend auf diesem Feedback anpassen. Dies stellt sicher, dass der Prozess relevant und effektiv bleibt und dass die Mitarbeitenden sich weiterhin engagiert und gehört fühlen. Im Gegensatz zu den vorgestellten quantitativen Messinstrumenten ermöglicht das SenseMaker-Tool in diesem Zusammenhang ein Echtzeit-Feedback.

Insgesamt unterstützt diese Herangehensweise nicht nur die Implementierung von Veränderungen, sondern trägt auch dazu bei, eine nachhaltige und positive Organisationskultur zu schaffen, die auf gemeinsamen Werten, Respekt und Engagement aller Mitarbeitenden basiert.

Die Förderung von Vertrauen und Verantwortung sowie die Anwendung von Shared Leadership sind zentrale Faktoren, um eine nachhaltige Kulturtransformation in einer Organisation zu stärken. Auf diese Weise werden auch unnötige Abhängigkeiten reduziert und Kommunikationsstrukturen vereinfacht.

Durch die Neuverteilung von Aufgaben und Verantwortlichkeiten können historisch gewachsene, aber ineffiziente Strukturen aufgebrochen werden. Dies ermöglicht eine effizientere und zielgerichtetere Arbeitsweise und trägt dazu bei, dass sich Mitarbeitende stärker auf ihre Kernkompetenzen und -aufgaben konzentrieren können.

Daneben wird durch die Reduzierung von überflüssigen Kommunikationsstrukturen die Informationsübermittlung effizienter. Informationen werden schneller und zielgerichteter an diejenigen weitergeleitet, die sie tatsächlich benötigen, was die Reaktionsfähigkeit und Flexibilität der Organisation in einer sich schnell ändernden Arbeitsumgebung verbessert.

Auf diese Weise werden auch Innovation und Agilität gefördert. Mitarbeitende fühlen sich ermächtigt, neue Ideen vorzuschlagen und umzusetzen, was zu kontinuierlichen Verbesserungen und Anpassungen an sich verändernde Bedingungen beiträgt. Auf diese Weise wird eine Kulturtransformation nicht nur von oben herab diktiert, sondern durch die Einbindung und das Engagement der Mitarbeitenden von der gesamten Organisation getragen. Dies fördert die Nachhaltigkeit der Veränderungen, da sie auf einem soliden Fundament gemeinsamer Werte und Überzeugungen beruhen.

Insgesamt schafft dieser Schritt eine robuste Grundlage für die langfristige Weiterentwicklung der Organisationskultur, indem er Mitarbeitende befähigt, sich aktiv an der Gestaltung und Umsetzung von Veränderungen zu beteiligen und eine Umgebung schafft, in der Innovation und kontinuierliche Verbesserung gefördert werden.

10.2.8 Von der Praxis zur Regel: Formale Integration als Abschluss der Transformation Richtung Just Culture

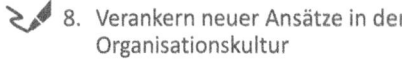 8. Verankern neuer Ansätze in der Organisationskultur

Der achte und finale Schritt im Veränderungsprozess beinhaltet die Integration neuer Verhaltensweisen und Praktiken in das offizielle Regelwerk und die formalen Strukturen der Organisation. Strategisch gesehen sollte bis zu diesem Punkt auf eine formale Festlegung von Veränderungen (Prozesse, Regeln, Anweisungen, aber auch Kommunikationsabläufe und Verhaltensweisen) in der Organisationskultur verzichtet werden. Hier sind einige Gründe, warum eine verfrühte Formalisierung nicht empfohlen wird:

- **Flexibilität für Anpassungen:** In den frühen Phasen eines Veränderungsprozesses ist es wichtig, offen für Anpassungen und Verbesserungen zu sein. Wenn neue Verfahren oder Regeln zu früh formalisiert werden, kann dies die Flexibilität einschränken und die Fähigkeit der Organisation mindern, auf Feedback und unerwartete Herausforderungen zu reagieren.
- **Experimentier- und Lernphase:** Neue Verhaltensweisen und Prozesse sollten zunächst in einem weniger formellen Rahmen getestet werden, um zu sehen, wie

sie in der Praxis funktionieren. Dies erlaubt es, aus Erfahrungen zu lernen und Anpassungen vorzunehmen, bevor die Praktiken offiziell in das Regelwerk der Organisation integriert werden.
- **Vermeidung von Widerstand:** Eine zu frühe Formalisierung kann Widerstand hervorrufen, insbesondere wenn Mitarbeitende das Gefühl haben, dass Veränderungen „von oben herab" aufgezwungen werden, ohne dass ihre Erfahrungen und Meinungen berücksichtigt wurden. Eine Phase der Erprobung und des Feedbacks hilft, Mitarbeitende in den Prozess einzubeziehen und ihre Unterstützung zu gewinnen.
- **Erfolgssicherung:** Es ist wichtig, dass sich neue Verhaltensweisen und Prozesse in der Praxis bewähren, bevor sie als Standard etabliert werden. Dies stellt sicher, dass nur funktionale und effektive Praktiken in das formale Regelwerk der Organisation aufgenommen werden.

Der achte Schritt zielt darauf ab, die neuen Ansätze auf formaler Seite der Organisationskultur zu verankern. Dies bedeutet, dass die Veränderungen zu einem integralen Bestandteil der Organisationspraxis geworden sind und nicht nur auf dem Papier existieren. Die Formalisierung ist daher der Abschluss eines erfolgreichen Veränderungsprozesses, nicht der Anfang.

Die Formalisierung sollte erst erfolgen, nachdem die neuen Praktiken sich bewährt und auf informaler Seite, also bei den Mitarbeitenden etabliert haben. Generell werden etwa 60 % aller Regeln, Verfahren und Sicherheitsanforderungen in Organisationen intern festgelegt. Nur etwa 40 % der Regeln, Verfahren und Sicherheitsanforderungen in Krankenhäusern sind direkt auf regulatorische Vorschriften oder Gesetze zurückzuführen, was bedeutet, dass Krankenhäuser über einen erheblichen Spielraum verfügen, um eigene Richtlinien und Praktiken zu gestalten (Dekker 2023).

Im Rahmen dieses Prozesses werden veraltete Verfahren und Vorschriften, die nicht mit der neuen Vision übereinstimmen, aus den offiziellen Dokumenten entfernt und gleichzeitig neue, Just Culture-unterstützende Elemente festgeschrieben. Dies geschah beispielsweise beim in Kap. 7 beschriebenen Mersey Care NHS Trust, wo Arbeitsanweisungen und Vorschriften an die spezifischen Merkmale einer Just Culture angepasst wurden, mit dem Fokus auf Unterstützung der Mitarbeitenden (Kaur et al. 2019). In einem Krankenhaus muss beispielsweise genau definiert werden, wie ein vertrauensvoller und gerechter Umgang mit Berichten in einem Lern- und Berichtsystem gewährleistet wird. Es muss eine stringente und für alle nachvollziehbare Untersuchung, Klassifizierung und Bearbeitung von Fehlern und unerwünschten Ereignissen erfolgen. Auf diese Weise kann die Organisation einen gerechten Umgang mit Berichten gegenüber den Mitarbeitenden sicherstellen.

Es wird auch empfohlen, ein sogenanntes Just Culture-Manifest zu erstellen und zu veröffentlichen, in der sich die Krankenhausleitung zur Einhaltung der Prinzipien einer Just Culture verpflichtet. Ein Manifest ist eine formelle Erklärung oder ein Dokument, das die Grundsätze und Werte einer Just Culture innerhalb einer Organisation definiert und verankert. Es kann folgende Elemente enthalten:

- **Sicherheit und Effizienz:** Wir verpflichten uns zu einer Just Culture, die sowohl die sichere als auch effektive Arbeit unserer Mitarbeitenden ermöglicht und eine exzellente Versorgung unserer Patienten sicherstellt.
- **Priorität der Sicherheit:** Die Sicherheit unserer Mitarbeitenden und Patienten genießt bei uns höchste Priorität.
- **Vertrauensvolle und angstfreie Arbeit:** Wir unterstützen eine Arbeitsumgebung, die auf Vertrauen basiert und frei von Angst ist.
- **Psychologische Sicherheit im Team:** Wir fördern aktiv die psychologische Sicherheit in unseren Teams, um eine offene und ehrliche Kommunikation zu gewährleisten.
- **Frühwarnsystem durch Belegschaft:** Unsere gesamte Belegschaft dient als effektives Frühwarnsystem für Probleme im Krankenhaus.
- **Lernen aus Fehlern und unerwünschten Ereignissen:** Wir lernen gemeinsam aus Fehlern, um unsere Leistung zu verbessern und eine exzellente Patientenversorgung zu gewährleisten.
- **Berichterstattung über unerwünschte Ereignisse:** Berichte über Fehler, Zwischenfälle und unerwünschte Ereignisse sind essenziell, um systemische Ursachen zu identifizieren. Diese Berichte werden systematisch und nachvollziehbar ausgewertet.
- **Substitutionstest für gerechte Bewertung:** Für die faire und gerechte Bewertung von Fehlern und unerwünschten Ereignissen setzen wir den Substitutionstest ein: Würde ein anderer, ähnlich ausgebildeter und qualifizierter Mitarbeitender mit vergleichbarer Erfahrung in der gleichen Situation ähnlich handeln?
- **Unterstützung nach Zwischenfällen:** Nach Vorfällen und (kritischen) unerwünschten Ereignissen bieten wir unseren Mitarbeitenden die notwendige Unterstützung an.
- **Nulltoleranz gegenüber inakzeptablem Verhalten:** Inakzeptables Verhalten, insbesondere grobe Fahrlässigkeit oder vorsätzliches Fehlverhalten, wird nicht toleriert.
- **Systemischer Ansatz für Sicherheit:** Wir erkennen an, dass das Gesamtsystem des Krankenhauses den größten Einfluss auf die Sicherheit hat. Wir gestalten unsere Organisation so, dass es einfach ist, das Richtige zu tun und schwer ist, das Falsche zu tun.
- **Betrachtung der Sicherheit im Systemkontext:** Sicherheit muss im Kontext des Gesamtsystems betrachtet werden und nicht isoliert auf einzelne Personen, Teile, Ereignisse oder Ergebnisse.

Ein Just Culture-Manifest dient als Leitfaden und Orientierungshilfe für alle Mitarbeitenden der Organisation. Beim Ottawa Hospital wurde dies durch ein schriftlich festgehaltenes Versprechen umgesetzt, während der NHS eine allgemeine Just Culture-Charter veröffentlicht hat (National Health Service 2019; The Ottawa Hospital 2017).

In diesem letzten Schritt ist es auch wichtig, die Verbindung zwischen neuen Verhaltensweisen und dem Erfolg der Organisation herzustellen und zu kommunizieren. Positive Effekte wie geringere Abwesenheitsraten oder reduzierte Mitarbeiterfluktuation, die sich aus einem verbesserten Wohlbefinden ergeben, sollten intern, gegenüber der eigenen Belegschaft hervorgehoben werden. Auch im Personalbereich, bei der Entwicklung von Führungskräften und der Rekrutierung neuer Mitarbeitenden sollten die Merkmale einer neuen Organisationskultur Berücksichtigung finden. Der Grundsatz „Hire for attitude, train for skills" gewinnt in diesem Kontext an Bedeutung (Heskett und Kotter 2022).

Angesichts des Fachkräftemangels im medizinischen Bereich und der Tatsache, dass sich Mitarbeitende entscheiden, das Krankenhaus zu verlassen, ist die Organisationskultur von hoher Bedeutung: „Die wichtigste Rolle der [organisatorischen] Kultur besteht darin, einen großartigen Arbeitsplatz zu schaffen, der Mitarbeitende in ihre Arbeit einbindet." (Heskett und Kotter 2022).

10.3 Pilotprojekt als Wegbereiter für Just Culture und die Rolle externer Unterstützung bei der Transformation der Organisationskultur

Für den Beginn des Transformationsprozesses hin zu einer Just Culture ist es ratsam, zunächst ein Pilotprojekt in einem spezifischen Bereich, wie etwa einer Fachabteilung, zu starten. Ein solches Pilotprojekt ermöglicht es, mit einem kleineren Team zu beginnen und schrittweise mehr Mitarbeitende in den Prozess des Kulturwandels einzubeziehen. Es ist vielversprechend im ärztlichen Bereich zu beginnen, da dieser eine kulturprägende Rolle im Krankenhaus einnimmt und viele leitende Positionen mit ärztlichem Personal besetzt sind (Collins 2019). Eine der größten Herausforderungen dabei ist es, einen Wandel in den Einstellungen und Verhaltensweisen der einzelnen Mitarbeitenden zu bewirken.

Die praktische Anwendung des Kotter-Modells erweist sich als deutlich komplexer, als es die scheinbar linearen Schritte vermuten lassen (Pollack und Pollack 2015). Es kann zu zeitlichen Verschiebungen kommen, sodass beispielsweise die Leitungsebene bereits mit den ersten 3 Schritten begonnen hat, während die Mehrheit der Mitarbeitenden möglicherweise noch nichts vom Projekt weiß. Aufgrund dieser Komplexität kann es für eine medizinische Organisation allein überfordernd sein, die Veränderung umzusetzen, insbesondere da manche Probleme aufgrund der internen Perspektive nicht erkannt werden.

In der Praxis haben alle Organisationen, die eine Transformation hin zu einer Just Culture durchgeführt haben, externe Unterstützung in Anspruch genommen (Baloh et al. 2018; Forster et al. 2019; Kaur et al. 2019). Kotter selbst weist in späteren Werken darauf hin, dass eine externe Begleitung und Beratung empfehlenswert ist und die Wahrscheinlichkeit eines erfolgreichen Veränderungsprozesses erhöht.

10.4 Anpassung des Konzeptes zur Transformation an Krankenhausgröße und -art

Es bestehen Unterschiede zwischen einem Krankenhaus der Grundversorgung und einem Krankenhaus der Maximalversorgung. Ein großes Universitätsklinikum beispielsweise könnte für ein solches Projekt über mehr Ressourcen verfügen, teilweise durch die mögliche Einbindung in Forschung und Lehre. Andererseits müssen hier die Interessen zahlreicher Stakeholder berücksichtigt werden, wodurch Entscheidungsprozesse nicht einfacher werden. Das Beispiel des Ottawa Hospitals zeigt, dass die Größe eines Krankenhauses ein solches Projekt zwar nicht unbedingt erleichtert, es aber dennoch machbar ist.

Ein kleineres Krankenhaus verfügt über andere personelle und finanzielle Kapazitäten. Die Waldkliniken Eisenberg unter der Leitung von David-Ruben Thies beweisen, dass eine umfassende Transformation eines Krankenhausbetriebes möglich ist, auch wenn es sich nicht um ein spezifisches Just Culture-Projekt handelt. Das Haus mit etwa 250 Betten wird nicht nur für sein architektonisches Konzept gelobt, sondern gehört laut einer Studie der Frankfurter Allgemeinen Zeitung seit 2019 in der Kategorie 150–300 Betten zu den besten Krankenhäusern Deutschlands (F.A.Z. Institut 2023). Dabei fördert die besondere Architektur eine neue und vertrauensvolle Interaktion zwischen Mitarbeitenden und Patienten. Auch das Wohlbefinden der Mitarbeitenden wird auf vielfältige Weise (Einbezug der Mitarbeitenden bei Gestaltung der Klinik, kommunikations- und teamförderndes Umfeld, Work-Life-Balance, Aus- und Weiterbildungsprogramme) unterstützt, was sich positiv auf die Organisationskultur auswirkt. CEO und Visionär Thies und sein Team werden für den effizienten Klinikbetrieb mit niedrigen Komplikations- und Infektionsraten sowie hoher Mitarbeiterzufriedenheit belohnt. Zudem konnte die Klinik den Fachkräftemangel durch einen Anstieg an Bewerbungen und schnellerer Besetzung offener Stellen effektiv angehen.

Hinsichtlich ihrer Organisationskultur sind Krankenhäuser verschiedener Versorgungsstufen mit vergleichbaren Herausforderungen konfrontiert. Daher wird eine kategorische Differenzierung nach Krankenhausgröße als überflüssig betrachtet. Stattdessen wird vorgeschlagen, dass das Konzept zur Einführung einer Just Culture an die spezifischen Bedürfnisse und Ressourcen jeder Klinik individuell angepasst werden sollte.

10.5 Unterstützung für die Transformation: Wie das Patient Safety Incident Response System (PSIRF) und ähnliche Initiativen eine Just Culture unterstützen

Die Weltgesundheitsorganisation (WHO) entwickelt Leitlinien und unterstützt Maßnahmen, um die Patientensicherheit zu erhöhen, was auch die Stärkung einer effektiven Sicherheitskultur in Krankenhäusern einschließt. Auf nationaler Ebene existieren zudem zahlreiche Organisationen, die sich der Förderung einer effektive

Organisations- und Sicherheitskultur in medizinischen Einrichtungen widmen. Zu den führenden Organisationen in Deutschland zählen:

- **Aktionsbündnis Patientensicherheit (APS):** Diese Organisation ist eine der führenden in Deutschland, wenn es um die Förderung der Patientensicherheit geht. Das APS arbeitet daran, das Bewusstsein für Patientensicherheit zu schärfen und praktische Lösungen und Empfehlungen zur Verbesserung der Sicherheitskultur in Krankenhäusern zu entwickeln.
- **Institut für Qualität und Patientensicherheit (BQS):** Dieses Institut konzentriert sich auf die Qualitätssicherung und die Verbesserung der Patientensicherheit im Gesundheitswesen. Es sammelt und analysiert Daten zur Versorgungsqualität und entwickelt darauf basierend Empfehlungen.
- **Deutsche Gesellschaft für Qualität (DGQ):** Obwohl die DGQ sich auf Qualität in verschiedenen Branchen konzentriert, bietet sie auch spezifische Ressourcen und Schulungen zur Verbesserung der Qualität und Sicherheit in Krankenhäusern an.
- **Deutsche Krankenhausgesellschaft (DKG):** Als Spitzenverband der Krankenhausträger in Deutschland setzt sich die DKG für die Interessen der Krankenhäuser ein, einschließlich der Förderung von Maßnahmen zur Patientensicherheit.
- **Gemeinsamer Bundesausschuss (G-BA):** Dieses oberste Entscheidungsgremium der gemeinsamen Selbstverwaltung im Gesundheitswesen in Deutschland ist auch für die Festlegung von Qualitätsstandards in Krankenhäusern verantwortlich.

Diese Organisationen leisten durch Forschung, Bildung, die Entwicklung von Richtlinien und praktische Unterstützung einen wesentlichen Beitrag zur Stärkung einer effektiven Sicherheitskultur in deutschen Krankenhäusern. Einrichtungen wie das APS und der G-BA erarbeiten gezielte Standards und Leitlinien zur Verbesserung der Patientensicherheit. Diese dienen den Krankenhäusern als Basis, um ihre internen Abläufe und Sicherheitsprotokolle entsprechend zu gestalten und zu optimieren.

Im APS entwickeln interdisziplinäre und multiprofessionelle Arbeitsgruppen praxisnahe Handlungsempfehlungen. Diese Empfehlungen zur Steigerung der Sicherheit im Gesundheitswesen decken ein breites Spektrum ab. Sie beinhalten spezifische Ratschläge für den Umgang mit bestimmten Medikamenten und Krankheitsbildern sowie allgemeinere Hinweise, die sowohl die Sicherheit der Mitarbeitenden als auch der Patienten fördern. Dazu gehören unter anderem praktische Anleitungen zur effektiven Durchführung von Fallanalysen und zum erfolgreichen Einsatz von Lern- und Berichtssystemen.

Die Handlungsempfehlungen und weiteren Veröffentlichungen des APS leisten einen wichtigen Beitrag zur Entwicklung einer von Just Culture geprägten Organisations- und Sicherheitskultur. Krankenhäuser können sich auf die umfangreiche Expertise in diesen Arbeitsgruppen verlassen, um den sicheren Umgang mit speziellen Medikamenten oder effektive Kommunikationsmethoden nicht von Grund auf neu entwickeln zu müssen.

Neben größeren Vereinen und Gesellschaften, unterstützen auch kleinere Vereine und Initiativen den Wandel im Gesundheitswesen. Der Vorsitzende von Purpose Health e.V., Felix Hoffmann hat gemeinsam mit Christine Dittmer und Nils Löber das Buch „Purpose!" herausgegeben (Hoffmann et al. 2023). Hierbei handelt es sich um ein Praxishandbuch für die werteorientierte Transformation des Gesundheitswesens, wodurch die Behandlungsqualität und Patientensicherheit gesteigert werden können. Mithilfe beispielhafter Konzepte sowie bewährter Methoden und neuen Handlungsempfehlungen erfahren auch die Mitarbeitenden ein höheres Wohlbefinden und eine höhere Sicherheit. In dem Buch werden vielfältige Maßnahmen beleuchtet, die auch die Transformation in Richtung einer Just Culture unterstützen.

Die einzelnen Vereine und Organisationen tragen nicht nur zur Verbesserung der Patientensicherheit bei, sondern beeinflussen auch maßgeblich die gesundheitspolitische Diskussion und die Formulierung von Gesundheitspolitik auf nationaler Ebene. Die Entwicklung hin zu einer Just Culture sollte aber idealerweise über die Unterstützung durch gemeinnützige Vereine oder einzelne Fachgesellschaften hinausgehen.

In England beispielsweise werden die Projekte und Initiativen einzelner Einrichtungen seit Herbst 2022 durch das Patient Safety Incident Response System (PSIRF) auf nationaler Ebene unterstützt. Das PSIRF stellt ein Rahmenwerk dar, das eine effektivere und gerechtere Reaktion auf Vorfälle im Zusammenhang mit der Patientensicherheit in Gesundheitseinrichtungen ermöglichen soll (NHS England 2022). Frühere Richtlinien in der Patientensicherheit wurden oft als unzureichend oder zu komplex wahrgenommen. Es wurde zudem klar, dass ein systematischer Ansatz notwendig ist, um wiederkehrende Muster zu erkennen und systemische Probleme, statt isolierter Fehler anzugehen. Die Förderung einer Just Culture ist ein zentraler Aspekt des PSIRF. Es entstand ein breiter Konsens darüber, dass eine Kultur der Gerechtigkeit, des Vertrauens und der psychologischen Sicherheit, die das Lernen aus Ereignissen unterstützt, entscheidend für die Verbesserung der Sicherheit von Patienten und Personal ist. Das PSIRF unterstreicht die Wichtigkeit, das Gesundheitspersonal und die Patienten in den Lernprozess aus Vorfällen einzubeziehen, um verschiedene Perspektiven zu berücksichtigen und ein gemeinsames Verständnis für Sicherheitsfragen zu fördern.

Bei der Entwicklung des PSIRF spielten Vorschläge und Feedback von Gesundheitspersonal, Patientensicherheitsexperten und anderen relevanten Akteuren eine entscheidende Rolle. Dieser partizipative Ansatz führte dazu, dass das PSIRF-Rahmenwerk praktikabel und flexibel an die spezifischen Anforderungen verschiedener Krankenhäuser und medizinischer Einrichtungen angepasst werden kann. Mit seiner Förderung von Offenheit, Transparenz, Einbindung aller Beteiligten und einem Fokus auf systemische Verbesserungen und Lernprozesse trägt das PSIRF zur Entwicklung einer Just Culture bei. Dabei liegt ein besonderes Augenmerk nicht nur auf der Patientensicherheit, sondern auch auf der Sicherheit des medizinischen Fachpersonals.

Das Rahmenwerk befindet sich noch in der fortlaufenden Evaluation und kann daher noch nicht abschließend beurteilt werden. Inwiefern das PSIRF eine von Just Culture geprägte Organisations- und Sicherheitskultur wirklich unterstützt, wird bis

2025 durch eine Echtzeitstudie der University of Leeds begleitet. In Bereichen, in denen schnelle Feedback-Schleifen wichtig sind, erweisen sich solche Studien als besonderes nützlich. Auf diese Weise können direkte Anpassungen und Optimierungen erfolgen, effektive Schulungsmaßnahmen gestaltet sowie ein höheres Engagement aller Beteiligten erreicht werden.

Im Rahmen der PSIRF-Initiative erhalten in den kommenden Jahren alle NHS-Mitarbeitenden Schulungen zu Just Culture sowie zu unterstützenden Verhaltens- und Kommunikationsmethoden. Obwohl es in Deutschland einzelne Initiativen gibt, existiert kein direktes Pendant zum PSIRF.

Für erfolgreiche Verbesserungen auf organisatorischer Ebene müssen sich auch die Rahmenbedingungen ändern. Eine von Just Culture geprägte Organisations- und Sicherheitskultur muss zu einem zentralen Aspekt der medizinischen Versorgung in der Zukunft werden. Die Vorsitzende des APS, Ruth Hecker, hebt in diesem Zusammenhang hervor: „Patientensicherheit ist viel mehr als Methoden und Instrumente, es ist im Wesentlichen das gemeinsame Verständnis einer Kultur, die die sichere Versorgung von Patienten in den Vordergrund stellt und alle Entscheidungen daran ausrichtet" (Aleff et al. 2022). Im gleichen Buch erwähnt der ärztliche Direktor und Vorstandsvorsitzende der Universitätsmedizin Essen, Jochen Werner, dass eine erfolgreiche Sicherheitskultur immer auch eine vertrauensbasierte Organisationskultur bedeutet und unterstreicht somit die Bedeutung einer Just Culture.

Literatur

Aleff, M., Barisch, M., Belliger, A., de Beus P., Blumenberg, P., & Bornes, G. (2022). *Risiko- und Sicherheitskultur im Gesundheitswesen* (R. T. Hecker, Hrsg.). Medizinisch Wissenschaftliche Verlagsgesellschaft.
Baloh, J., Zhu, X., & Ward, M. M. (2018). Implementing team huddles in small rural hospitals: How does the Kotter model of change apply? *Journal of Nursing Management, 26*(5), 571–578. https://doi.org/10.1111/jonm.12584
Bergmann, J., & Weiland, R. (2023). Lass dich dezentrieren. *brand eins, 5*, 34–39.
Boak, G., Dickens, V., Newson, A., & Brown, L. (2015). Distributed leadership, team working and service improvement in healthcare. *Leadership in Health Services, 28*(4), 332–344. https://doi.org/10.1108/LHS-02-2015-0001
Bundesärztekammer. (2023). *Statistische Erhebung der Gutachterkommissionen und Schlichtungsstellen für das Statistikjahr 2020*. https://www.bundesaerztekammer.de/fileadmin/user_upload/downloads/pdf-Ordner/Behandlungsfehler/Statistische_Erhebung_2020_neu.pdf
Collins, R. T. (2019). Leadership in Medicine. *The American Journal of Cardiology, 124*(4), 650–651. https://doi.org/10.1016/j.amjcard.2019.05.016
DeChant, P., & Shannon, D. (2020). Creating Optimal Clinical Workplaces by Transforming Leadership and Empowering Clinicians. In A. Montgomery, M. van der Doef, E. Panagopoulou, & M. P. Leiter (Hrsg.), *Connecting Healthcare Worker Well-Being, Patient Safety and Organisational Change: The Triple Challenge*. Springer International Publishing. https://doi.org/10.1007/978-3-030-60998-6
Dekker, S. (2023). *Stop Blaming: Create a Restorative Just Culture*. Independently Published.
Duck, J. D. (2001). *The change monster: The human forces that fuel or foil corporate transformation and change* (1st paperback ed). Three Rivers Press.

Egener, B. E., Mason, D. J., McDonald, W. J., Okun, S., Gaines, M. E., Fleming, D. A., Rosof, B. M., Gullen, D., & Andresen, M.-L. (2017). The Charter on Professionalism for Health Care Organizations: *Academic Medicine*, 92(8), 1091–1099. https://doi.org/10.1097/ACM.0000000000001561

F.A.Z. Institut. (2023). *Deutschlands beste Krankenhäuser 2023*. https://www.faz.net/asv/beste-krankenhaeuser/

Fogg, B. J. (2019). *Tiny habits: The small changes that change everything*. Houghton Mifflin Harcourt.

Forster, A. J., Hamilton, S., Hayes, T., & Légaré, R. (2019). Creating a Just Culture: The Ottawa Hospital's experience. *Healthcare Management Forum*, 32(5), 266–271. https://doi.org/10.1177/0840470419853303

Frankel, A. S., Leonard, M. W., & Denham, C. R. (2006). Fair and Just Culture, Team Behavior, and Leadership Engagement: The Tools to Achieve High Reliability. *Health Services Research*, 41(4p2), 1690–1709. https://doi.org/10.1111/j.1475-6773.2006.00572.x

Hagen, J. U. (2017). *Fatale Fehler*. Springer Berlin Heidelberg. https://doi.org/10.1007/978-3-662-55484-5

Hauschildt, J., Witte, E., & Witte, E. (Hrsg.). (1999). *Promotoren: Champions der Innovation* (2., erw.. Aufl.). Gabler.

Helm, J., & Remington, K. (2005). Effective Project Sponsorship an Evaluation of the Role of the Executive Sponsor in Complex Infrastructure Projects by Senior Project Managers. *Project Management Journal*, 36(3), 51–61. https://doi.org/10.1177/875697280503600306

Herget, J. (2020). *Unternehmenskultur gestalten: Systematisch zum nachhaltigen Unternehmenserfolg*. Springer Berlin Heidelberg. https://doi.org/10.1007/978-3-662-59501-5

Heskett, J. L., & Kotter, J. P. (2022). *Win from within: Build organizational culture for competitive advantage*. Columbia University Press.

Hoffmann, F., Dittmer, C., & Löber, N. (Hrsg.). (2023). *Purpose!: Praxishandbuch für die werteorientierte Transformation des Gesundheitswesens*. Medizinisch Wissenschaftliche Verlagsgesellschaft.

Jackson, S. (2000). A qualitative evaluation of shared leadership barriers, drivers and recommendations. *Journal of Management in Medicine*, 14(3/4), 166–178. https://doi.org/10.1108/02689230010359174

Kaur, M., De Boer, R. J., Oates, A., Rafferty, J., & Dekker, S. (2019). Restorative Just Culture: A Study of the Practical and Economic Effects of Implementing Restorative Justice in an NHS Trust. *MATEC Web of Conferences*, 273, 01007. https://doi.org/10.1051/matecconf/201927301007

Kotter, J. P. (2008). *A sense of urgency*. Harvard Business Press.

Kotter, J. P. (2012). *Leading change*. Harvard Business Review Press.

Kotter, J. P., Rathgeber, H., & Solow, R. (2017). *Our iceberg is melting: Changing and succeeding under any conditions* (updated and revised for this 10th anniversary edition). Portfolio/Penguin.

Kühl, S. (2018). *Organisationskulturen beeinflussen*. Springer Fachmedien Wiesbaden. https://doi.org/10.1007/978-3-658-20197-5

National Health Service. (2019). *Being Fair*. www.resolution.nhs.uk

NHS England. (2022). *Patient Safety Incident Response Framework*. https://www.england.nhs.uk/wp-content/uploads/2022/08/B1465-1.-PSIRF-v1-FINAL.pdf

Pollack, J., & Pollack, R. (2015). Using Kotter's Eight Stage Process to Manage an Organisational Change Program: Presentation and Practice. *Systemic Practice and Action Research*, 28(1), 51–66. https://doi.org/10.1007/s11213-014-9317-0

Raelin, J. A. (2018). What are you afraid of: Collective leadership and its learning implications. *Management Learning*, 49(1), 59–66. https://doi.org/10.1177/1350507617729974

Roberto, M. A., & Levesque, L. C. (2005). The Art of Making Change Initiatives Stick. *MIT Sloan Management Review*, 46, 53–60.

Shanafelt, T. D., Schein, E., Minor, L. B., Trockel, M., Schein, P., & Kirch, D. (2019). Healing the Professional Culture of Medicine. *Mayo Clinic Proceedings*, 94(8), 1556–1566. https://doi.org/10.1016/j.mayocp.2019.03.026

The Ottawa Hospital. (2017). *Our promise to you*. https://www.ottawahospital.on.ca/en/documents/2017/01/our-promise.pdf/
Thomas, L. R., Ripp, J. A., & West, C. P. (2018). Charter on Physician Well-being. *JAMA, 319*(15), 1541. https://doi.org/10.1001/jama.2018.1331
Van Der Merwe, S. E., Biggs, R., Preiser, R., Cunningham, C., Snowden, D. J., O'Brien, K., Jenal, M., Vosloo, M., Blignaut, S., & Goh, Z. (2019). Making Sense of Complexity: Using SenseMaker as a Research Tool. *Systems, 7*(2), 25. https://doi.org/10.3390/systems7020025
Wagner, A., Hammer, A., Manser, T., & Rieger, M. A. (2020). Arbeits- und Patientensicherheitskultur im Krankenhaus – die WorkSafeMed-Studie. *Public Health Forum, 28*(2), 139–142. https://doi.org/10.1515/pubhef-2020-0013
West, M. A. (2020). Compassionate and Collective Leadership for Cultures of High-Quality Care. In A. Montgomery, M. van der Doef, E. Panagopoulou, & M. P. Leiter (Hrsg.), *Connecting Healthcare Worker Well-Being, Patient Safety and Organisational Change: The Triple Challenge*. Springer International Publishing. https://doi.org/10.1007/978-3-030-60998-6
Witte, E. (1973). *Organisation für Innovationsentscheidungen: Das Promotoren-Modell*. O. Schwartz.

Fazit

11

11.1 Die Kraft einer Just Culture: Vielfältige Vorteile und Wegweiser zu nachhaltigem Erfolg

Eurocontrol, die Europäische Organisation zur Sicherung der Luftfahrt, überwacht die Luftverkehrskontrolle in Europa. Ziel ist es ein sicheres europäisches Luftverkehrskontrollsystem zu gewährleisten. Das von Eurocontrol herausgegebene Hindsight-Magazin behandelt menschliche und organisatorische Faktoren und zielt darauf ab, die Leistung von Menschen in der Luftfahrt und anderen Sektoren auf individueller, Gruppen- und Organisationsebene zu steigern. Die 35. Ausgabe des Magazins, betitelt „Just Culture ... Revisited", präsentiert verschiedene Perspektiven und Beispiele zu Just Culture aus Luftfahrt, Medizin, Schifffahrt und Eisenbahnverkehr. Tony Licu, Leiter der Sicherheitsabteilung, fasst die Bedeutung von Just Culture für alle Organisationen und Branchen zusammen:

> „Just Culture helps our industry, our organisations, and our teams perform because it allows people to speak up, learn from mistakes, and improve – do better."

Das Zitat beschreibt die positive Wirkung, die eine Just Culture auf Industrie, Organisationen und Teams hat. Die Kernaspekte des Zitats lauten:

- **Förderung des offenen Dialogs:** Just Culture ermöglicht es Menschen, sich angstfrei zu äußern. Das bedeutet, dass Mitarbeitende ermutigt werden, offen über Ideen, Bedenken oder Fehler zu sprechen, ohne Angst vor ungerechtfertigten negativen Reaktionen.
- **Lernen aus Fehlern und unerwünschten Ereignissen:** In einer Just Culture wird anerkannt, dass Fehler passieren können. Wichtig ist, dass aus diesen Fehlern gelernt wird, um zukünftige Probleme zu vermeiden und kontinuierliche Verbesserungen zu erreichen.

- **Verbesserung und Leistungssteigerung:** Indem ein sicheres Umfeld geschaffen wird, in dem offen kommuniziert und kollektiv gelernt wird, können Organisationen und ihre Teams ihre Leistung verbessern und besser werden.

Zusammengefasst wird hervorgehoben, wie Gerechtigkeit, Vertrauen, psychologische Sicherheit und Lernen dazu beitragen, eine positive und produktive Arbeitsumgebung zu schaffen, die letztendlich die Gesamtleistung verbessert.

Eine mangelhafte Organisationskultur kann die Arbeitserfahrung negativ beeinflussen, indem sie zu ineffizienten Prozessen führt. Diese können mühsam, langwierig und riskant sein, was sich insgesamt negativ auf die Zufriedenheit und Produktivität der Mitarbeitenden auswirkt. Im Gegensatz dazu fördert eine positive Organisationskultur effizientes und innovatives Arbeiten, vereinfacht viele Abläufe und erhöht die Sicherheit.

In Zukunft wird die Geschwindigkeit, mit der sich Veränderungen vollziehen, weiter ansteigen, wodurch Flexibilität und Lernbereitschaft unerlässlich werden.

Eine von Just Culture geprägte Organisationskultur versetzt Mitarbeitende und die Organisation in die Lage, zu lernen, sich anzupassen und Risiken kompetent zu managen. Besonders wertvoll wird dabei die Qualität der Beziehungen und die effektive Zusammenarbeit unter den Mitarbeitenden sein, die sich als signifikanter Wettbewerbsvorteil erweisen können.

Der Wettbewerbsvorteil und die ökonomischen Auswirkungen einer aktiv gestalteten, von Just Culture geprägten Organisationskultur können quantifiziert werden. (siehe Kultur-Profit-Model in Kap. 7). Daneben hat eine derartig gestaltete Organisationskultur qualitativ konkrete positive Auswirkungen auf den Krankenhausbetrieb:

- **Für die Mitarbeitenden:** Eine von Just Culture geprägte Organisationskultur fördert eine Umgebung, in der sich Mitarbeitende sicher fühlen, offen zu kommunizieren, Fehler und Bedenken ohne Angst vor ungerechtfertigten Sanktionen zu teilen. Dies verbessert nicht nur die Arbeitsmoral und das Engagement, sondern fördert auch das Lernen und die persönliche Entwicklung. Mitarbeitende, die sich wertgeschätzt und unterstützt fühlen, neigen dazu, motivierter und produktiver zu sein.
- **Für die Patienten:** Die Sicherheit und das Wohlergehen der Patienten profitieren erheblich von einer Kultur, die auf offener Kommunikation und Lernen basiert. Fehler und unerwünschte Ereignisse, die thematisiert werden, bieten wertvolle Lerngelegenheiten, die zur Verbesserung der Patientenversorgung führen können. Dies trägt zu einer höheren Patientenzufriedenheit und -sicherheit bei.
- **Für das Krankenhaus als Organisation:** Eine Just Culture fördert die kontinuierliche Verbesserung von Prozessen und Abläufen im Krankenhaus. Durch die Identifizierung und Bearbeitung von Problemen und Risiken können Krankenhäuser effizienter und effektiver werden. Diese Kultur trägt auch dazu bei, das Risiko von Haftungsproblemen zu reduzieren und das Ansehen der Einrichtung zu verbessern, was wiederum die Attraktivität für hochqualifiziertes Personal und Patienten erhöht.

11.2 Never Change a running system: Wie Just Culture das Krankenhaus...

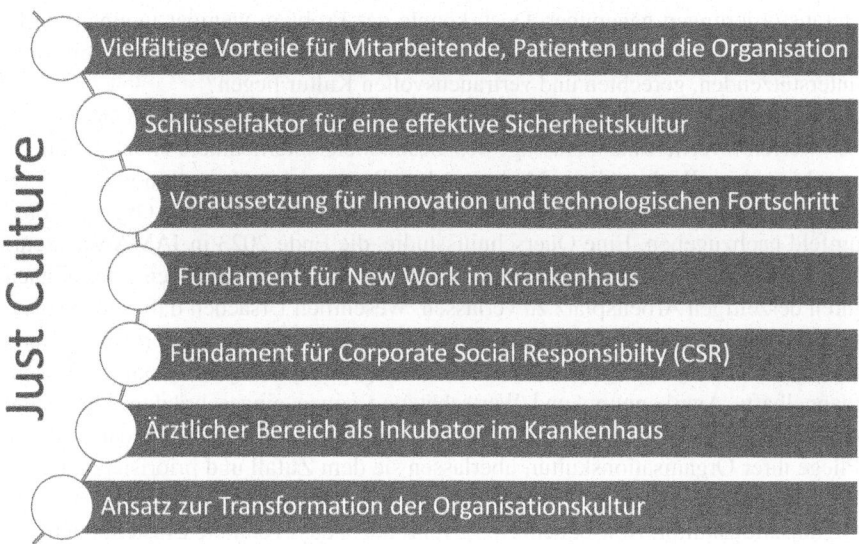

Abb. 11.1 Just Culture im Krankenhaus

Insgesamt wird deutlich, dass eine Investition in eine Just Culture weitreichende Vorteile mit sich bringt, die sowohl qualitativ als auch quantitativ messbar sind. Diese reichen von verbesserten Arbeitsbedingungen und einer besseren Patientenversorgung bis hin zu einer gestärkten Position der Einrichtung im Gesundheitswesen (Abb. 11.1).

11.2 ~~Never~~ Change a running system: Wie Just Culture das Krankenhaus revolutioniert

„A bad system will beat a good person every time."

Im Kontext einer Transformation der Organisationskultur unterstreicht das Zitat des amerikanischen Ingenieurs und Managementberater Edwards Deming die Notwendigkeit einer Förderung von vertrauensvoller Teamarbeit, offener und angstfreier Kommunikation sowie kontinuierlichem Lernen, um eine Verbesserung des Krankenhaussystems zu erreichen.

Dabei unterliegt dieses System schon einer Art Dauerwandel und es erlebt selten Stillstand. Während des fortlaufenden Betriebs, der eine komplexe Tageskoordination erfordert, finden ständig Veränderungen statt: Gebäude werden modernisiert, Abläufe geändert und neue Behandlungsmethoden eingeführt. Gleichzeitig erhöht sich nicht nur der Patientendurchlauf, sondern auch die Personalfluktuation. Die Medizinbranche sieht sich daher nicht nur wegen finanzieller Aspekte (das System incentiviert momentan bestimmte Fallzahlen und kurze Verweildauern im Krankenhaus), sondern auch aufgrund von Personalmangel großen

Herausforderungen gegenüber. Doch könnte das Problem weniger in einem wirklichen Personalmangel als vielmehr in einem Mangel an Arbeitgebern mit einer unterstützenden, gerechten und vertrauensvollen Kultur liegen?

Als Reaktion darauf, immer mehr finanzielle Mittel und Personal in das System zu „werfen", verliert nach Aussage des Gesundheitsunternehmers Heinz Lohmann zunehmend an Wirksamkeit. Medizinisches Personal ist oft hochmotiviert, doch viele bevorzugen es, ihrer Tätigkeit in einem weniger toxischen Organisationsumfeld nachzugehen. Eine Querschnittsstudie, die Ende 2023 in JAMA veröffentlich wurde, zeigt auf, dass etwa ein Drittel der ärztlichen Mitarbeitenden planen ihren derzeitigen Arbeitsplatz zu verlassen. Wesentlich Ursachen dafür liegen auch in der Organisationskultur: mangelhafte Führung, fehlende Unterstützung und Kollegialität, keine Kongruenz zwischen den eigenen und organisationalen Werten, mangelhafte Anerkennung und Wertschätzung sowie eingeschränkte Autonomie und Kontrolle (Ligibel et al. 2023). Bisher vernachlässigen viele Krankenhäuser die Pflege ihrer Organisationskultur, überlassen sie dem Zufall und priorisieren andere Projekte. Dabei hat auch das Nichthandeln, insbesondere in Bezug auf die Organisationskultur, Konsequenzen. Es führt dazu, dass veraltete Einstellungen und ineffiziente Verhaltensweisen die anspruchsvolle medizinische Arbeit weiter erschweren. Um diese Belastungen zu reduzieren, ist es unerlässlich, den Fokus auf wertschätzende und vertrauensvolle Zusammenarbeit zu legen.

Zusätzlich zu den Herausforderungen, die sich aus dem soziokulturellen Wandel und der heutigen VUCA-Umgebung (Vulnerabilität, Unsicherheit, Komplexität, Ambiguität) ergeben, gibt es Grenzen, wie ein Krankenhaus auf diese externen Faktoren reagieren kann. Jedoch können Aspekte der Organisationskultur angepasst werden, um auf arbeitsorganisatorische Herausforderungen effektiv zu reagieren. Dies wird nicht nur durch Beispiele in diesem Buch, sondern auch durch die „Pursuing Perfection"-Initiative des Institute for Healthcare Improvement (IHI) bestätigt. Das IHI, eine gemeinnützige Organisation, zielt darauf ab, medizinischen Einrichtungen Konzepte für verbesserte Patientensicherheit anzubieten. Im Rahmen der „Pursuing Perfection"-Initiative haben 13 medizinische Organisationen aus den USA und Europa neue Strategien für Exzellenz entwickelt, getestet und umgesetzt. Durch innovative Leadership-Ansätze, einem damit einhergehenden Kulturwandel sowie innovativen Lösungen für bestehende Probleme können substanzielle und positive Veränderungen erzielt werden.

Heinz Lohmann äußert sich 2023 auf dem jährlichen Gesundheitswirtschaftskongress zu Veränderungen im medizinischen Bereich. Er betont die Wichtigkeit der aktiven Teilnahme der Mitarbeitenden am Veränderungsprozess. Er sieht die Umstrukturierung des Krankenhauses als eine gemeinsame Anstrengung aller Beteiligten. Im Kontext einer Just Culture unterstreichen seine Äußerungen die Notwendigkeit einer kooperativen und werteorientierten Herangehensweise im Krankenhaus durch folgende Punkte:

- **Vision, gemeinsame Werte und Teamgeist:** Um eine Just Culture zu etablieren, ist es wesentlich, eine gemeinsame Vision und Werte zu haben, die das Fundament für effektive Teamarbeit bilden.

- **Entwicklung einer unterstützenden Kultur:** Eine gerechte und unterstützende Organisationskultur, die Sicherheit und Effektivität in der Medizin priorisiert, erfordert das Engagement und die Verantwortung aller Beteiligten.
- **Sicherheit der Mitarbeitenden für exzellente Versorgung:** Die Sicherheit der Mitarbeitenden ist ein Schlüsselelement, um eine hochwertige medizinische Versorgung zu gewährleisten. Mitarbeitende, die sich sicher und unterstützt fühlen, können Patienten besser versorgen.
- **Genesung der Organisations- und Teamkulturen:** Krankenhäuser müssen sich zunächst auf die Stärkung und Heilung ihrer eigenen Team- und Organisationskulturen konzentrieren. Eine daraus entstehende gerechte, vertrauensvolle Arbeitskultur ist die Basis für eine effektive Patientenversorgung.
- **Gegenseitige Unterstützung und Weiterentwicklung:** Mitarbeitende in einer Just Culture achten aufeinander und unterstützen sich gegenseitig. Diese Art der Zusammenarbeit und gegenseitigen Befähigung ist entscheidend für die kontinuierliche Verbesserung der Patientenversorgung.

Zusammenfassend lässt sich feststellen, dass im Gesundheitswesen eine Kultur geschaffen werden muss, die auf gemeinsamen Werten, Teamgeist und gegenseitiger Unterstützung basiert. Dies ermöglicht es den Mitarbeitenden, sich aktiv am Veränderungsprozess zu beteiligen und zur Entwicklung einer sicheren und effektiven Patientenversorgung beizutragen.

Ein gerechter und vertrauensvoller Umgang sowie psychologische Sicherheit im Team sind entscheidend für das Wohlbefinden der Mitarbeitenden. Diese Faktoren führen nicht nur zu gesteigerter Motivation und Engagement, sondern machen die Mitarbeitenden auch zu wichtigen Multiplikatoren, was gerade angesichts des aktuellen Fachkräftemangels von Bedeutung ist.

11.3 Von Widerstand zu Wandel: Herausforderungen und Wege zur erfolgreichen Transformation

Die Umgestaltung hin zu einer Just Culture stellt eine umfassende und zeitaufwändige Herausforderung dar. Dies erfordert nicht nur die Bereitstellung der notwendigen Ressourcen, sondern auch das Überwinden von menschlichen, organisationsinternen und gesellschaftlichen Widerständen.

Auch in leitenden Positionen wird es Mitarbeitende geben, die einem Veränderungsprozess skeptisch oder ängstlich gegenüberstehen. Jochen Werner, Vorstandsvorsitzender und ärztlicher Direktor der Universitätsmedizin Essen, spricht in diesem Kontext von „humanen Blockadekräften". Diese Reaktion ist verständlich, da Veränderungen oft bedeuten, die eigene Komfortzone zu verlassen. Es ist wichtig, diese Mitarbeitenden davon zu überzeugen, dass eine aktive Mitgestaltung der Organisationskultur zu ihrem eigenen Vorteil ist und dass sie damit mittel- bis langfristig zu einer erfolgreichen und zukunftsorientierten Organisation beitragen werden.

Ein Umdenken, innovatives Denken und Mut zur Veränderung sind dabei essenziell. Laut David Snowden, einem Experten im Bereich Wissensmanagement und Komplexitätswissenschaft, gibt es für komplexe Herausforderungen keine einfachen Lösungen. Die Transformation einer Organisationskultur ist ein Lernprozess, bei dem vielfältige Perspektiven eine wertvolle Rolle spielen. Verschiedene Perspektiven und Ansätze werden in diesem Buch ausführlich dargestellt.

Auf dem Purpose Health Symposium 2023 wünscht sich Constanze Zeller für die Zukunft in der Medizin eine „Energiewende" in den (Arbeits)beziehungen der Mitarbeitenden. Dafür und für die Transformation in Richtung Just Culture sind neue Leadership-Ansätze entscheidend. Dabei sind diese Ansätze auf der einen Seite für die erfolgreiche Transformation der Organisationskultur entscheidend und stellen auf der anderen Seite auch die größte Herausforderung im gesamten Veränderungsprozess dar. Der Schwerpunkt muss dabei auf der Befähigung der Mitarbeitenden in diesem Bereich liegen.

Die Literatur zeigt, dass es keinen perfekten, einheitlichen Ansatz zur Veränderung der Organisationskultur gibt. Es ist schwierig, definitive Aussagen über die Effektivität einer spezifischen Methode zu machen, da die Auswirkungen alternativer Ansätze unbekannt sind (Appelbaum et al. 2012). Was in einem Krankenhaus funktioniert, mag in einem anderen weniger effektiv sein. Daher sollte das vorgestellte Konzept zur Einführung einer Just Culture in medizinischen Organisationen als Anregung für mögliche Herangehensweisen dienen. Die Anwendung des Konzeptes sowohl bei kleineren Veränderungsprozessen in anderen medizinischen Einrichtungen als auch bei größeren Kulturwandeln in nichtmedizinischen Organisationen deutet darauf hin, dass die Einführung einer Just Culture auf diese Weise erfolgreich sein kann.

11.4 Der ärztliche Bereich als Inkubator für Just Culture im Krankenhaus

„Primum non nocere, secundum cavere, tertium sanare."

Ausgehend von dem Grundsatz „Erstens nicht schaden, zweitens Vorsicht walten lassen und drittens heilen" streben medizinische Fachkräfte definitionsgemäß danach, Fehler zu vermeiden, um den Patienten keinen Schaden zuzufügen. Dies könnte jedoch zur fälschlichen Annahme führen, dass Fehler in der Medizin nicht tolerierbar sind. Steven Shorrock merkt dazu an: „Systeme, die perfektes menschliches Handeln erfordern, sind fehlerhaft, denn sie ignorieren die menschliche Natur."

In diesem Buch wird deutlich, dass Fehler und unerwünschte Ereignisse in komplexen medizinischen Organisationen unvermeidbar sind. Deshalb sollte das Ziel eher darin bestehen, durch eine vertrauensvolle, gerechte und lernorientierte Organisationskultur eine exzellente Versorgung zu gewährleisten. Exzellenz wird aber nicht durch die sowieso unmögliche Vermeidung aller Fehler erreicht, sondern durch einen konstruktiven und lernorientierten Umgang mit diesen. Dadurch wird der Leitsatz aus einer systemischen Perspektive neu interpretiert, bleibt aber für die medizinische Behandlung von Patienten weiterhin von Bedeutung.

Eine Organisationskultur, die von Just Culture geprägt ist, ist nicht nur für einen spezifischen Bereich wichtig, sondern betrifft alle Abteilungen eines Krankenhauses – von der Verwaltung über die Pflege und den ärztlichen Bereich bis hin zur Informationstechnik (IT) und anderen Abteilung. Jedoch hängt der Erfolg von Kulturveränderungen maßgeblich von der Auswahl der betroffenen Organisationsbereiche ab, die dann idealerweise als Vorreiter dienen (Herget 2020).

Dieses Buch konzentriert sich auf Veränderungen im ärztlichen Bereich. Dabei ist zu beachten, dass die Einführung einer Just Culture in diesem Teilbereich allein nicht automatisch zu einer Veränderung der gesamten Organisationskultur führt. Eine erfolgreiche und sichere Patientenversorgung erfordert das Zusammenspiel vieler verschiedener Bereiche mit starken Abhängigkeiten untereinander. Für einen erfolgreichen Wandel im Krankenhaus ist damit auch eine Veränderung in den anderen Bereichen erforderlich. Ein Veränderungsprozess in der Pflege hätte allerdings einen geringeren Einfluss auf die gesamte Organisation und in den pflegerischen und administrativen Bereichen könnten andere Herangehensweisen effektiver sein.

> „You don't have to commit to a total organizational overhaul or redesign. Build a little, test a little, fix a little." (Dekker 2023)

Kulturwandel kann in bestimmten Bereichen als isoliertes Projekt oder als Pilotvorhaben beginnen (DeChant und Shannon 2020). Erfolgreiche und spürbare Verbesserungen für Mitarbeitende können sich teilweise von selbst verbreiten, auch ohne ein aktives Programm. So kann der ärztliche Bereich zu einem Inkubator für Just Culture im gesamten Krankenhaus werden.

Ein organisationsweiter Veränderungsprozess wäre wahrscheinlich zu umfangreich, würde zu viele Ressourcen in Anspruch nehmen und könnte sogar riskant sein. Da ein Krankenhaus rund um die Uhr in Betrieb ist und viele Ressourcen bindet, können Veränderungen nur schrittweise in einzelnen Bereichen umgesetzt werden. Während dieses Prozesses ermöglicht das Feedback eine schnelle Anpassung und Verbesserung, die auf die spezifischen Bedürfnisse der Organisation eingeht. So wird das Konzept kontinuierlich verfeinert und das mit Veränderungen verbundene Risiko minimiert. Dieser Ansatz nutzt die Vorteile eines iterativen und agilen Vorgehens. Anstatt starren Plänen zu folgen, erlaubt ein agiles Vorgehen eine schnelle Anpassung an Veränderungen und neue Anforderungen. Erfahrungen aus einem Teilbereich und ein möglicherweise angepasster Veränderungsprozess können später anderen Bereichen zugutekommen.

11.5 Verknüpfung von Corporate Social Responsibility und Just Culture: Wegweiser für moderne Krankenhausführung

Obwohl es keine einheitlich anerkannte Definition von Corporate Social Responsibility (CSR) gibt, hat sich eine Definition der Europäischen Kommission als weit verbreitetes Verständnis etabliert. Diese sieht CSR als ein Unternehmenskonzept, das auf freiwilliger Basis soziale Anliegen in die Geschäftstätigkeit und in die Interaktion mit Stakeholdern einbezieht. Aktuell lässt sich die Organisations- und Sicherheitskultur in Krankenhäusern im Hinblick auf CSR als passiv bis reaktiv charakterisieren. Eine passive Haltung liegt vor, wenn ein Krankenhaus erst bei zunehmendem Druck von regulatorischer Seite und anderen Stakeholdern reagiert. Diese passive Haltung ist durch typischerweise durch Untätigkeit bis zum Eintreten äußerer Einflüsse gekennzeichnet. Eine reaktive Herangehensweise zeigt sich darin, auf erkannte potenzielle unternehmerische Risiken, die den Wert und Ruf des Unternehmens beeinträchtigen könnten, zu reagieren.

Im Vorwort zum Buch „CSR im Gesundheitswesen" beschreibt der Wirtschaftswissenschaftler René Schmidpeter diese Herangehensweisen als defensiv und compliance-orientiert. Damit ist gemeint, dass der Fokus in der Vergangenheit auf der Reduzierung von Kosten und der Einhaltung gesetzlicher Vorgaben lag. Der wachsende wirtschaftliche und rechtliche Druck wurde mit Maßnahmen zur Steigerung der Effizienz und zunehmender Bürokratisierung beantwortet. Wenn Krankenhäuser ihren Fokus zur Effizienzsteigerung hauptsächlich auf Kostensenkung legen, besteht die Gefahr, dass sie andere wesentliche Herausforderungen vernachlässigen. In diesem Zusammenhang sind vor allem die menschlichen Bedürfnisse der Mitarbeitenden, aber auch der Patienten oft unzureichend berücksichtigt worden. In diesem Kontext gewinnt die Aussage „take care of the people in the company, before taking care of the people outside the company" an Bedeutung. Sie unterstreicht die Wichtigkeit, zunächst das Wohlergehen und die Bedürfnisse des eigenen Personals zu priorisieren:

- **Mitarbeiterzentrierter Ansatz:** Die Kultur eines Krankenhauses sollte darauf ausgerichtet sein, zuerst das Wohlergehen und die Bedürfnisse des eigenen Personals zu berücksichtigen. Dies umfasst Maßnahmen zur Reduktion organisationaler Belastungen, Stressreduktion und die Gewährleistung einer sicheren Arbeitsumgebung.
- **Aufbau einer starken Sicherheitskultur:** Eine starke Sicherheitskultur im Krankenhaus beginnt mit der Sicherheit und dem Wohlbefinden des Personals. Wenn Mitarbeitende sich sicher und unterstützt fühlen, sind sie in der Lage, eine sichere und effektive Patientenversorgung zu leisten.
- **Förderung von Engagement und Zufriedenheit:** Eine Organisation, die sich um ihre Mitarbeitende kümmert, fördert ein positives Arbeitsumfeld. Dieses erhöht das Engagement und die Zufriedenheit der Mitarbeitenden, was wiederum die Qualität der Patientenversorgung verbessert.
- **Feedback und kontinuierliche Verbesserung:** Ein Krankenhaus, das seinen Mitarbeitenden zuhört und auf ihre Bedürfnisse eingeht, fördert eine Kultur der Offenheit und kontinuierlichen Verbesserung. Dies ist nicht nur für die Identifizierung und Behebung von Sicherheitsrisiken, sondern auch für eine Verstärkung von positiven Aspekten entscheidend.

Insgesamt unterstreicht das Zitat die Bedeutung einer gesunden und unterstützenden Organisationskultur in Krankenhäusern, die sowohl für die Sicherheit und das Wohlbefinden der Mitarbeitenden als auch für die Qualität der Patientenversorgung von zentraler Bedeutung ist.

Hinsichtlich der bestehenden Organisations- und Sicherheitskultur und deren direkten Auswirkungen auf Mitarbeitende und Patienten besteht bei vielen Krankenhäusern noch erheblicher Verbesserungsbedarf. Krankenhäuser, die eine ethische und menschenorientierte Ausrichtung verfolgen, stehen mehr denn je vor der Aufgabe, ihre ökonomischen Ziele mit sozialen Bestrebungen in Einklang zu bringen. Die meisten Krankenhäuser haben sich zu verantwortungsbewusstem unternehmerischem Handeln verpflichtet oder werden dazu direkt oder indirekt von ihren Stakeholdern angehalten.

Eine konsequente CSR-Ausrichtung von Krankenhäusern führt zu einer Reihe positiver Effekte. Dies äußert sich vor allem in einer gesteigerten Attraktivität als Arbeitgeber und einer höheren Mitarbeitermotivation, was wiederum die Leistungsfähigkeit und die Qualität der Patientenversorgung verbessert. Krankenhäuser profitieren so von einer positiveren gesellschaftlichen Wahrnehmung und einer erhöhten Reputation in den Medien und der Öffentlichkeit, die es leichter macht, steigende Gesundheitskosten sinnvoll zu rechtfertigen. Im Gegensatz dazu sind weiter steigende Kosten in Verbindung mit negativen Auswirkungen auf das Personal und sinkender Behandlungsqualität schwer zu rechtfertigen.

Krankenhäuser oder deren Träger, die sich den Schwerpunkten CSR und gesunder Führung verschrieben haben, sollten zügig Maßnahmen ergreifen, die das Wohlbefinden und die Zufriedenheit der Mitarbeitenden fördern. Dazu zählt auch die aktive Gestaltung der Organisationskultur hin zu einer Just Culture, was eine aktive Umsetzung von CSR-Aspekten darstellt. Mit einer proaktiven Herangehensweise erkennen Krankenhäuser, dass CSR ihnen strategische Vorteile im Wettbewerb bietet.

11.6 Organisationskultur als Schlüsselfaktor für Sicherheit und Innovation im Krankenhaus

„Healthcare needs to become a high-reliability industry in more than the name. It needs a radical cultural transformation." (Gordon et al. 2013)

Dieses Zitat betont, dass das Gesundheitswesen über den bloßen Namen hinaus eine hochzuverlässige Branche werden muss, was eine grundlegende kulturelle Transformation erfordert. Dies impliziert eine starke Fokussierung auf Sicherheit, effektive Teamarbeit und kontinuierliches Lernen.

Die proaktive Entwicklung und Verbesserung der Organisationskultur wird als eine hochwirksame Intervention angesehen (Heskett und Kotter 2022). Diese Kultur prägt alle Prozesse, Verfahren und Aktionen innerhalb einer Organisation und reflektiert die gelebten oder vernachlässigten Maßnahmen im klinischen Mikrosystem. Somit ist die Kultur ein vorrangiger und ausschlaggebender Faktor für den Erfolg anderer Maßnahmen. Werkzeuge wie Checklisten, Lern- und Berichtssysteme oder ein geschlossener Medikationsprozess sowie weitere technologische Sicherheitslösungen erreichen ihre volle Wirksamkeit nur, wenn sie fest in den Denk- und Verhaltensweisen der Mitarbeitenden verankert sind. Die Akzeptanz und praktische Anwendung dieser Werkzeuge spiegeln die jeweilige Organisationskultur wider.

11.7 Just Culture als Fundament für New Work im Krankenhaus

New Work ist ein Begriff, der mittlerweile auch im Gesundheitswesen angekommen ist. Dies zeigt sich auch in der Veröffentlichung von Büchern wie „New Work in der Medizin" und „New Work in Healthcare" sowie Podcasts zu diesem Thema (Boettcher et al. 2022; Starker et al. 2022). Der Begriff New Work entstand ursprünglich aus den Ideen und Forschungen des Sozialphilosophen Frithjof Bergmann in den 1970er- und 1980er-Jahren. Bergmann, der an der University of Michigan lehrte, entwickelte New Work als Antwort auf die zunehmende Automatisierung und den damit verbundenen Verlust von Arbeitsplätzen. Seine Vision von New Work basierte auf der Überzeugung, dass Menschen die Möglichkeit haben sollten, Arbeit zu verrichten, die sie wirklich wollen und die für sie sinnvoll ist.

Heute gibt es unterschiedliche Definitionen von New Work. Zu den Schlüsselaspekten von New Work gehören Flexibilität, Autonomie, lebenslanges Lernen, eine ausgeglichene Work-Life-Balance und der Einsatz von Technologie zur Unterstützung effizienterer und flexiblerer Arbeitsweisen. New Work bezeichnet auch eine grundlegend neue Art des Arbeitens, die sich von traditionellen Arbeitsweisen unterscheidet. Es umfasst nicht nur Tätigkeiten in völlig neuen Branchen (wie die Remote-Work-Technologiebranche) und flexiblere Arbeitsmodelle, sondern bezieht sich auch auf innovative Formen der Interaktion und Kommunikation in bestehenden Bereichen. In dem Podcast „New Work im Gesundheitswesen" beschreibt die systemische Organisationsentwicklerin und Kommunikationsexpertin Julia von Grundherr New Work als menschenzentrierten Ansatz, mit dem in komplexen Organisationen gesünder, aber auch effektiver gearbeitet werden kann.

Wie bereits angedeutet ist ein weiterer wichtiger Aspekt von New Work die Integration moderner Technologien wie Digitalisierung und künstliche Intelligenz (KI), die neue Kooperationsformen nicht nur ermöglichen, sondern sie auch gleichzeitig notwendig machen. Im medizinischen Sektor führt dies beispielsweise zu veränderten Arbeitsabläufen und Kommunikationsstrukturen. Der Einsatz von elektronischen Patientenakten sowie mobilen Zugriffsmöglichkeiten, KI-unterstützten Diagnosewerkzeugen sowie individualisierten Behandlungsplänen und automatisierte Prozessen können sowohl die Effizienz steigern als auch die Patientenversorgung verbessern. Der Kern von New Work liegt in der Anpassung an die sich kontinuierlich verändernden Bedingungen der Arbeitswelt, indem herkömmliche Arbeitsmethoden durch flexiblere, effizientere und vernetzte Ansätze ersetzt werden.

In dem Buch „New Work in der Medizin" hebt Kommunikations- und Gesundheitsmanagerin Katharina Lutermann hervor, dass die Zukunftsfähigkeit eines Krankenhauses nicht nur die Verbesserung und Erweiterung digitaler Prozesse beinhaltet, sondern insbesondere eine Veränderung in der Art und Weise der Zusammenarbeit erfordert. Sie argumentiert, dass das Gesundheitssystem der Zukunft nicht nur digitaler sein muss, sondern auch kooperativer, vielfältiger und menschenorientierter gestaltet werden sollte (Starker et al. 2022).

Die Transformation hin zu einer Just Culture spielt eine wesentliche Rolle für New Work im Krankenhaus, indem sie eine gerechte, vertrauensvolle und lernorientierte Arbeitsumgebung fördert. Dies unterstützt die Grundprinzipien von New Work, wie Autonomie, kontinuierliches Lernen, effektive Teamarbeit und Kommunikation.

11.8 Technologischer Fortschritt durch Just Culture: Eine notwendige Basis für moderne Medizin

Gemäß einer Umfrage, die von der ZEIT und dem infas Institut für angewandt Sozialwissenschaft durchgeführt wurde, sind zwei Drittel der befragten Arbeitnehmer der Ansicht, dass künstliche Intelligenz (KI) ihre Arbeitsmethoden beeinflussen wird. Ayers, der stellvertretende Leiter für Innovation an der University of San Diego School of Medicine, sieht in der KI-Unterstützung die Zukunft der Medizin. Er ist überzeugt, dass KI vielfältige Möglichkeiten bietet, die Medizin zu verbessern und weiterzuentwickeln.

Die Nützlichkeit der KI im medizinischen Bereich wird bereits deutlich. So können KI-gestützte Systeme, beispielsweise bei der Analyse von CT-Bildern, Diagnosen schneller und präziser ermöglichen und medizinisches Personal bei routinemäßigen Aufgaben unterstützen. Eine in „JAMA Internal Medicine" veröffentlichte Studie zeigt, dass ChatGPT, ein KI-gesteuertes Programm von OpenAI, das Patientenerlebnis verbessern kann. In einem Vergleich wurden die Antworten von ChatGPT auf medizinische Fragen mit jenen von medizinischem Personal gegenübergestellt und von Experten bewertet. Die Antworten der KI wurden in 79 % der Fälle als empathischer und qualitativ hochwertiger eingestuft (Ayers et al. 2023). Obwohl diese Interaktion mit Patienten und das Beantworten von Fragen nur ein kleiner Teilbereich der medizinischen Versorgung sind, kann die KI medizinisches Personal bei bestimmten Aufgaben unterstützen und entlasten.

Dabei stellt die Eingliederung der KI eine beachtliche Herausforderung dar. Ein zentraler Aspekt ist das sogenannte Alignment, die Abstimmung der KI auf die spezifischen Bedürfnisse im Gesundheitswesen. Dies erfordert hochwertige und zugängliche Daten, die Klärung ethischer und rechtlicher Fragen, das Schaffen von Vertrauen unter den Mitarbeitenden und Patienten sowie die Bewältigung technischer Integrationsfragen.

Die Implementierung neuer Technologien im Gesundheitswesen bringt neben fortschrittlichen Diagnose- und Behandlungsmethoden auch neue Schwierigkeiten und Komplexitäten mit sich. Einerseits können solche technologischen Fortschritte die Qualität der medizinischen Versorgung erhöhen. Andererseits können sie jedoch auch unerwartete Effekte hervorrufen, bekannt als Rebound-Effekt. Statt eine Entlastung für das Personal zu bieten, kann die gesteigerte Nutzung neuer Technologien zu einer Zunahme an Diagnostik und Behandlungen führen. Eine Untersuchung der Bundesanstalt für Arbeitsschutz und Arbeitsmedizin (BAuA) deutet darauf hin, dass Digitalisierung manchmal mehr Belastung als Erleichterung verursachen kann. Dies bestätigt die Ansicht, dass technologische Fortschritte nicht immer nur positive Auswirkungen haben und in bestimmten Fällen die Arbeitsbelastung sogar erhöhen können.

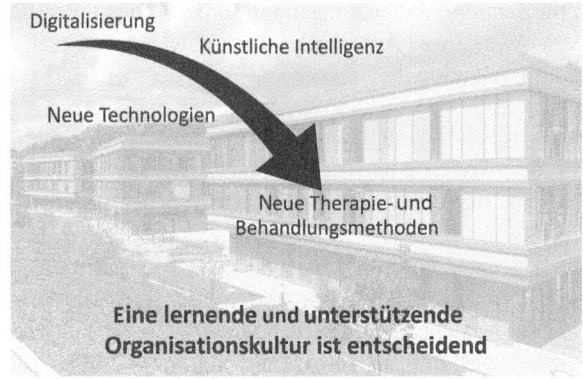

Abb. 11.2 Digitalisierung, künstliche Intelligenz und neue Technologien führen zu neuen Therapie- und Behandlungsmethoden im Krankenhaus

Die Art und Weise, wie eine Organisation die Digitalisierung und die Integration künstlicher Intelligenz handhabt, wird maßgeblich von ihrer Organisationskultur beeinflusst. Diese Kultur entscheidet darüber, ob die Mitarbeitenden disruptive Veränderungen als Chancen oder Bedrohungen empfinden. Entscheidend ist, ob eine Technologie tatsächlich die Mitarbeitenden entlastet und bei effektiver Arbeit unterstützt oder ob letztendlich nur die Effizienz weiter gesteigert wird.

Eine Organisationskultur, die Lernen, Innovationsbereitschaft und Flexibilität fördert, wird in diesem Kontext zunehmend wichtiger. Eine solche Kultur, die die Mitarbeitenden unterstützt, zum Lernen ermutigt und Agilität wertschätzt, ist besonders vorteilhaft, wenn sie auch Elemente einer Just Culture beinhaltet. Eine Organisationskultur, die von Vertrauen und psychologischer Sicherheit geprägt ist, ermöglicht es, die Potenziale neuer Technologien voll auszuschöpfen und bietet weitreichende Möglichkeiten für die Zukunft (Abb. 11.2).

11.9 Der Einfluss eines neuen Kondratieff-Zyklus auf die Zukunft der Krankenhauskultur

Ein Kondratieff-Zyklus, benannt nach dem Ökonomen Nikolai Kondratieff, beschreibt lange Wellen der wirtschaftlichen Entwicklung, die durch technologische Innovationen und sozioökonomische Veränderungen geprägt sind. Der letzte Kondratieff-Zyklus ist der fünfte Zyklus, der durch Informations- und Kommunikationstechnologien geprägt ist. Dieser Zyklus begann etwa in der zweiten Hälfte des 20. Jahrhunderts und wird oft mit der digitalen Revolution und dem Aufstieg des Internets in Verbindung gebracht. Dabei handelt es sich bei Kondratieff-Zyklen um theoretische Modelle und die Einteilung sowie die Charakterisierung der einzelnen Zyklen können je nach Interpretation und Perspektive variieren.

Gegenwärtige Debatten weisen auf den Beginn eines sechsten Kondratieff-Zyklus hin, der wahrscheinlich von Neuerungen in Sektoren wie erneuerbaren Energien, Biotechnologie oder der psychosozialen Gesundheit geprägt sein könnte.

Dieser neue Kondratieff-Zyklus, insbesondere im Kontext der psychosozialen Gesundheit, könnte die Implementierung einer Just Culture in Krankenhäusern in verschiedenen wichtigen Bereichen unterstützen:

- **Erhöhte Sensibilisierung für psychosoziale Faktoren:** Der Schwerpunkt „psychosoziale Gesundheit" kann zu einer größeren Sensibilisierung für die Bedeutung des menschlichen Faktors im Gesundheitswesen führen. Dies fördert ein Verständnis dafür, dass unerwünschte Ereignisse häufig aus komplexen Interaktionen zwischen menschlichen und systemischen Faktoren resultieren, was ein Kernprinzip von Just Culture ist.
- **Förderung einer ganzheitlichen Sicherheitskultur:** Der neue Zyklus kann die Wichtigkeit einer umfassenden Sicherheitskultur hervorheben, in der psychologische Sicherheit und das Wohlbefinden der Mitarbeitenden als integraler Bestandteil der Patientensicherheit angesehen werden. Just Culture ist ein wesentlicher Bestandteil dieser ganzheitlichen Sichtweise.
- **Investition in Ausbildung und Training:** Der neue Zyklus könnte auch mit einer verstärkten Investition in die Ausbildung und das Training des Personals einhergehen, einschließlich der Schulung in den Grundsätzen von Just Culture. Dies würde das Bewusstsein für die Bedeutung einer gerechten und lernorientierten Umgebung stärken.
- **Technologische Unterstützung:** Der Einsatz neuer Technologien, der oft mit Kondratieff-Zyklen verbunden ist, könnte auch die Implementierung einer Just Culture unterstützen, beispielsweise durch verbesserte Datenanalysesysteme, die dabei helfen, Muster bei unerwünschten Ereignissen zu erkennen und präventive Maßnahmen zu ergreifen.
- **Veränderungen in der Organisationsstruktur:** Der neue Zyklus könnte zu Änderungen in der Organisationsstruktur führen, die eine gerechtere und transparentere Kommunikation und Entscheidungsfindung begünstigen, was wiederum eine Just Culture fördert.
- **Politik und Regulierung:** Auf makroökonomischer Ebene könnten politische und regulatorische Änderungen, die durch den neuen Kondratieff-Zyklus beeinflusst werden, die Einführung von Just Culture in Krankenhäusern unterstützen, beispielsweise durch neue Richtlinien zur Sicherheit von Patienten und Mitarbeitenden, sowie deren Gesundheit.

Zusammenfassend kann gesagt werden, dass der neue Kondratieff-Zyklus, durch seine Betonung von psychosozialer Gesundheit und technologischen Innovationen, ein Umfeld schaffen könnte, das die Einführung und Förderung einer Just Culture im Krankenhauswesen in der Zukunft unterstützt und erleichtert.

Es kann auch sein, dass sich Krankenhäuser aufgrund der Entwicklung und Verstärkung eines neuen Zyklus gezwungen sehen, sich zunehmend stärker mit den Aspekten der psychosozialen Gesundheit auseinanderzusetzen. Bei einem zu späten Beginn ergibt sich dann wiederum eine reaktive Transformation, bei dem die Handlungsspielräume aufgrund des zeitlichen Drucks und der noch angespannteren Personalsituation geringer werden.

Mit einer rechtzeitigen und proaktiven Transformation kann sich ein Krankenhaus aber auch an die Spitze der wirtschaftlichen Entwicklung setzen. In dem Buch „Wir können auch anders: Aufbruch in die Welt von morgen" wird in diesem Zusammenhang von einer strukturkreativen Entwicklung am Puls der Zeit gesprochen (Göpel 2022). Auf diesem Weg können Krankenhäuser ihre Strukturen und die Kultur so gestalten und anpassen, dass sie nicht nur den aktuellen Anforderungen gerecht werden, sondern auch zukünftige Herausforderungen wie eine Anpassung an veränderte Bedürfnisse der Mitarbeitenden vorwegnehmen.

Durch die proaktive Herangehensweise und einer damit einhergehenden Stärkung des Sozialkapitals, der eigenen Mitarbeitenden, können Krankenhäuser eine führende Rolle, in der sich verändernden Gesundheitslandschaft einnehmen und sich als zukunftsorientierte Einrichtung positionieren.

„Das Geheimnis voranzukommen, liegt darin, anzufangen." Das Zitat des amerikanischen Schriftstellers Mark Twain betont die im Zusammenhang mit einer Transformation der Organisationskultur bestehende Notwendigkeit aktiv zu werden und zu beginnen. Entscheidend ist es, die Dringlichkeit und Notwendigkeit einer Transformation erkennen zu wollen und anzufangen. Um die Herausforderungen genau zu verstehen, ist der Austausch mit den Mitarbeitenden und die Analyse des Status quo zu Beginn entscheidend und definiert einen Startpunkt. Hilfreiche Ansätze und Ideen, Anregungen von erfolgreichen Praxisbeispielen, Inputs aus einer anderen Branche sowie ein möglicher, vielversprechender Weg zur Transformation werden in diesem Buch umfangreich betrachtet.

Wie auf jeder Reise wird vieles neu sein. Für einige Wege wird Mut erforderlich sein und die ein oder andere Herangehensweise wird in einer Sackgasse enden. Als Reaktion sollte die Reise nicht abgebrochen werden, sondern mit den richtigen Schlüssen andere Wege ausprobiert werden. Für den erfolgreichen Weg sind Aufgeschlossenheit, Lernbereitschaft sowie vielfältiges Engagement aller Beteiligten entscheidend. Nach vergleichsweise kurzer Zeit werden sich positive Auswirkungen ergeben. Während das Krankenhaus und die Patienten von einer effektiveren und sichereren Versorgung profitieren, wird insbesondere das Wohlbefinden der Mitarbeitenden durch eine unterstützende und lernende Organisationskultur steigen. Damit ist jedes Krankenhaus gut auf zukünftige Herausforderungen vorbereitet. Und hier liegt der ganz große Wert, gerade jetzt aber auch in der Zukunft.

Literatur

Appelbaum, S., Habashy, S., Malo, J.-L., & Shafiq, H. (2012). Back to the future: revisiting Kotter's 1996 change model. *Journal of Management Development 31*(8), 764–782. https://doi.org/10.1108/02621711211253231

Ayers, J. W., Poliak, A., Dredze, M., Leas, E. C., Zhu, Z., Kelley, J. B., Faix, D. J., Goodman, A. M., Longhurst, C. A., Hogarth, M., & Smith, D. M. (2023). Comparing Physician and Artificial Intelligence Chatbot Responses to Patient Questions Posted to a Public Social Media Forum. *JAMA Internal Medicine, 183*(6), 589. https://doi.org/10.1001/jamainternmed.2023.1838

Boettcher, L., Corsi, A., & Eder, L. L. (2022). *New work in healthcare: Die neue und andere Arbeitskultur im Gesundheitswesen* (P. Merke, Hrsg.). Medizinisch Wissenschaftliche Verlagsgesellschaft.

DeChant, P., & Shannon, D. (2020). Creating Optimal Clinical Workplaces by Transforming Leadership and Empowering Clinicians. In A. Montgomery, M. van der Doef, E. Panagopoulou, & M. P. Leiter (Hrsg.), *Connecting Healthcare Worker Well-Being, Patient Safety and Organisational Change: The Triple Challenge*. Springer International Publishing. https://doi.org/10.1007/978-3-030-60998-6

Dekker, S. (2023). *Stop Blaming: Create a Restorative Just Culture*. Indpedently Published.

Göpel, M. (2022). *Wir können auch anders: Aufbruch in die Welt von morgen*. Ullstein.

Gordon, S., Mendenhall, P., & O'Connor, B. B. (2013). *Beyond the checklist: What else health care can learn from aviation teamwork and safety*. ILR Press.

Herget, J. (2020). *Unternehmenskultur gestalten: Systematisch zum nachhaltigen Unternehmenserfolg*. Springer Berlin Heidelberg. https://doi.org/10.1007/978-3-662-59501-5

Heskett, J. L., & Kotter, J. P. (2022). *Win from within: Build organizational culture for competitive advantage*. Columbia University Press.

Ligibel, J. A., Goularte, N., Berliner, J. I., Bird, S. B., Brazeau, C. M. L. R., Rowe, S. G., Stewart, M. T., & Trockel, M. T. (2023). Well-Being Parameters and Intention to Leave Current Institution Among Academic Physicians. *JAMA Network Open*, 6(12), e2347894. https://doi.org/10.1001/jamanetworkopen.2023.47894

Starker, V., Thies, D.-R., & Frommelt, M. (2022). *New Work in der Medizin: Wie uns die Utopie gelingen kann!* (1. Auflage). Rossberg Verlag.

Anhang

Safety Culture Discussion Cards

NHS Education for Scotland, & Eurocontrol. (2023). *Safety Culture Discussion Cards*. https://learn.nes.nhs.scot/68846

Engagement der Krankenhausleitung, des Managements und Mitarbeitenden in leitenden Funktionen
- Haben Sie das Gefühl, dass Ihrer Organisation oder Ihrem Team Sicherheit wirklich am Herzen liegt? Welche Sicherheitsbotschaften erhalten Sie … und welche geben Sie weiter?
- Wenn Sie an Führungskräfte, Manager und Vorgesetzte denken: Glauben Sie, dass ihnen Sicherheit am Herzen liegt? Wie können sie ihr eigenes Engagement besser verstehen und kommunizieren?
- Welche Priorität hat Sicherheit für Führungskräfte im Vergleich zu anderen Zielen? Schafft die Geschäftsleitung die richtige Balance?
- Wie sehr vertrauen Sie und andere den Führungskräften, dem Management und den Vorgesetzten in Bezug auf Sicherheit? Wie kann Vertrauen gefördert werden?
- Wie reagieren Führungskräfte, Management und Vorgesetzte auf Sicherheitsbedenken der Mitarbeitende? Wie können sich Mitarbeitende besser unterstützt fühlen, wenn sie Sicherheitsbedenken melden?
- Zeigen Führungskräfte, Management und Vorgesetzte durch ihre Äußerungen und Handlungen ihr Engagement für Sicherheit? Wie können Führungskräfte, Management und Vorgesetzte sicherstellen, dass sie als glaubwürdig wahrgenommen werden?
- Ermutigen Führungskräfte, Management und Vorgesetzte die Mitarbeitenden, die verfügbaren Sicherheitsprozesse zu nutzen? Erhalten Sicherheitsbedenken, die vom Personal angesprochen werden, innerhalb der Organisation eine angemessene Priorität? Wie können wir sicherstellen, dass die angesprochenen Themen die Priorität erhalten, die sie verdienen?

Ressourcen
- Verfügen wir über geeignete, qualifizierte und erfahrene Fachkräfte zur Unterstützung von Sicherheitsinitiativen, zum Beispiel qualifizierte Human Factors-Spezialisten oder andere Sicherheitsexperten? Wie können wir sicherstellen, dass wir die fachliche Unterstützung erhalten, die wir benötigen?
- Verfügen Sie über Grundkenntnisse der Prinzipien des Systemdenkens und der Just Culture und darüber, wie diese das Lernen aus Ereignissen und Vorfalluntersuchungen unterstützen? Wie kann die Organisation Sie dabei unterstützen, Wissen und Fertigkeiten in diesem Bereich zu entwickeln?
- Welche Prozesse funktionieren gut und welche nicht? Wie können wir Sicherheit so praktisch wie möglich machen? Wie können wir Sicherheit die Aufmerksamkeit schenken, die sie verdient, und wie können wir sie mit anderen Zielen in Einklang bringen (beispielsweise effektive Patientenversorgung, Kosteneffizienz)? Liegt der Fokus ausreichend auf Sicherheit oder ist der Fokus zu weit?
- Werden bei der Einführung neuer Systeme und Arbeitsabläufe ausreichend Schulungen angeboten? Wie können wir besser auf zukünftige Veränderungen vorbereitet sein? Welche Art von Weiterbildung ist für das Personal erforderlich?
- Verfügen wir über die richtige Anzahl an Mitarbeitenden, um eine sichere Versorgung zu bieten? Wie können wir sicherstellen, dass wir es richtig machen? Verfügen wir über ausreichende Ressourcen (zum Beispiel Zeit, Experten, Arbeitsabläufe, Richtlinien, Protokolle, Checklisten, Schulung, Finanzierung), um Sicherheit dort zu gewährleisten, wo sie am meisten benötigt wird?
- Sind verschriftlichte Arbeitsabläufe mit der Art und Weise, wie Sie Ihre Arbeit tatsächlich erledigen, vergleichbar? Wie können wir sicherstellen, dass die verschriftlichten Arbeitsabläufe realistisch und genau genug bleiben?
- Unterstützt die Ausrüstung sicheres Arbeiten? Wie können wir sicherstellen, dass die Ausrüstung die Sicherheit unterstützt?

Just Culture, Berichten und Lernen
- Fühlen Sie sich frei, Sicherheitsbedenken zu äußern? Wenn nicht, warum nicht? Wie kann diese Situation verbessert werden? Ist es erwünscht, Sicherheitsbedenken zu äußern? Wenn nicht, warum nicht? Wie kann diese Situation verbessert werden?
- Berücksichtigen Sie und Ihr Team Erkenntnisse aus unerwünschten Ereignissen in Ihrer Arbeit? Wie können Sie aus Ereignissen lernen?
- Ist „Just Culture" die Art und Weise, wie Sie Dinge tun oder ist es nur ein Prozess? Sprechen Sie über Just Culture?
- Was würde passieren, wenn ein Kollege regelmäßig inakzeptable Risiken eingehen würde? Wie kann die Organisation am besten mit verschiedenen Arten von inakzeptablem Verhalten umgehen?
- Wenn ein Sicherheitsproblem angesprochen wird, konzentrieren Sie sich auf die Botschaft oder den Boten? Wie können wir sicherstellen, dass wir uns auf die Botschaft und nicht auf den Überbringer konzentrieren?

- Wie können wir Führungskräfte dabei unterstützen, dass „menschliche (normale, erwartbare) Fehler" bei der Untersuchung von Vorfällen nicht als „Ursachen" identifiziert werden?
- Werden Mitarbeitende, die sicherheitsrelevante Vorkommnisse melden, dafür verantwortlich gemacht oder gerecht behandelt? Wie können wir eine Kultur der Gerechtigkeit innerhalb der Organisation, der Abteilung und des Teams fördern? Unterstützt die von der Organisation verwendete Sprache eine Kultur der Gerechtigkeit oder eine Kultur der Schuld?
- Wie können wir sicherstellen, dass die Meldung von Ereignissen einen sichtbaren Unterschied macht und die Mitarbeitenden dazu motiviert, sich an der Berichterstattung zu beteiligen und zu lernen, wie Sicherheit erhöht werden kann?
- Wissen Sie, wie Sie Situationen melden können, die die Sicherheit und Ihr eigenes Wohlbefinden gefährden könnten? Wie kann die Meldung von Vorfällen so einfach und leicht sein, dass jeder sie verstehen und durchführen kann?
- Erhalten die Mitarbeitenden rechtzeitig Feedback zu den von ihnen angesprochenen Sicherheitsproblemen? Welche Art von Feedback ist am besten für die Bedürfnisse derjenigen geeignet, die Sicherheitsprobleme ansprechen, und wann sollte dieses gegeben werden?
- Wie vertraulich ist das Lern- und Berichtsystem? Wie können wir das Lern- und Berichtsystem benutzerfreundlicher gestalten? Wie vertraulich sind unsere Untersuchungen und Analysen von Zwischenfällen? Welcher Grad an Vertraulichkeit ist erforderlich und wie kann dieser gewahrt werden?
- Stehen Ihnen Berichte über sicherheitsrelevante Ereignisse jederzeit zur Verfügung? Wie möchten Sie solche Berichte erhalten beziehungsweise Zugriff darauf haben?
- Wie gut untersuchen wir sicherheitsrelevante Ereignisse? Wie gut analysieren und lernen wir aus unerwünschten und sicherheitsrelevanten Ereignissen?
- Wie sprechen wir über sicherheitsrelevante Ereignisse? Wie können wir für diese Diskussionen das richtige Umfeld schaffen, damit wir aus Erfahrungen lernen?

Risikobewusstsein und Management
- Müssen Sie häufig von Arbeitsabläufen abweichen? Wie stellen Sie sicher, dass Arbeitsabläufe sicheres Arbeiten unterstützen?
- Sind Sie sich der Gefahren bei Ihrer Arbeit bewusst? Sind Sie sich der Risiken bewusst, die dadurch entstehen, und wissen Sie, wie Sie diese minimieren können?
- Wie bringen Sie die Sicherheit mit anderen Anforderungen Ihres Jobs in Einklang? Wie können wir die richtige Balance finden?
- Müssen Sie manchmal Risiken eingehen, bei denen Sie sich in Bezug auf die Sicherheit unwohl fühlen? Sind einige riskante Verhaltensweisen an Ihrem Arbeitsplatz mittlerweile normal? Wie reagieren Sie, wenn der Druck groß ist?
- Sind Ihnen Sicherheitsprobleme bekannt, die nicht ausreichend angegangen werden? Wie können Sie dazu beitragen, dass Probleme gelöst und nicht ignoriert werden?

Teamwork und Kommunikation
- Wie gut arbeitet Ihr Team mit anderen Teams zusammen? Wie interagiert Ihr Team mit anderen Teams?
- Wie gut arbeitet Ihr Team zusammen? Was machen Sie gut und was könnten Sie verbessern?
- Wie konsultieren die Mitarbeitenden zuständige Personen, um die Ausrüstung und Arbeitsabläufe so zu gestalten, dass die Qualität und Sicherheit nicht negativ beeinträchtigt wird? Wie tauschen Mitarbeitende Informationen über Systemprobleme mit Kollegen aus (und umgekehrt), damit die Systeme ordnungsgemäß funktionieren?
- Haben Sie Vertrauen in die Menschen, mit denen Sie interagieren? Wenn Sie das Vertrauen verlieren würden, wie würden Sie damit umgehen?
- Wie gut tauschen Sie, Ihr Team und Ihre Organisation sicherheitskritische Informationen aus? Was können Sie tun, um die Kommunikationswege zu öffnen? Wie möchten Sie, dass sicherheitskritische Informationen verfügbar und verständlich gemacht werden?
- Wie gut kommunizieren Mitarbeitende auf verschiedenen Ebenen der Organisation über Sicherheit? Wie soll Ihrer Meinung nach die vertikale Kommunikation zum Thema Sicherheit aussehen?
- Wie gut kommuniziert Ihr Team mit anderen relevanten Organisationen? Wie können wir unsere Kommunikation mit externen Stakeholdern verbessern?
- Kennen Sie die Zukunftspläne für die Entwicklung der von Ihnen angebotenen Dienstleistungen, egal ob groß oder klein? Wie möchten Sie über zukünftige Pläne informiert werden?

Verantwortung und Engagement
- Wie engagiert sind Sie und Ihre Kollegen für höhere Sicherheit? Welche Rolle spielen Sie bei der Beurteilung und Reaktion auf Risiken? Wie können Sie und Ihr Team Ihr Engagement in sicherheitsrelevanten Aktivitäten steigern? Wie können Sie das Engagement steigern?
- Verstehen andere, welchen Beitrag Ihre Arbeit zur Sicherheit leistet? Verstehen Sie, wie andere dazu beitragen? Wie können wir das Verständnis unseres Beitrags zur Sicherheit verbessern?
- Würden Sie Ihren Vorgesetzten oder andere ansprechen, wenn Sie Sicherheitsbedenken hätten? Wie können wir sicherstellen, dass wir uns bei Bedarf sicher äußern können?
- Welche Rolle spielen die Mitarbeitenden bei Änderungen bestehender Arbeitsabläufe oder der Gestaltung und Einführung neuer Arbeitsabläufe? Wie können wir das richtige Maß an Input von den richtigen Leuten sicherstellen, um die Arbeitsabläufe richtig zu machen?

Just Culture Assessment Tool (JCAT)

Petschonek, S., Burlison, J., Cross, C., Martin, K., Laver, J., Landis, R. S., & Hoffman, J. M. (2013). Development of the Just Culture Assessment Tool: Measuring the Perceptions of Health-Care Professionals in Hospitals. *Journal of Patient Safety*, 9(4), 190–197. https://doi.org/10.1097/PTS.0b013e31828fff34

Feedback und Kommunikation
- Das Management leistet gute Arbeit beim Austausch von Informationen über unerwünschte Ereignisse und Zwischenfälle.
- Wir wissen nichts über unerwünschte Ereignisse und Zwischenfälle in unserer Abteilung.
- Ich höre oft von Schlussfolgerungen und Ergebnissen von unerwünschten Ereignissen und Zwischenfällen.

Offenheit der Kommunikation
- Mitarbeitende fühlen sich unwohl, wenn sie mit Vorgesetzten über unerwünschte Ereignisse und Zwischenfälle sprechen.
- Vorgesetzte respektieren Vorschläge von Mitarbeitenden.
- Mitarbeitende können sich mit Ideen und Bedenken leicht an Vorgesetzte wenden.
- Wenn ich eine gute Idee für eine Verbesserung hätte, glaube ich, dass mein Vorschlag sorgfältig geprüft und ernst genommen würde.
- Ich vertraue darauf, dass Vorgesetzte das Richtige tun.

Gerechtigkeit
- Mitarbeitende werden normalerweise beschuldigt, wenn sie an einem unerwünschten Ereignis oder Zwischenfall beteiligt sind.
- Mitarbeitende befürchten disziplinarische Maßnahmen, wenn sie an einem unerwünschten Ereignis oder Zwischenfall beteiligt sind.
- Wenn ein unerwünschtes Ereignis oder Zwischenfall eintritt, untersucht ein Expertenteam jeden Schritt, um festzustellen, wie ein unerwünschtes Ereignis oder Zwischenfall passiert ist.
- Ich fühle mich wohl dabei, Berichte über unerwünschte Ereignisse oder Zwischenfälle zu schreiben, an denen ich beteiligt war.
- Mitarbeitende nutzen das Lern- und Berichtsystem (CIRS), um sich gegenseitig zu beschuldigen.

Qualität des Lern- und Berichtprozesses
- Kollegen halten sich gegenseitig davon ab, unerwünschte Ereignisse oder Zwischenfälle zu melden.
- Das Lern- und Berichtsystem (CIRS) ist einfach zu bedienen.
- Berichte werden nach der Eingabe ausgewertet und überprüft.

- Mir wird während der Arbeitszeit Zeit gegeben, Berichte über unerwünschte Ereignisse und Zwischenfälle einzugeben.
- Meine Vorgesetzten ermutigen mich, über unerwünschte Ereignisse oder Zwischenfälle zu berichten.

Kontinuierliche Verbesserung
- Es gibt Verbesserungen aufgrund der Berichterstattung über unerwünschte Ereignisse und Zwischenfälle.
- Das Krankenhaus investiert (Zeit/Energie/Ressourcen) in die Verbesserung der Patientensicherheit.
- Durch die Eingabe von Berichten mache ich das Krankenhaus zu einem sichereren Ort für die Patienten.
- Das Krankenhaus sieht unerwünschte Ereignisse und Zwischenfälle als Verbesserungsmöglichkeiten.

Vertrauen
- Das Krankenhaus verwendet ein faires und gerechtes System zur Bewertung der Beteiligung des Personals an unerwünschten Ereignissen oder Zwischenfällen.
- Ich vertraue darauf, dass das Krankenhaus die unerwünschten Ereignisse oder Zwischenfälle fair handhaben wird.
- Das Krankenhaus hält sich an seine eigenen Regeln und Richtlinien.
- Ich fühle mich wohl dabei, Berichte zu schreiben, an denen andere beteiligt waren.
- Es ist mir unangenehm, wenn andere über unerwünschte Ereignisse oder Zwischenfälle berichten, an denen ich beteiligt war.

Hospital Survey on Patient Safety Culture 2.0 (HSPSC 2.0)

Agency for Healthcare Research and Quality. (2023). *Hospital Survey on Patient Safety Culture*. https://www.ahrq.gov/sops/surveys/hospital/index.html

Teamwork
- In dieser Abteilung arbeiten wir als effektives Team zusammen.
- In Stoßzeiten helfen sich die Mitarbeitenden dieser Abteilung gegenseitig.
- Es besteht ein Problem mit respektlosem Verhalten der Mitarbeitenden dieser Abteilung. (negativ formuliert)

Personalbesetzung und Arbeitstempo
- In dieser Abteilung verfügen wir über genügend Personal, um die Arbeitsbelastung zu bewältigen.
- Das Personal dieser Abteilung arbeitet länger, als für eine gute Patientenversorgung angemessen ist. (negativ formuliert)
- Diese Abteilung ist zu sehr auf Zeitarbeitspersonal angewiesen. (negativ formuliert)
- Das Arbeitstempo in dieser Abteilung ist so hektisch, dass es sich negativ auf die Patientensicherheit auswirkt. (negativ formuliert)

Organisatorisches Lernen und kontinuierliche Verbesserung
- Diese Abteilung überprüft regelmäßig die Arbeitsprozesse, um festzustellen, ob Änderungen zur Verbesserung der Patientensicherheit erforderlich sind.
- In dieser Abteilung werden Änderungen zur Verbesserung der Patientensicherheit daraufhin bewertet, wie gut sie funktioniert haben.
- In dieser Abteilung können immer wieder dieselben Patientensicherheitsprobleme auftreten. (negativ formuliert)

Reaktion auf Fehler
- In dieser Abteilung haben die Mitarbeitenden das Gefühl, dass ihnen ihre Fehler vorgeworfen werden. (negativ formuliert)
- Wenn in dieser Abteilung über ein sicherheitskritische Ereignis berichtet wird, fühlt es sich so an, als würde über die Person geschrieben, nicht über das Problem. (negativ formuliert)
- Wenn Mitarbeitende Fehler machen, konzentriert sich diese Abteilung auf das Lernen und nicht darauf, Einzelpersonen die Schuld zu geben.
- In dieser Abteilung mangelt es an Unterstützung für das Personal, das in Fehler bei der Patientensicherheit verwickelt ist. (negativ formuliert)

Unterstützung für Vorgesetzte, Manager oder klinische Leiter für Patientensicherheit
- Mein Vorgesetzter oder klinischer Leiter berücksichtigt ernsthaft die Vorschläge des Personals zur Verbesserung der Patientensicherheit.
- Mein Vorgesetzter oder klinischer Leiter möchte, dass wir in Stoßzeiten schneller arbeiten, auch wenn das bedeutet Abkürzungen zu nehmen (von festgelegten Verfahren/Regeln abzuweichen). (negativ formuliert)
- Mein Vorgesetzter oder klinischer Leiter ergreift Maßnahmen, um bestehende Bedenken hinsichtlich der Patientensicherheit, auf die aufmerksam gemacht wurde, auszuräumen.

Kommunikation über Fehler
- Wir sind über Fehler informiert, die in dieser Abteilung auftreten.
- Wenn in dieser Abteilung Fehler auftreten, besprechen wir Möglichkeiten, um zu verhindern, dass sie erneut auftreten.
- In dieser Abteilung werden wir über Änderungen informiert, die aufgrund von Ereignisberichten vorgenommen werden.

Offenheit der Kommunikation
- In dieser Abteilung melden sich die Mitarbeitenden zu Wort, wenn sie etwas sehen, das sich negativ auf die Patientenversorgung auswirken könnte.
- Wenn das Personal dieser Abteilung sieht, dass jemand mit mehr Autorität etwas tut, das für die Patienten gefährlich ist, erfolgt eine entsprechende Intervention.
- Wenn sich die Mitarbeitende dieser Abteilung zu Wort melden, sind hierarchisch höher gestellte Mitarbeitende offen für ihre Bedenken hinsichtlich der Patientensicherheit.

- In dieser Abteilung haben die Mitarbeitenden Angst davor, Fragen zu stellen, wenn etwas nicht stimmt. (negativ formuliert)

Meldung von Ereignissen
- Wie oft wird ein Fehler gemeldet, der erkannt und korrigiert wird, bevor er den Patienten erreicht?
- Wenn ein Fehler den Patienten erreicht und ihm hätte schaden können, dies aber nicht getan hat, wie oft wird das dann gemeldet?

Unterstützung des Krankenhausmanagements für Patientensicherheit
- Das Handeln der Krankenhausleitung zeigt, dass die Sicherheit der Patienten oberste Priorität hat.
- Die Krankenhausleitung stellt angemessene Ressourcen zur Verbesserung der Patientensicherheit bereit.
- Die Krankenhausleitung scheint erst dann an der Patientensicherheit interessiert zu sein, wenn ein unerwünschtes Ereignis eintritt. (negativ formuliert)

Übergaben und Informationsaustausch
- Bei der Verlegung von Patienten von einer Station zur anderen werden wichtige Informationen oft ausgelassen. (negativ formuliert)
- Bei Schichtwechseln werden wichtige Informationen zur Patientenversorgung oft ausgelassen. (negativ formuliert)
- Bei Schichtwechseln bleibt ausreichend Zeit, alle wichtigen Informationen zur Patientenversorgung auszutauschen.

Anzahl der gemeldeten Ereignissen
- Wie viele Ereignisse zur Patientensicherheit haben Sie in den letzten 12 Monaten gemeldet? (Keine, 1 bis 2, 3 bis 5, 6 bis 10, 11 oder mehr)

Bewertung der Patientensicherheit
- Wie würden Sie Ihre Abteilung/Ihren Arbeitsbereich in Bezug auf die Patientensicherheit bewerten? (schlecht, mittelmäßig, gut, sehr gut, ausgezeichnet)

SPRINGER NATURE

GPSR Compliance

The European Union's (EU) General Product Safety Regulation (GPSR) is a set of rules that requires consumer products to be safe and our obligations to ensure this.

If you have any concerns about our products, you can contact us on ProductSafety@springernature.com

In case Publisher is established outside the EU, the EU authorized representative is:

Springer Nature Customer Service Center GmbH
Europaplatz 3
69115 Heidelberg, Germany

The manufacturer's authorised representative in the EU is Springer Nature Customer Service Centre GmbH, Europaplatz 3, 69115 Heidelberg, Germany. If you have any concerns regarding our products, please contact ProductSafety@springernature.com

Printed and bound by CPI Group (UK) Ltd, Croydon, CR0 4YY
25/03/2026
02078185-0012